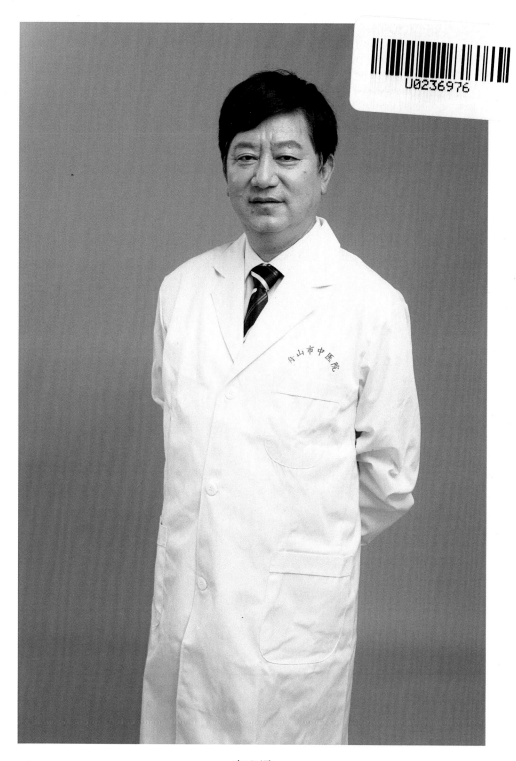

李飞泽

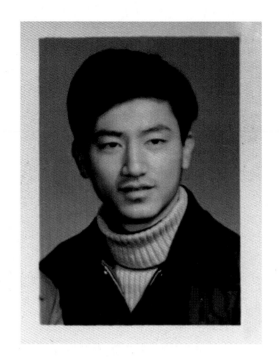

大学时代的李飞泽

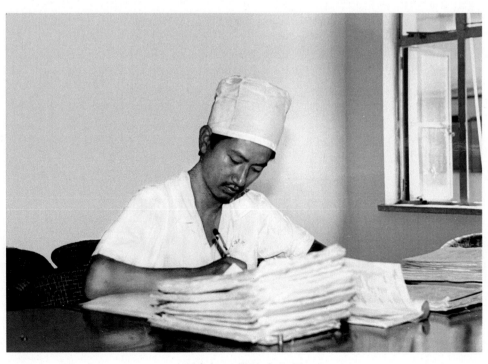

刚参加工作的李飞泽

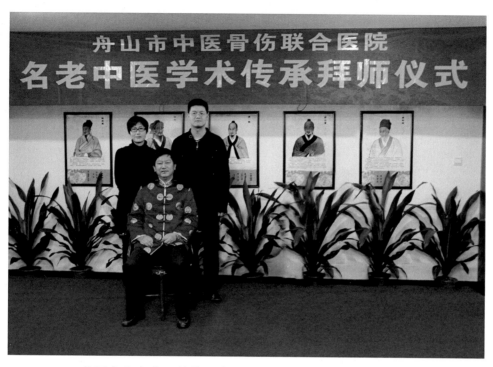

首届舟山市中医骨伤联合医院名老中医学术传承拜师仪式

师：李飞泽（中）；徒：郑萍红（左）、陈琳（右）

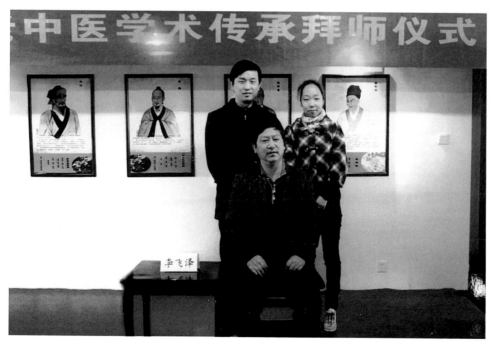

第二届舟山市中医骨伤联合医院名老中医学术传承拜师仪式

师：李飞泽（中）；徒：龚炳（左）、李洁（右）

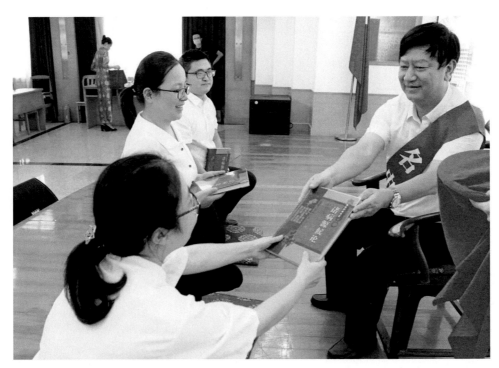

学生们的拜师仪式

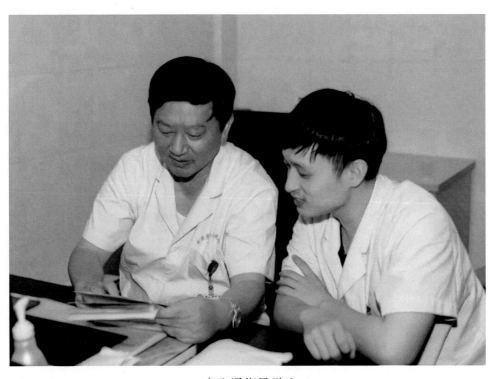

李飞泽指导学生

李飞泽临证经验集

李飞泽　主编

科学出版社

北京

内 容 简 介

李飞泽是第六批全国老中医药专家学术经验继承工作指导老师、浙江省名中医、浙江中医药大学教授、硕士研究生导师,于岛城舟山从事中医工作三十余年,在中医及中西医结合治疗心血管疾病和内科杂病方面取得了较好的效果,培养了一批中医药人才,深受患者的欢迎和学生的爱戴。本书是李飞泽带领学生编写的一部学术经验集,比较系统地总结了李飞泽三十余年的中医诊疗经验。全书分为四章:第一章是李飞泽学术经验总论,第二章是李飞泽临床经验集锦,两章概括了李飞泽对疾病的认识和用药的经验,以及十多个经验方;第三章是李飞泽临床医案汇编,记载了近年来李飞泽诊疗脏腑病、气血津液病、妇科病等验案 83 则;第四章是李飞泽医论医案精选,精选李飞泽医论医案8 篇。

本书语言质朴,内容实用,适合中医药工作者及具备一定中医基础的中医爱好者阅读。

图书在版编目(CIP)数据

李飞泽临证经验集 / 李飞泽主编. —北京:科学出版社,2022.7
ISBN 978-7-03-072642-1

Ⅰ. ①李… Ⅱ. ①李… Ⅲ. ①中医临床—经验—中国—现代 Ⅳ. ①R249.7

中国版本图书馆 CIP 数据核字(2022)第 110322 号

责任编辑:陆纯燕/责任校对:谭宏宇
责任印制:黄晓鸣/封面设计:殷 靓

科学出版社 出版
北京东黄城根北街 16 号
邮政编码:100717
http://www.sciencep.com
南京文脉图文设计制作有限公司排版
广东虎彩云印刷有限公司印刷
科学出版社发行 各地新华书店经销

*

2022 年 7 月第 一 版 开本:787×1092 1/16
2023 年 5 月第六次印刷 印张:9 1/4 彩插:2
字数:206 000
定价:100.00 元
(如有印装质量问题,我社负责调换)

序　言

八月的杭州,天高云淡,风清气爽,已经有了秋天的味道。在这收获的季节,喜得第六批全国老中医药专家学术经验继承工作指导老师、浙江省名中医李飞泽君的书稿一部。该书系统总结了李君临证三十余年的诊疗经验,细细读来,内容丰富翔实,体例简洁明了,经验独具特色,着实为一部难得的总结名老中医经验的专著。

中医药学是中华民族的伟大创造,是中国古代科学的瑰宝。国家大力提倡传承创新发展中医药事业,名老中医在其中发挥着至关重要的作用。名老中医既是传承者,又是创新者。广收博采前贤之学术成果,并将其传授后学,是谓传承;充分结合自身临证经验与现代科学研究,提出新的学术观点,是谓创新。因此,整理和总结名老中医的学术经验,并将其发扬光大,是传承和发展中医药事业十分关键的一步。

李君出生于舟山海岛地区,求学于上海中医学院(现上海中医药大学),传承于海派中医大家。在上海中医学院求学深造期间,受到国医大师朱南孙、全国名中医蔡淦,以及张天、张伯臾、张伯讷、石印玉、柯雪帆等诸多大家名宿耕耘教学、倾囊相授;在临床实习期间,随海派中医名家夏德馨老先生抄方学习,勤勉不辍。由此可见,李君之学术观点颇有渊源。学成回乡之后,李君扎根基层三十余年,用心对待每一位来诊患者,不辞劳苦,真诚奉献。这种情怀令人肃然起敬,这种精神十分值得学习。

纵观全书,可以用三个字来概括李君之学术经验,即"专""巧""广"。"专"者,在于诊疗疾病之精专。李君在心血管疾病领域深耕三十余年,对其中的临床常见病、多发病和疑难病均有着很深的认识,见解独到。例如,对于冠心病,以"胸痹心痛"论之,用虚实兼夹概括病机,"虚"以心中气虚和阴虚为主,"实"以邪热上扰心神为主,施以益气养阴、活血通络之法,效果颇佳;对于慢性心力衰竭,以"心衰"作为中医诊断的立论观点,病机多为心阳气虚、瘀结水停,疗以补心气、温心阳、祛瘀血、泻水饮之法,奏效甚快。

"巧"者,在于组方用药之灵巧。书中收录李君临床常用之经验方13首,这些处方参合古方,融汇新知,配伍严谨,构思巧妙,疗效确实。例如,治疗心络瘀滞,阳气亏虚型缓慢性心律失常的通络温窦汤,桂枝、鹿角胶、淫羊藿为"三温"之药,上助心阳以温窦,下补肾阳以复元,地龙、全蝎、土鳖虫为"三通"之药,制约补阳过亢之虞,暗合阴阳生化之理;治疗气阴两虚,兼有瘀热型快速性心律失常的补心平律汤,以经典名方生脉饮为基础,结合现代药理学研究,加入珠儿参、丹参、苦参等药,中西合璧,收效显著。

　　"广"者,在于学术涉猎之宽广。书中"李飞泽临床医案汇编"一章,不仅有李君专研治疗心脑病的医案,而且还收载了治疗其他系统疾病的医案,其中包括肝系、肺系、脾胃系、肾系、妇科等,足见其涉及学科之广,临床功力之深。

　　"文章本天成,妙手偶得之。"(宋·陆游《文章》)李君以回春之妙手,作中医之文章,传临证之经验,授后学之范式,赓续岐黄薪火,弘扬杏林精神。李君素性敦厚,为人豪爽。吾等常于中医学术探究上相互切磋,中医经典论坛上同台交流,与其相熟相知已二十余载矣。今《李飞泽临证经验集》一书付梓在即,特为此序。

陈永灿

于辛丑年仲秋

竹溪书斋

前　言

　　李飞泽,浙江舟山定海人,中国共产党党员。1980 年毕业于浙江省定海第一中学,以优异成绩考入上海中医学院(现上海中医药大学)中医医疗系。1985 年大学毕业,李飞泽返回家乡工作,被分配至定海区中医院,在该院工作期间历任中医科(包括中医内科、中医儿科、针灸推拿科)副主任、办公室副主任、副院长。1999 年,因市区合署办公,医院升格为舟山市中医院,先后任中医内科主任、心血管科主任、院党总支委员、副院长等职。2003年,舟山市中医院与舟山市骨伤医院合并,成立舟山市中医骨伤联合医院,2015 年该院恢复舟山市中医院为第一名称,李飞泽先后在该院任中医内科主任、心血管科主任、院党委委员、副院长及舟山市名中医馆馆长等职。

　　李飞泽为主任中医师(专业技术二级),现为舟山市中医院副院长,浙江中医药大学教授,硕士研究生导师,浙江省名中医,第六批全国名老中医药专家学术经验继承工作指导老师,浙江省名老中医专家传承工作室指导老师,浙江省中医药管理局中医心血管重点专科学术带头人,中华中医药学会亚健康分会常务委员,中华中医药学会内科分会委员,中华中医药学会络病分会委员,浙江省中医药学会常务理事,浙江省中医药学会中医经典与传承研究分会副主任委员,浙江省中医药学会络病分会副主任委员,浙江省中医药学会内科分会常务委员,浙江省中医药学会养生康复分会常务委员,浙江省中医药学会丹溪学派研究分会常务委员,浙江省中医药学会膏方分会常务委员,浙江省中西医结合学会心血管分会常务委员,浙江省非物质文化遗产保护工作专家库专家成员,《浙江省中西医结合杂志》编委会委员及舟山市中医学会、舟山市中西医结合学会副会长兼秘书长。先后荣获浙江省优秀医师、浙江省中医临床骨干等荣誉称号,多次荣获舟山市资深拔尖人才荣誉称号,入选浙江省"新世纪 151 人才工程"培养计划。

　　作为课题负责人,李飞泽先后主持厅局级课题 5 项(含 1 项重点项目),市局级课题 6项,课题获各级成果奖 10 余项,在各类学术杂志发表专业论文 50 余篇。

青年学医　勤学善思

　　李飞泽在上海中医学院学习期间,学府内名医云集,国医大师朱南孙、全国名中医蔡淦、张天、张伯臾、张伯讷、石印玉、柯雪帆等名老中医彼时风华正茂,活跃在三尺讲台上,李飞泽深受影响,对中医产生了浓厚的兴趣,广泛涉猎中医名著,踏实学习,在学习中善于思考,跟师期间抓住一切机会向老先生们求教,每次跟师抄方结束,李飞泽总是掏出笔记本,请教当天学习过程中发现的问题。在临床实习期间,他被分配到上海曙光医院(现上海中医药大学附属曙光医院),名老中医夏德馨时任内科主任,培养学生不遗余力,他获益匪浅。至今,李飞泽应用经方剂量仍遵循着柯雪帆老师的教诲,在其中医诊疗思路和处方上总是能看到张伯臾、张天等老一辈名老中医的风范。

李飞泽毕业后回到舟山走上中医岗位,从事肾病临床和科研近 10 年,后因工作需要转为心血管方向。在这过程中一开始确实存在思想包袱,但是他明白为了医院科室建设和发展,必须有所舍弃,而当他解除一位位心血管病患者的病痛折磨,收到一次次来自患者的诚挚谢意,李飞泽突然茅塞顿开:医生的成就和价值就是为患者解除身心痛苦,只要能达到这个目标,做得精就是干得好,至于选择什么专业不重要。这个小故事也影响了一位位他带教的青年医生,为很多因选择专业而烦恼的学生打开了新思路。

心系患者　无私奉献

从事中医药工作 30 余年来,李飞泽爱岗敬业,无私奉献,用真心、爱心、耐心、细心去对待每一位患者,充分发挥了一名老党员的先锋模范作用,发扬了良好的医德医风。李飞泽在医疗工作上不辞劳苦,在门诊坐诊期间,由于挂号号源紧张,面对前来就诊、挂不上号的患者,不顾下班时间加号诊治。由于舟山个别小岛交通不便,需要换乘车船,有些偏远小岛的患者虽然一大早出门前来求医,然而直到中午也难以到达医院,李飞泽便耐心等待,经常牺牲自己的中午就餐和休息时间为患者诊疗,不让每一位慕名前来就诊的患者抱憾而归。李飞泽步入领导岗位以后,平易近人,在做好行政工作的同时,对一线医疗工作毫不松懈,坚持开展中医门诊和病房查房工作。工作之余,为方便海岛群众就医,李飞泽总是利用自己的休息时间参与各项公益义诊活动,坚持"送医下乡",足迹踏至全市十几座小岛,义诊海岛患者过万名。李飞泽面对患者不问贫富,一视同仁,对一些经济困难的患者,还经常垫付医药费,为其缓解燃眉之急,善举善行深深地感染了带教学生。李飞泽以其独特的人格魅力令不少前来就诊的患者深深折服,一传十,十传百,甚至有患者跨省、跨市专程前来就诊。

守正创新　业绩斐然

在学术上,李飞泽尊崇岐黄,效法仲景,博采众长,融各家之说于一炉,结合长期临床实践,形成了一套独特的学术思想,特别是对心血管疾病及一些内科杂病的诊断和治疗有独到的见解。他擅用经方而不拘泥于经方,擅用对药、小方,善于中西医结合诊治冠心病、心绞痛、心力衰竭、肺源性心脏病、糖尿病肾病Ⅴ期合并上消化道出血、糖尿病酮症酸中毒、肾小球硬化伴尿毒症中期、系统性红斑狼疮伴尿毒症、急性脑梗死、脑出血、肝肾综合征并发腹水,以及防治心脏冠脉支架手术后再狭窄等疾病。

李飞泽积极吸收现代中药药理研究成果,在辨证基础上,依据症状酌情加味以增进疗效。因而在遣方用药上独具特色:脾胃病患者胃镜发现黏膜充血加蒲公英、黄连;慢性萎缩性胃炎多加五味子、六神曲;心律失常加茶树根、甘松;蛋白尿加黄芪、积雪草、六月雪等多获奇效。此外,他擅用对药,增加疗效,如土茯苓与稽豆衣用于降肌酐,焦栀子与淡豆豉用于外感发热,百合、龙骨与琥珀用于治疗失眠等。

李飞泽在反复临床实践中,总结出不少实用有效的经验方,如用于治疗各种缓慢性心律失常的"通络温窦颗粒"及治疗快速性心律失常的"补心平律冲剂";用于治疗慢性心力衰竭的"益气振心汤";用于治疗各种原因导致的气阴两虚夹瘀型心悸的"益气通络汤";用于治疗血脂异常及颈动脉斑块的"益气调脂汤";用于治疗中风后失眠的"血府安神汤";用于治疗慢性肾功能不全的"加味解毒汤";用于治疗慢性肾炎的"参芪二六汤";用于治疗女性黄褐斑的"羊心四六汤";用于治疗失眠的"百合龙琥汤"等。部分经验方因疗效显著,已制成院内制剂,广为应用。

在科研上,李飞泽结合舟山市中医院发展情况,20世纪90年代末引进国家卫生部《血液流变法防治心脑血管病临床研究》子课题,用于治疗"四高"(高黏血症、高脂血症、高血糖、高血压)及椎基底动脉供血不足性眩晕、中风先兆、脑梗死等疾病。李飞泽带领团队,先后开展了"益气振心汤治疗慢性心力衰竭的临床疗效观察""芪蛭消风汤联合马来酸依那普利片治疗H型高血压的临床研究""益气调脂颗粒联合阿托伐他汀治疗颈动脉斑块的临床疗效观察"等一批省级、市级科研项目,发表了大量医学论文,并将研究成果应用于临床,取得了良好的社会效益。

在先期工作中,李飞泽邀请杭州市中医院肾病科团队来舟山市中医院开展血液透析、肾穿刺诊断等新业务,引进新设备。为了提高科室专业能力,积极组织与上海中医药大学附属曙光医院、上海中医药大学附属龙华医院进行对接,对肿瘤科、心内科、肾病科等重点科室进行协作帮扶,从整体上提升了本院的中西医结合诊治水平,为患者带来了福音。

言传身教　桃李芬芳

李飞泽经常鼓励学生们多学多问,强调要带着问题学习,不要带着问题过夜,暗含"学而不思则罔,思而不学则殆"的至理。他要求学生们读经典,用经典,努力把中医经典理论看懂、摸透,再加上认真思考、反复实践,方能成为一名合格的中医生。中医经典是经过时间筛选而经久不衰的传世之作,要把中医四大经典变成中医师手中最可靠的武器。同时要求学生和年轻医生要每天挤出 1 小时,学习中医类书籍,拓展诊治思路,汲取中医灵感,日积月累,必有所获,即人们常说的"成功源于 8 小时之外"。

李飞泽所在的舟山市中医院是浙江中医药大学附属医院,因在医学生的带教工作中表现突出,2012 年,李飞泽受聘成为浙江中医药大学硕士研究生导师,如今已有 5 名硕士研究生完成学业,2 名在读,此外,培养出师 2 名学术继承人。如今李飞泽的学生们、徒弟们走向省内外,有的继续深造,有的已经在中医药岗位上发挥骨干作用。

医路漫漫　上下求索

自清末,现代医学传入中国以来,社会上时不时地出现质疑中医的声音,但是这种质疑总是被现实有力地反驳。李飞泽坚信中医是科学的,只是目前的科技水平还不能充分解释中医。无论是面对 2002 年出现的严重急性呼吸综合征(severe acute respiratory syndrome,SARS),还是近两年出现的新型冠状病毒肺炎(corona virus disease 19,COVID-19),中医药都在防治工作中发挥了积极的作用,特别是新型冠状病毒肺炎疫情之初现代医学无从下手之时,中医药能够运用辨证论治大显身手,充分体现了祖国传统文化瑰宝的优越性。习近平总书记对中医药抗击疫情做出的贡献给予充分肯定,他强调中西医结合、中西药并用,是这次疫情防控的一大特点,也是中医药传承精华、守正创新的生动实践。

医路漫漫,薪火相传。传承是中医药发展的根基,创新是中医药发展的活力。没有传承,创新就失去根基;没有创新,传承就失去价值。唯有在传承中创新,在创新中传承,才能擦亮中医药这块金字招牌,让古老的中医药历久弥新。

编　者

2021 年 10 月 29 日

目　　录

第一章

李飞泽学术经验总论

在学术上,李飞泽尊崇岐黄,效法仲景,兼听博采,融各家之说于一炉。结合长期的临床实践,他形成了一套独特的学术思想,特别是对心血管疾病及部分杂病的病机转换及治则见解独到。

第一节　衷中参西,贯彻始终

关于疾病的认识,李飞泽从中医学的病因病机与现代医学的病理生理相结合的角度出发,进行论述。关于疾病的诊断过程,李飞泽把现代医学的辅助检查技术诸如超声、影像学、心电图、检验技术等作为中医学望、闻、问、切四诊的延伸。在中医辨证施治阶段,李飞泽遵循"辨病为主、病证相合"的方法,在疾病的不同阶段确立一张主方,并随症加减施治;在遣方用药的阶段,他在择方理法方药及药物君臣佐使的基础上,充分结合现代中药药理研究成果,以取得最佳的治疗效果;李飞泽在组方中亦把中医治未病的思想贯彻始终,常于大剂温阳药或利水药中稍佐养阴药,或在大剂滋阴药中稍加温阳药,或于滋补药中酌加健运之药;在最后的效果评价阶段,李飞泽把现代医学的检验结果作为治疗效果评估及预后的客观量化指标。

李飞泽通过长期的临证实践,对临床常见病、多发病的疾病认识、诊疗措施都有独到的见解,特别是在心系疾病方面,从脂浊(血脂异常)、脉痹(颈动脉斑块)、胸痹心痛病(冠心病)、迟脉病(缓慢性心律失常)、速脉病(快速性心律失常),以及心衰(慢性心力衰竭)方面,都有较为全面的论述。

一、脂浊

脂浊可对应西医的血脂异常,通过对该病的发病机理分析,以及对临床上大多数血脂异常患者的中医辨证分型发现,绝大多数血脂异常患者"气虚"与"痰瘀"互见,并且以气虚为本,痰瘀为标,属于本虚标实、虚实夹杂之证。基于以上情况,李飞泽从临床实际出发,结合传统中医理论、现代药理研究和病理生理学的研究成果,独辟蹊径,从"益气通络、降浊除垢"这一全新的角度入手,组方"益气调脂汤",其能有效降低甘油三酯和胆固醇的指标,临床效果明显,而且无肝酶异常等副作用,明显改善患者不适症状。

二、脉痹

颈动脉斑块在中医学无针对性的病名,动脉可归属于奇恒之腑的"脉",故颈动脉斑块可归属于"脉痹"。《素问·痹论》曰:"痹在于脉则血凝而不流。"颈动脉斑块所引起的症状可有乏力、头晕、头昏沉、肢体麻木等,归属于"眩晕""中风""头痛"等疾病。疾病的病机多属本虚标实、虚实夹杂之证。病位主在血脉,本虚主要为肝、脾、肾之虚,标实主要为瘀血、痰浊、气滞等多见。李飞泽认为,脉痹多见于老年人,患者年老体虚,脾失运化,肝失疏泄,肾精亏虚,内生痰浊、瘀血,阻碍脉道,脉道不通,则生诸症。其中脾主运化水湿及津液,肝主通调三焦水道,肝脾功能失常,水道不通,水湿内阻,津液不行,痰浊由生,阻滞脉道,血行瘀滞,发而为病,病位责之肝、脾,兼肾。病性以虚为本,实为标。治以柔肝健脾益肾,益气活血降浊。李飞泽从中医病因病机的角度出发,并结合现代生理病理机制,提出对该病的治疗可采用异病同治的手段,即以"益气调脂汤"进行治疗,在临床实践中疗效确切。而且在相关的课题研究中发现,采用益气调脂汤配合治疗脉痹者,可显著改善患者脂联素水平,有效缓解动脉硬化的进程。

三、胸痹心痛病

李飞泽以冠心病对标胸痹心痛病,认为本虚标实是其病理基础,脏腑内虚既是其发生发展的内在基础,又是内生邪实的发病病因。"本虚"以心的气血阴阳虚损为主,"邪实"则多内生,以气滞血瘀、水湿痰饮、阴寒凝滞、郁热内生,经络痹阻为主。内生邪实,一方面是脏腑血虚,机体阴阳、气血、津液气化失常,调节紊乱的病理产物;另一方面,在其形成病邪之后,又作为一种新的病因,羁留脏腑,痹阻脉道,障碍气机,停滞经窍,构成冠心病一系列危急症象,如痰闭心窍,心神外脱,气血大乱,甚而猝死。诊治重点:一是截断其虚虚实实的恶性因果转换链;二是调整脏腑阴阳气血的平衡与正常的生克制化,促进机体的好转与康复。因此,李飞泽秉承中医"未病先防,既病防变,预后防瘥"的治未病思想,特别重视该病的早期治疗。

该病早期多以心悸、怔忡、胸闷等症状,伴或不伴心律失常为主要表现,虚实兼夹可全面地概括此阶段的致病因素,其中"虚"以心中气虚和阴虚为主,"实"以邪热上扰心神为主,若病久则可导致瘀热内阻之征象。基于此,李飞泽提出此阶段的治疗当以益气养阴、活血通络为主,并在大量临床实践的基础上拟"益气通络汤"进行诊治,临床疗效显著。

四、迟脉证

李飞泽论治迟脉证是从络—心—肾的相关性出发,以心肾及心络为一体、两面进行阐述并立方证治。他指出,络脉是心肾相济的桥梁,络脉通则心肾之阳气互通互济,络脉滞则通道受阻,虚邪贼生。该病的发生与络脉、心、肾密切相关,其病位在心,以心络瘀滞为标,心肾阳虚为本。该病多以心悸、胸闷、舌质淡或紫暗、脉缓而沉细为主症，伴或不伴畏寒肢冷、腰酸乏力、面色苍白。治疗上当以温通心络、温补肾阳、温窍振心为原则，在温补心肾之阳的同时，辅以活血通络祛瘀，以奏提升心率的功效。

迟脉证主要分为三型。病始多为轻证，常见气虚型，治疗多以益气养心为主，常用"益气通络汤"治疗。病程进展，多伤及气阴而呈现气阴两伤之证，此期李飞泽多用炙甘草汤以益气养阴复脉。病程日深，久可伤阳，则可出现阳气虚衰之证，心肾之阳皆弱，此时当以温补心肾之阳为要。同时，该病又易兼夹痰浊和/或瘀血症候，治疗当兼顾化痰、祛瘀之法。而临床上更多见的是虚实夹杂之证，即阳虚血瘀型的迟脉证。现代有学者就迟脉证的病因做过专门的研究，不外气虚、阳虚、血瘀和痰浊。基于此，李飞泽设通络温窍汤用于治疗阳虚血瘀型迟脉证。

在临证实践中，李飞泽对动态心电图发现有窦性停搏、Q-T 间期延长、传导阻滞、窦性心动过缓等缓慢性心律失常的患者，只要证属心阳气虚、心络瘀滞，均可应用通络温窍汤为主方进行治疗。通过对通络温窍颗粒治疗缓慢性心律失常的动物实验结果显示，通络温窍颗粒对盐酸普萘洛尔所诱发的缓慢性心律失常模型家兔能明显增快心率，缩短 P-R 间期和QRS 间期，减少房室传导阻滞的发生率；通络温窍颗粒能明显加快维拉帕米所诱导的缓慢性心律失常大鼠心率，缩短 P-R 间期，减少房室传导阻滞的发生率和心律失常的持续时间。通络温窍颗粒的临床研究结果亦表明其对缓慢性心律失常患者的确切疗效，特别是对有房室传导阻滞和/或窦性停搏，且伴随快速性心房颤动的患者，此时若使用西药必会产生药效方面的矛盾共同体，而应用中医药则能完美地解决问题并进行针对性治疗。

五、速脉病

李飞泽认为，快速性心房颤动、窦性心动过速、阵发性室上速等快速性心律失常皆可以"速脉病"称之，临床上该病亦可见心悸、怔忡、惊悸、胸闷、乏力等症状，脉象多表现为促脉。关于该病，在古籍中没有明确的描述，但是其症状表现散见于历代医家医籍之中。例如，孙思邈在《千金翼方》中有"心时跳时止，是痰因火动"的描述；成无己的《伤寒明理论》中有云："其气虚者，由阳气虚弱，心下空虚，内动而为悸也。"张景岳在《景岳全书·怔忡惊恐》中记载"此证惟阴虚劳损之人乃有之"。王清任在《医林改错》中记载"心跳心忙"用归脾安神方等无效者，可予血府逐瘀汤治疗。

基于古代医家对该病的认识，并结合临床实践，李飞泽发现速脉病临证多以虚实兼夹之症见为主，其中"虚"以心之气阴两虚为主，"实"则以瘀血为主，久可内生邪热。故李飞泽从"益气养阴扶正，活血清热祛邪"为法着手，拟方"补心平律汤"，专门用治证属气阴两虚、兼有瘀热的快速性心律失常。全方既祛瘀热以治标，又补气阴以固本，标本兼治。

六、心衰

根据心衰的临床特征表现，多证属中医"心悸""怔忡""胸痹""喘证""支饮""水肿""虚劳"等范畴。该病症状体征呈现多样化表现，其单一中医诊断无法概括全部症情，故李飞泽以"心衰"作为中医诊断的立论观点。该病的病因及病机在中医古籍中多有记载，如《金匮要略》"心气不足,吐血衄血""凡食少饮多,水停心下,甚者则悸,微者短气";明代刘纯亦在《伤寒治例》中有"气虚停饮,阳气内弱,心下空虚,正气内动而悸也"的描述,明确地阐述了气阳虚是心衰病机中不可或缺的因素。"有一份阳气便有一份生机""阳虚气弱"是心衰发病的重要因素,血瘀水停不仅是其病理产物,也可成为新的发病因素。"本虚标实"是心衰的基本证候特点,"虚"指气虚、阳虚为主,"实"则为瘀血、痰饮,并且虚实之间常交错并存。病理发展过程多由患者年迈体弱,正气亏虚,气虚摄血乏力,而留滞成瘀,兼病久伤及心阳,阳虚温化功能失责,则可见水湿泛滥而发病。故病机多为心阳气虚、瘀结水停。治疗上多主扶正兼祛邪,采用"益气振心汤"治疗,补心气、温心阳、祛瘀血、泻水饮而见效。

七、水气病

水气病是指水气上冲所导致的病证,包含水肿病及水饮病。水与寒、水与饮,往往协同为病,"水"乃言其形,"寒"乃喻其气,"饮"则指其邪,所以"水气"的概念,应既指水饮,又包括水寒之气。李飞泽认为,心阳虚衰为水气病发病的关键,心属火,上居于胸,能行阳令而制阴于下。若心阳不足,坐镇无权,不能降伏下阴,则使寒水上泛,而发为水气上冲。脾气之虚,不能制水于下,水无所制,也易上冲而为患。肾主水而有主宰水气的作用,如肾阳不足,气化无权,不能主水于下,则亦可导致水气上冲。水气病的症状较多,凡气所过之处,腹胀胸闷,心慌,咽喉憋闷,短气,冷汗,濒死感,脐下悸动,小便不利,舌质淡嫩,苔水滑,脉沉弦。水气上冲于面,上干清窍,必致清阳蒙蔽,而导致脸肿面浮,耳鸣,耳聋,鼻不闻香臭,头目眩晕,水斑。水气上抵咽喉,则气结成痹,如"梅核气"状,梗阻喉间,吐之不出,咽之不下。上于胸,胸为心之城郭,阳气之所会,今被水寒所抑,则发生憋闷,咳嗽,喘息,短气。心阳同时受伤,又可出现心悸。水邪先犯心下的胃脘部位而气上逆,则胃中胀满。故水气上冲是水气病病机之眼。刘渡舟曾提出,苓桂术甘汤是苓桂剂群的代表,善治水气上冲,又治痰饮内停等症,方中茯苓、白术健脾利水,桂枝、甘草补心阳之虚,且桂枝又善治冲逆之气。李飞泽认为,以茯苓、桂枝为主的方剂均乃苓桂剂,茯苓甘、淡、平,归心、脾、肾经;桂枝辛、甘、温,归心、肺、膀胱经。李飞泽平素使用苓桂类方除苓桂术甘汤外,还包括五苓散及茵陈五苓散、茯苓甘草汤、茯苓桂枝甘草大枣汤、防己茯苓汤、茯苓泽泻汤、茯苓桂枝五味甘草汤。苓桂术甘汤在《伤寒论》第 67 条中言:"伤寒若吐、若下后,心下逆满,气上冲胸,起则头眩,脉沉紧,发汗则动经,身为振振摇者,茯苓桂枝白术甘草汤主之。"《金匮要略·痰饮咳嗽病脉证并治第十二》曰:"病痰饮者,当以温药和之。心下有痰饮,胸胁支满,目眩,苓桂术甘汤主之……夫短气有微饮,当从小便去之,苓桂术甘汤主之,肾气丸亦主之。"治疗痰饮的总的治则当是"以温药和之"。饮之成,主要由于脾阳不运,水停为饮。饮为阴邪,遇寒则聚,得温则行。若阳能运化,则饮自除。阴邪治当以温,乃为不易之法。温药具有振奋阳气、开发腠理、通行水道的作用。苓桂术甘汤中温脾阳以行水的桂枝即为"当以温药"之意。医者治饮,既不能过于刚燥,又不可过于温补。假如用药过于刚燥,必然伤正;过于温补,反助邪为虐,故应以"和"为原则。所谓"和",为刚柔相济,不刚不柔之义。本方中的茯苓、甘草即为"和之"之意。方中茯苓作用有四:甘淡利水,养心安神,行肺之治节,补脾厚土。因此,茯苓有消阴利水、养心定悸、补脾以固堤坝之全权作用,而为本方之主药。桂枝在本方作用有三：通阳以消阴,下气以降冲,补心阳以制水寒,与茯苓配合相得益彰,亦为本方之主药。假如本方有桂枝而无茯苓,则不能渗利水邪以伐阴气;如果只有茯苓而无桂枝,则不能上补心阳之虚,下不能通阳以行津液。由此可见茯苓、桂枝二药相须相成,缺一不可。至于本方的白术补脾协助茯苓以运化水湿;炙甘草则助桂枝上扶心阳,中保脾胃之气,以缓水势泛滥。若咳嗽痰多,可加半夏、陈皮以燥湿化痰;若心下痞,腹中有水声,可加枳实以快气行水。使用时应注意,本方药性偏温,且利小便,故痰饮化热及阴虚之人忌用。苓桂术甘汤是温阳化饮的代表方,可用治中阳不足,痰饮内停;痰饮上犯,清阳不升;脾虚不摄,清阳下陷;脾阳亏虚,筋脉失养;心脾不足,水饮内停;肺脾两虚,痰湿内停;脾胃阳虚,运化失权等所致病证。

八、不寐

《灵枢·大惑论》中记载"黄帝曰:病而不得卧者,何气使然? 岐伯曰:卫气不得入于阴,常留于阳。留于阳则阳气满,阳气满则阳跷盛,不得入于阴则阴气虚,故目不瞑矣"。又如《景岳全书·不寐》中说:"无邪而不寐者,必营气不足也,营主血,血虚则无以养心,心虚则神不守舍。"清代医家王清任在《医林改错》中又指出"夜不能睡,用安神养血药治之不效者,此方(血府逐瘀汤)若神",揭示了瘀血为不寐的重要致病因素。李飞泽认为,现代人心脑血管病高发,原因在于饮食不节,起居失常后多存在痰瘀阻滞之证,痰瘀内阻既可引起失眠又可加重失眠。故而,李飞泽以痰瘀阻窍为实,气阴亏虚为虚,虚实夹杂,而致阳不入阴的病机特点,拟"血府安神汤"治疗不寐。李飞泽考虑中风患者多为老年人,多见阴津液亏耗之征,故重用熟地黄替代生地黄,以加强滋阴养血之力,其作用有三:其一可涵木平肝,则肝风内守;其二增液活血,利通窍,治中风;其三阴盛以助潜阳,寐则安。配伍"入心与胞络、最泻火"之黄连用以"坚阴",于滋阴养血药中配苦寒泻火药,使心火去肾阴精得以坚固。国医大师颜德馨亦认同黄连在治疗失眠诸多药物中可堪当大任,概括作用有五:一可清心火,二可交通心肾,三可泻肝火,四可分治痰热,五可引诸药入心。方中石菖蒲与远志相互配伍,石菖蒲化痰开窍,引药上行;远志安神益智,行气化痰。两药相伍,不仅能安神助寐,亦可化痰结,通脉络。本方中龙齿与琥珀为第三组对药,龙齿具有镇心安神的功效,《药性论》谓之可"安魂魄";琥珀有安神、散瘀的功效,《名医别录》谓之"主安五脏,定魂魄,消瘀血"镇静安神。两药相合,共奏安神助寐之功,亦能消瘀而通络。

九、汗证

《素问·阴阳别论》曰:"阳加于阴谓之汗。"汗为中医学五液之一,由阳气蒸化津液出于体表而成。若汗出异常即为汗证,究其病机不外乎阴阳失调,腠理开阖失常。李飞泽认为,汗液分泌与肺之通调、肾之开阖、脾之运化、肝之疏泄等均相关,而心为五脏六腑之大主,汗为心之液,故总体来说汗出与心的关系最为密切,阴液受心阳温煦而为汗,同时又受心神的调摄。故汗证虽原因各异,但心病所致尤多。

李飞泽认为,此类汗证源于心病,从心论治可获良效,故而李飞泽临床上将汗证治疗分为以下五型:心气不足、惊悸汗出者,开心玉屏汤主之;心血亏虚、神疲汗出者,八珍汤主之;心阴耗伤、虚热汗出者,当归六黄汤合生脉散主之;心阳不振、失固汗出者,桂枝加龙骨牡蛎汤主之;心脉不利、瘀滞汗出者,血府逐瘀汤主之。

十、慢性肾脏病

慢性肾脏病是指对健康产生影响的肾脏结构或功能异常≥3 个月,这里结构或功能异常指的是肾脏病理形态学异常或血、尿成分异常或肾脏影像学检查异常及肾小球滤过率降低。在中医学中根据其症状表现及病机特点可将该病归属于"水肿""虚劳""癃闭""关格"等范畴。近代中医将之归属于"慢性肾衰"范畴。肾脏,在人体左右各一,位于腰部,与膀胱互为表里,肾藏精,主生殖,为先天之本,又主水,有纳气功能。肾藏元阴元阳,为人体生长发育之根,脏腑功能活动之本,若禀赋不足,久病体虚,有所耗伤,则诸脏皆病。

李飞泽从肾脏的基本生理着手,结合患者的病机变化,提出了"虚、瘀、湿、毒"的病机理论。疾病初起时,多由于先天禀赋不足,后天劳累失养,出现肾气亏虚,肾气虚日久,肾阳衰弱,气虚涉阳导致肾阳虚衰,肾阳气亏虚则肾脏封藏及蒸腾气化功能失职,水液代谢障碍、精微外泄而出现水肿、少尿、蛋白尿等一系列症状。又《素问·水热穴论》曰:"肾者,胃之关也,关门不利,故聚水而从其类也,上下溢于皮肤,故为浮肿,浮肿者,聚水而生病者。"这不仅提示了慢性肾脏病浮肿责之脾肾,而且说明了肾阳气亏虚,必损及脾胃,而脾胃是水液运化的重要场所。加之病久或有外感风、寒、湿邪气,脾失健运,胃失受纳,会导致水液不化、不运,停聚于里,瘀血内生,即水湿内停,湿浊瘀血内生,在慢性肾脏病中,湿浊或因瘀久化热,或服用激素等阳热药物使湿浊从阳化热而成湿热,湿浊、湿热、血瘀等会进一步加重肾脏病进展。至疾病后期,湿热、瘀浊内蕴,脾失健运,膀胱失于疏泄,湿热、瘀浊蒸腾化为毒素,相互搏结终致病情加速进展。

慢性肾脏病病机以脾肾亏虚为本,湿、瘀、毒等为标。故而在治疗上,疾病初起,李飞泽自拟"参芪二六汤"以补气益肾,方中炒党参补中益气,黄芪益气固表,又有利尿作用,二至丸合六味地黄丸补益肝肾,李飞泽平素遣方用药时常易泽泻为牡丹皮,因泽泻长期服用易造成肾损伤。至疾病中后期,治疗上应攻补兼施,以攻为主,治法多健脾益肾,祛瘀解毒,化湿降浊。李飞泽自拟"加味解毒汤"补脾肾之本,祛痰瘀湿毒。若兼见热象,舌苔偏黄或黄腻,可酌加黄连、紫苏叶以清湿热;若肢体浮肿明显,可加茯苓、车前子利水渗湿以消肿;尿少明显可加炒杜仲、沙苑子等温肾阳之品以助阳化气,若湿浊之邪更甚者,可加佩兰、白豆蔻以化湿降浊;若尿蛋白偏多,可加金樱子、芡实加强补肾固精之效。

李飞泽治疗慢性肾脏病还善用对药。健脾补气组:黄芪、炒党参,其中黄芪补卫阳而利水,炒党参补中益气,两药益气以固表。补血和络组:当归、川芎、赤芍、丹参,其中当归与川芎补血活血,赤芍、丹参凉血活血通络。清利泄浊组:白花蛇舌草、制大黄,其中白花蛇舌草清利湿热,有通淋止血尿之功,制大黄推陈致新,荡涤宿食。海风藤与络石藤配伍,一温一寒,善通经络。土茯苓与稀莶草配伍,土茯苓解毒祛湿,稀莶草除热清肝,为李飞泽用以解毒降肌酐的经典对药。

十一、口糜

口糜与五脏的气血阴阳失调关系密切。脾胃升降、肝之疏泄、肾之封藏出现异常都会导致口糜。诸痛痒疮,皆属于心,心又为君主之官,故口糜的发生发展亦总关乎心,心的气血阴阳失调当为口糜的最重要病机,治疗中也应执"心"为牛耳。同时临床中发现,失眠、焦虑、心悸等心系疾病患者常出现口糜,也印证其与心的密切联系。李飞泽认为,治疗应遵循"从心论治,兼顾他脏"的总体思路,结合当代人"夹虚""夹瘀""夹郁"的体质特点来开展辨证论治。

1. 心脾积热者,治以清心泻脾,消肿愈疮

心开窍于舌,脾气通于口,历代医家常将心脾积热作为口糜的重要病因。《诸病源候论》曰:"热乘心脾……令口舌生疮也。"《杂病源流犀烛》亦云:"心脾有热,亦口糜。"李飞泽认为,心脾两脏,母子相生,资助互长,《黄帝内经》中也有"心生血,血生脾""二阳之病发心脾"等论述,提示心脾二脏在生理病理上的密切相关性。五志过极,嗜食辛辣,热积心脾,则发为口糜,患者表现为舌边尖红赤起刺,口糜处红肿疼痛,躁扰不宁,心悸难眠等,治疗常选用导赤散和清胃散加减。

2. 肝经郁热者,治以宁心解郁,疏肝畅志

"肝为五脏之贼",李飞泽认为,现代社会人们的快节奏生活和工作压力的累积都使得肝的功能失调日益常见。血为肝所藏、为心所行,心、肝两脏气血相关、神志相和、母子相及,因此临证中常见有心肝同病。此类患者常可见口糜局部疮面鲜红,舌边尖红,心烦,尿赤,同时伴有急躁易怒,口苦,甚则胸胁满闷的典型肝经郁热症状,此为子病及母,心肝火旺,从而发为口疮。对于此类患者,李飞泽常在清心火的同时辅以疏肝气、清肝火之剂。并且临证中常给予适当的心理疏导,并加用玫瑰花、百合、梅花等解郁之品,心肝同治,以达良效。

3. 阴虚火旺者,治以滋阴补肾,清热泻火

李东垣有云:"上盛下虚,则口舌生疮。"若心阳亢盛,肾阴不足,肾水无以上济,致心火独亢于上,肾中所寓龙雷之火失于肾水封藏,虚浮上炎,与心火相合,发为口糜。此类患者常有口糜缠绵不愈,创口黯褐,心悸难安,烦扰不寐,眩晕耳鸣,腰膝酸软,舌红,脉细数等症。李飞泽常采用知柏地黄汤加减。同时嘱患者配合黄柏泡水漱口,内外兼治以收效。

4. 反复发作,上热下寒者,治以健脾除湿,寒温并用

《金匮要略·百合狐惑阴阳毒病证治第三》云:"狐惑之为病,状如伤寒,默默欲眠,目不得闭,卧起不安,蚀于喉为惑……蚀于上部,则声嗄,甘草泻心汤主之。"李飞泽认为,口糜长期反复发作者,长期使用清热解毒的寒凉药物,热虽清,湿仍在,湿蕴藉而再生热,同时,使用寒凉药物日久可损伤脾阳,逐渐形成湿热、热毒、脾气不足共存之症,形成寒热错杂的复杂病机,致使口糜反复发作,经久不愈。此类患者可使用甘草泻心汤以健脾除湿,寒温并用,以外除实热,内祛虚寒。方中黄连、黄芩苦寒擅长清热燥湿,能够免除湿热对脾胃功能的影响。宣畅中焦气机非半夏、干姜不可,如此湿热之邪将无可乘之机。人参、大枣以补中益气,增强机体抵抗外邪的能力。药虽辛温温通,能够不散人体之正气。甘草泻心汤中甘草为主药,在《伤寒论》中用以益气和中,用的是炙甘草,但在《金匮要略》中,取生甘草有清热解毒和中之意。胡希恕用甘草泻心汤治疗反复发作性溃疡时用炙甘草12~15 g,但方中多加用生石膏以加强清热解毒之力。生甘草在原方中用量为四两,李飞泽在初诊时炙甘

草、生甘草并用,复诊后逐渐加大生甘草用量,多时可用至 25～30 g。但使用过程中需注意水钠潴留的问题。对于反复发作性溃疡,此方若神。

第二节　汲古融今,立效验方

在长期的临床实践中,尊崇岐黄,效法仲景,兼听博采,融各家之说于一炉,并结合自身临证实践经验,形成了很多实用有效的经验方。特别是在心系疾病中创立了从病因治疗、症状治疗,到预后改善的全体系有效验方。而且在肾脏病、妇科病及其他杂病的治疗方面亦有颇多心得体会。

一、心系疾病诸验方介绍

根据《医林改错》中王清任对血府逐瘀汤有关的记载,"夜不能睡,用安神养血药治之不效,此方若神",以及"夜睡梦多,是瘀血,此方一两剂痊愈,外无良方"。李飞泽结合中风患者多以瘀血阻窍为其基本病机,对血府逐瘀汤进行优化,在该方的基础上重用熟地黄、黄连而成李飞泽之经验方——血府安神汤,用以治疗中风后不寐。并且在临证中拓展该方应用,对于顽固性不寐患者同样有奇效,盖久病顽疾多有瘀血为患故也。李飞泽还根据痛风初期的主要病机为外邪阻滞经络,气血运行不畅,认为该病亦不离瘀血阻络之证,故在血府逐瘀汤的基础上,增加稽豆衣、土茯苓、石菖蒲、萆薢而成加味逐瘀汤治疗痛风及高尿酸血症,临床反馈疗效确切,症状改善明显。

通络温窦汤具有温补心阳、活血通络的功效,是李飞泽治疗心络瘀滞、阳气亏虚型迟脉证的经验方。李飞泽结合多年临床实践基础,提出该病病位在心,根于肾,不仅要活血通络,还要注重温阳益气,从温补肾阳入手以培元固本,温补命门,温肾助阳与活血化瘀法配合应用,以扶正祛邪,补虚而不留邪,攻邪而不伤正,以补为通,补中寓通,通补兼施,温补命门,活血化瘀,通络止痛,助肾阳而温通心阳,振奋心阳,使气血敷布舒展,津液得以正常输布代谢,以绝生邪之源,而后则血行瘀化,寒可散,虚能补,痹可通,滞可除,痛可止,共同达到温肾壮阳,活血化瘀,通络止痛。据此法组成通络温窦汤用以治疗缓慢性心律失常之心肾阳虚,脉络瘀阻者。而且该方还可用于治疗阳虚血瘀型的冠心病稳定型心绞痛患者,可以有效改善患者症状,改善血液流变学状态及冠状动脉的狭窄程度,延缓冠状动脉狭窄的进程。

补心平律汤具有益气养阴扶正、活血清热祛邪的功效,是李飞泽治疗中医证属气阴两虚,兼有瘀热的快速性心律失常的经验方,包括快速性心房颤动、窦性心动过速、阵发性室上速等疾病皆在使用范畴之列。

益气通络汤是李飞泽治疗各种原因引起心悸并且证属气阴两虚,兼有瘀血的经验方。李飞泽认为,悸之为病,盖不离虚实二端,心虚失养,心被邪干,全面地概括了心悸的致病因素,其中心虚以气阴两虚为主,邪干以邪热上扰为主,病久则可导致瘀热内阻。冠心病、心律失常、神经官能症、更年期综合征等都可引起心悸。

益气调脂汤是李飞泽治疗血脂异常的经验方,乃是从气虚与痰瘀,这两者虚实互见的角度考虑,从益气通络、化痰浊的治疗方法出发而设。通过对血脂常规的检查对比发现,疗效明显。而且对于颈动脉斑块亦有一定的疗效。

益气振心汤是李飞泽治疗慢性心力衰竭的经验方。他认为,慢性心力衰竭大多基于"虚""瘀""水",临证当谨守"心之阳虚气弱"之基本病机,同时,重视"血瘀水停"的病理表现,权衡达变,辨证与辨病相结合,标本兼治。因此,在治疗上,"扶正祛邪"是基本治疗准则,"扶正"当为补心气之虚,温心阳之弱;"祛邪"当为去瘀血以通络,化水饮以安心。以辨病基础为先,再行辨证治疗为辅,益气振心汤正是依此创设,并从虚实两条途径进行双重靶点的治疗。

二、其他验方介绍

加味解毒汤是李飞泽治疗慢性肾脏病中、后期并见血肌酐指标升高的有效验方。他认为,肾系疾病及至中后期阶段多为本虚标实、虚实夹杂之证,虚多以脾肾气虚、阳虚为本,实多为瘀、湿、毒邪之邪交杂兼互。肾主藏精,封藏为本,若肾气不固,则精微随尿液而下,则见蛋白尿;又肾主水,司开阖,若气化失司,则见尿少甚或无尿;脾主升清,四肢肌肉亦为脾所主,若脾运不健,则水谷运化失职,气血生化乏源,可见神疲乏力;脾肾虚则水液代谢失常,湿浊内生;瘀血则贯穿肾病的始终。故临床上多为"脾肾两虚兼有痰瘀"的证型,故治疗上应攻补兼施,治法多从健脾益肾、祛瘀解毒、化湿降浊而治。加味解毒汤正是基于此法而设立。

参芪二六汤是李飞泽治疗各种肾脏疾病诸如急慢性肾炎、IgA肾病、紫癜性肾炎、肾病综合征等出现蛋白尿的经验方。李飞泽认为,虚、瘀、湿、毒为该病的主要病机理论,治疗上应攻补兼施,重视补虚化瘀,祛湿解毒。全方以黄芪、炒党参为主药,合六味地黄丸去泽泻与二至丸为主方,并加络石藤、海风藤与积雪草而成。

羊心四六汤是李飞泽治疗女性黄褐斑证属阴虚血瘀者。李飞泽认为,当前社会生活中,由于各方面竞争日益激烈,人们的生活节奏越来越快,发展压力亦越来越大,夜卧早起,日常起居作息缺乏规律。人体之阳气,烦劳则张,会过多地耗散阴精,致使人体阴精相对匮乏。肝肾阴虚或心肝血虚或心脾血虚,会导致营血不足,营阴耗损,虚火上浮,蒸腾血津液,火燥血瘀结成斑黑,色枯不泽,形成黄褐斑。羊心四六汤便是以朱丹溪"阳有余阴不足"理论为依据,结合临床实际创制而来,其方药组成为淫羊藿、莲子心、四物汤及六味地黄丸。针对此类女性患者,治疗时常注重补血,补血以滋阴,阴血充足制约亢动之虚火,则病无从生。

百合龙琥汤是李飞泽从六经辨证治疗失眠,证属少阴心肾阴阳失调所致。所谓心居上焦,为五脏六腑之大主,下交于肾,心火与肾水上下交通水火互济。六淫、七情、劳倦等各种因素导致心血暗耗,心阴失养,日久致心火偏亢,心肾阴阳气血失和,进而导致不寐。故本证治当从心肾论治,调和阴阳。

三仙三红汤是李飞泽治疗虚劳(慢性疲劳综合征)的经验方。其中的"三仙"源于我国耳鼻喉科开山鼻祖干祖望老先生的经验方"三仙汤",药物组成为仙鹤草、淫羊藿、仙茅,其中的仙鹤草又名脱力草,干祖望认为仙鹤草用于治疗神疲怠惰者,其效殊佳,并戏称仙鹤草为"中药中的激素药"。"三红"乃红景天、红花、红枣，其中红枣补益脾气，养血安神，红花与红景天活血化瘀，居于方中有红花之于四物汤类似的作用。而且"三仙"中的仙鹤草和"三红"中的红景天共称中药的"强壮药"，于方中起主导作用。纵观该方，起补益之功效当是从脾肾着手，通过补脾益肾、活血祛瘀的角度来治疗虚劳之证。

第三节　善用虫品，擅使对药

《神农本草经》中记载的虫类药就有 67 种之多，占其全部药物的六分之一多。虫类药作为血肉有情之品，功效较之植物药往往更胜一筹。所谓沉疴顽疾当以猛药下之，而虫类药恰好担纲了这一重要角色。李飞泽总结了虫类药的主要有以下几大功用，现简述如下。

破血逐瘀通络：怪病顽疾夹瘀多，病久入络虫药通。在治疗血管性疾病中，李飞泽遣方用药多选择具有活血逐瘀、通利脉络之效的虫类药，如水蛭、地龙、土鳖虫、全蝎皆为临证常用药。李飞泽验方通络温窦汤、芪蛭消风汤、益气调脂汤中皆有应用。

重镇敛阴安神：对于长期失眠，甚至顽固性失眠者，遣方用药可加入具有重镇安神、滋阴敛阴之效的虫类药，如龙齿、琥珀、煅牡蛎皆为临证常用之品。李飞泽验方百合龙琥汤、血府安神汤中皆有应用。

宣肺疏风止痒：虫类药多具有搜风剔络的功效，不仅祛外感之风邪，还可散皮肤腠理间之风。因此李飞泽治疗风邪表证咽喉不利时，多加僵蚕、蝉蜕之品；治疗皮疹瘙痒时，多加乌梢蛇、蝉蜕之品。

补虚固涩散结：作为血肉有情之品，胶类药在补气阳血、滋阴益阳方面是植物药无法比拟的，特别是在开处膏方之时，遣诸多胶类药，一则为加强补养之力，一则有助于成膏。而对于螵蛸之品，李飞泽多以桑螵蛸治男性以固精，而以海螵蛸治女性以敛血。李飞泽还常用鹿角治疗女性乳房小叶增生、甲状腺结节，盖鹿角性温味咸，温可通行散结，咸能入血软坚故也。

现将李飞泽临证常用虫类药介绍如下。

水蛭：《本草经百种录》言其"性迟缓善入，迟缓则生血不伤，善入则坚积易破"；《医学衷中参西录》中亦载："水蛭破瘀血而不伤新血……于气分丝毫无损，而瘀血默消于无形。"水蛭于瘀血证候之中，可增逐瘀之力而不耗伤正气，李飞泽谓其有"逐瘀不碍新血生"之能。

地龙：《神农本草经》中就有该药的记载，其最善走窜，专入经络而通其中血瘀。现代药理研究显示具有降压、抗心律失常、抗凝、抗血栓及降血压等作用。故李飞泽以地龙为治疗心脑血管病之要药。

全蝎：《本草纲目》认为全蝎乃治风之要药，厥阴诸病症见诸风掉眩、搐搦、疟疾寒热、耳聋无闻等皆可加而用之。因其亦善走窜，故全蝎之搜风通络之功最甚。

土鳖虫：又名蟅虫，《长沙药解》谓其"善化瘀血，最补损伤"，《本草通玄》认为其"破一切血积"。仲景方之鳖甲煎丸、大黄䗪虫丸、下瘀血汤及土瓜根散中皆有土鳖虫入药，取其"消癥破瘀"之效也。现代药理研究显示,其具有调脂和抗凝血、抗血栓的作用。

僵蚕:味辛性燥,其气微温,具有祛风止痉、化痰散结、解毒利咽的功效,《医学启源》谓其能"去皮肤间诸风"。李飞泽临证常以僵蚕与薄荷相配伍以化痰散结,祛散风邪,宣畅气机,是治疗咽喉不适及风燥干咳的一组重要对药。

蝉蜕:具有散风热、宣肺、定痉的功效,《本草纲目》谓其"主疗一切风热证"。可用于风热表证、风疹瘙痒、声音嘶哑、目赤翳障及小儿惊风夜啼之症的治疗。

胶类药:李飞泽常用的胶类药有鹿角胶、龟甲胶、鳖甲胶、阿胶及黄明胶,主要在膏方开处中运用较多。《神农本草经》中称鹿角胶为"白胶",偏于补阳,《本草汇言》中载其具有"壮元阳,补血气,生精髓,暖筋骨"的功效,是"血属之精",治疗效果要比草木药更胜一筹。龟甲胶具有滋阴、补血、止血之功,《本草汇言》认为可治"一切阴虚血虚之证"。鳖甲胶除了可用于阴虚内热之外,还具有软坚散结的功效。阿胶为补血圣药,是治疗血虚证之要药,特别对一切因出血导致的血虚证候,使用阿胶可标本兼治,同时达到止血与补血的效果。黄明胶性平味甘无毒,《本草拾遗》谓其具有"疗风,止泄,补虚"的功效,然其补虚之力较上述四胶弱,且其性平补,故在膏方中多作为成膏剂的需要而使用。

乌梢蛇:在治疗顽固性皮肤病如风瘙瘾疹、肌肤不仁、热毒风、疥癣等时,多用此药。"扶阳派"代表李可有一张治疗牛皮癣、鹅掌风、神经性皮炎的经验方——乌蛇荣皮汤,其中的君药即是乌梢蛇。

牡蛎:临床使用有生、煅之分。其中生用多取其益阴潜阳、软坚散结之功效。煅用则取其收敛固涩之性,可用治自汗盗汗、遗精、崩漏、带下过多之症。通过现代药理研究发现,该药煅用还是一味抑制胃酸分泌过多的良药,李飞泽常与海螵蛸、瓦楞子配伍使用。张锡纯善用此品,常与龙骨联合,并认为"生龙、牡虽为收涩之品,但敛正气而不敛邪气,凡心气耗散,肺气息贲,肝气浮越,肾气滑脱,用之皆有捷效,即证兼瘀、兼痛或兼外感,放胆用之,毫无妨碍"。

龙齿:该药有镇心神、安魂魄、除烦热的功效,临床多用于心悸怔忡、失眠多梦、身热心烦之症。该药性凉味涩,凉可益阴,涩则收敛,治疗顽固性失眠时入龙齿同煎,则可助力敛阳入阴之功,收敛心神,重镇安神而起助寐之效果。但李飞泽同时指出,因龙齿本品难化,不溶于汤液,可致煎出的汤剂多有泥沙样沉积,不利于服用。故非寐重证,不予本品;用而取效者,中病即弃。

琥珀:《名医别录》中谓其具有"安五脏,定魂魄,消瘀血,通五淋"之功。李飞泽认为,琥珀既可重镇安神,又专入血分而消瘀血,故常用治瘀血所致不寐及顽固性失眠之证,临证常与龙齿合而用之。

螵蛸:有山海之别。山者,是为桑螵蛸,乃螳螂之卵鞘;海者,是为海螵蛸,又名乌贼骨,乃乌贼之干燥内壳。山者为阳,为肝肾命门火药,有补肾助阳、固精止遗之功效,乃治男子虚损、肾虚阳痿、遗精遗尿、下溺白浊之症;海者属阴,为厥阴血分水药,有收敛止血、固精止带之功效,乃治女子崩漏带下、血枯经闭之症。

李飞泽临证,擅使对药,疗效益甚,从医三十余载,积累了诸多经典的对药,可谓是平淡中见神奇,配伍中显真章。

鹿角与橘核：主要用于妇人的乳痈及瘿瘤。盖女子以肾为本，以肝为先天，以血为用，故女子患乳痈、瘿瘤之疾多由肝气郁滞所致，久可郁而致瘀。两药均入肝、肾二经，鹿角温可行血，咸能消积，《神农本草经》谓其"主恶疮痈肿，逐邪恶气，留血阴中"；橘核理气、散结。两药相伍，共奏理气化瘀、消痈散结之功。临床上见乳腺小叶增生、甲状腺结节，特别是伴忧思多虑、多叹息之症者，尤适宜。

淡豆豉与焦栀子：上二药是栀子豉汤组成，仲景方义为火热邪气蕴郁，而使胸膈气机阻塞不利，乃"虚烦"火郁证治方。李飞泽考虑焦栀子入三焦经而能清利湿热，淡豆豉苦寒解表，两药相伍能解三焦郁热，尤适用于夏暑之际出现外感疾病见发热，甚则高热之症，多伴有舌红苔黄腻、脉数之征象。

土茯苓与稀豆衣：土茯苓利湿去热，能入络而搜剔湿热之蕴毒；稀豆衣祛风解毒，亦治湿毒。两药均有解毒的功效。肾功能不全者血肌酐升高，盖因肾中湿、热、瘀、毒蕴结，久病入络。两药相伍，入肾中络脉而解肾中之湿热毒邪。李飞泽在临证中，只要检查发现血肌酐升高者，于方中入此对药而治之，均能明显降低异常升高之血肌酐指标。一般土茯苓与稀豆衣均取 30 g 入煎剂。

茶树根与甘松：凉苦之茶树根与甘温之甘松相伍，相反相成，活血止痛宣痹，以茶树根作为引经药而入心经。现代药理研究显示，甘松与茶树根具有明确的抗心律失常作用，临床见室性、室上性期前收缩，或自觉心中悸动惕惕者，均可应用。一般取茶树根 30 g，甘松 10 g 入煎剂。

仙茅与淫羊藿：上二药原为二仙汤之主药，李飞泽常以此对药用作温补肾阳之用，盖两者皆辛温而入肝、肾二经。见腰膝酸软而怕冷、小便清长等肾阳虚证，可组方入药，甚者可酌加巴戟天、杜仲、狗脊、菟丝子等补阳药。

血府安神汤中的三组对药如下。

熟地黄与黄连：重用熟地黄加强滋阴养血之力，以制失眠患者阴津液亏耗之弊，作用有三，其一可滋水涵木以平肝，则肝风内守；其二增液活血，利于通窍，善治中风；其三阴盛以助潜阳，寐则安。配伍"入心与胞络、最泻火"之黄连用以"坚阴"，于滋阴养血药中配苦寒泻火药，使心火去，肾阴坚。

石菖蒲与远志：石菖蒲芳香化湿，开窍宁神，引药上行；远志安神益智，行气化痰。两药相伍，不仅能安神助寐，亦可化痰结、通脉络而治中风。

龙齿与琥珀：龙齿具有镇心安神的功效，可"安魂魄"；琥珀具有安神、散瘀的功效，"主安五脏，定魂魄，消瘀血"。两药相合，共奏安神助寐之功，亦能消瘀而通络兼治中风。

第四节　不拘毒药，药从瞑眩

"药不瞑眩，厥疾弗瘳"语出《尚书·说命》，其中的"瞑眩"意有两层：一层为中病表现，或称排毒反应，指服药后因药性发作，出现的一种类似副作用的特殊表现，多呈暂时性、非特异性的表现,临床常见眩晕、呕吐、异常汗出或泄泻等。另一层则指药物之气味辛苦性酷烈,《素问·藏气法时论》中有载"毒药攻邪",又《素问·五常政大论》云:"能毒者以厚药,不胜毒者以薄药。"此之谓也。李飞泽通过长期临床实践,并结合《黄帝内经》及后世诸多医家医籍描述,指出"瞑眩"当为"毒药"所表现出的毒副作用。而此中"毒药"当为气味厚重辛苦且药性厚烈之品,根据现代药理研究显示,该类药物的毒副作用对人体的损伤亦较为明显。临床上诸多疑难怪症、沉疴顽疾,施之以性味酷烈辛苦之毒药,常可取得桴鼓之效。

随着现代科学技术对中药学的不断深入研究,中药药理学内容更加丰富了,但是对中医学界生态所产生的影响也是显而易见的。随着现代药理学的发展,越来越多的中药在实验动物中被发现存在肝毒性、肾毒性、肺毒性等各种毒副作用,从而直接引申为人在使用过程中的各种限制,或限制其适用范围,或限制其适用剂量,甚或药房直接断其药源,让诸多中医师从此缩手缩脚,处方之时甚多来源于现代药理的顾虑,本该行云流水般的遣方用药艺术变得捉襟见肘,寸步难行,此有碍中医药的健康和谐发展。

中药研究最关键的一点是不能脱离人体。作为治疗人体诸多疾病的中药,其存在的意义便是疗人体之疾,复人体康健,况且中药治疗多以方剂的形式存在,药与药之间配伍严谨,君臣佐使各司其职,煎煮制备更是有严格的工序流程和方式方法,其目的便是达药效之最,去药性之虞。在药物的选择使用上,更是遵循"有是证则用是药"的原则,以中医理论来指导遣方用药,"中病即止"的思想更是来源于《黄帝内经》,《伤寒论》中更是明确指出,服用下药、发汗药和催吐药后见效即停止服药。医家先贤以如此周全详细之考量和应对措施,我辈处方择药当无顾今之忧矣。

现代中药药理研究乃是脱离了方来论药,虽有一定的可取性,然其更似一叶障目不见泰山之嫌,有很大的局限性。李飞泽本身亦十分重视现代科学技术对中医中药发展带来的巨大契机,但是本末不可倒置。因此,现代药理研究的成果可以作为中药学知识体系的重要补充,而不可成为指导临床处方用药的准则和标准。

在《中华人民共和国药典》(2020 年版)中,标记"有大毒"的中药有 10 种,标记"有毒"的中药有 42 种。由此从官方的角度提醒医者谨慎选择,小心使用。中药的毒性有无及强弱,当与所治之证密切相关,若药证相符,有毒之品亦可愈疾;若药证不符,则无毒之药亦可伤身。火神派祖师、清代名医郑钦安在《医法圆通》中亦有"病之当服,附子、大黄、砒霜是至宝;病之不当服,参芪、鹿茸、枸杞子皆是砒霜"的记载。李飞泽临证法宗仲景,有是证则以是药用之,若确需性味酷烈辛苦之毒药以应其证,必遣而治之,不以其毒而怯之不用。现将李飞泽常用有毒中药的临证经验介绍如下。

一、细辛

细辛在剂量使用上一直有"不过钱"之说,然观诸多文献,其"不过钱"的量当为生药单味研末使用时的计量上限。陈承的《本草别说》及李时珍的《本草纲目》中皆有对于细辛"若单用末,不可过一钱"之说。观《神农本草经》中载细辛乃居于上品之药,在《伤寒杂病论》中含有细辛的方剂有 13 首,其中乌梅丸中细辛量最大达 6 两之多,真武汤中细辛用量最少亦有 1 两之用。由此可见,"不过钱"仅指细辛单味药研末使用的最大量。李飞泽临床上使用细辛入煎剂的使用量一般为6～9 g,并认为在治疗风寒表证及形寒背冷方面疗效显著。若见鼻塞、清涕不止者,李飞泽常以细辛、白芷、辛夷、苍耳子之品择机相伍,用以辛温解表,通窍止涕;若外感风寒症见痰涎清稀、咳之不尽者,李飞泽常在细辛的基础上,辅以麻黄、干姜、半夏、桂枝以温肺散寒化饮;若见后背寒冷,甚则寒冷囤聚于后背弹丸一隅者,该症非细辛不可解,盖因后背乃属阳,阳易受风寒之邪侵扰,俗语有云:"明枪易躲,暗箭难防。"所谓"背在后而神难顾也",故此时当取细辛,以其升发辛散风药之性来透肌肤、散风寒。正如《神农本草经百种录》中所言:"其疏散上下之风邪,能无微不入,无处不到也。"

二、附子

附子味辛性大热,有回阳气而救逆、散阴寒而除湿、利骨节而通窍,是为诸阴证之要药,亦为"回阳救逆第一品"。治疗阳虚气弱型慢性心力衰竭,可用经验方益气振心汤治疗,方中黄芪、党参行补气之功,并以附子引诸补气药行心之经络,以追复散失之元阳。益气振心汤以附子为暗枢,以党参、黄芪为明枢,以附子渡补气之品,正应该方方名中以"益气"来达到"振奋心阳"之功。正如《素问·阴阳应象大论》中"阳化气"之理,明代张景岳亦有"阳动而散,故化气"之说。对于血虚证者的治疗,无论是营血虚滞证之虚实兼夹者,抑或是气虚血弱之本虚证者,可以四物汤中稍佐附子,从而引药入血分,以滋补亏损之真阴;或遵"补气生血"之意,于当归补血汤中稍佐附子,以助黄芪之气更甚,而使"生血"之力更强。对于下元虚寒者,甚者脾肾之阳皆虚,可以附子与干姜伍以对药,是为"附子无姜不热"之说也,再配以乌药、小茴香、肉桂、杜仲、仙茅、淫羊藿、菟丝子等温补脾肾阳之品,以附子引诸阳药通达下焦,从而达到温肾暖脾、入里祛寒之功。

三、乌头

乌头又名五毒根,《神农本草经》中载其有毒,《本草纲目》亦认为该药是"有大毒"之品。乌头是草乌和川乌的统称,两者功用相似,皆具有祛风除湿、温经止痛的功效。临床上可以草乌和川乌连用,用于治疗腰椎间盘突出症、坐骨神经痛及腰椎管狭窄症者,特别是症见腰腿疼痛,功能活动受限,甚至不能站立而卧者,以草乌与川乌这一组对药作为主药,再辅以温经通脉、祛风活血、通络止痛之药治疗,临床上大多数能明显改善不适之症状,疗效显著。《长沙药解》亦载:"乌头温燥下行,其性疏利迅速,开通关腠,驱逐寒湿之力甚捷。"

李飞泽认为,药起瞑眩之效,除了上述的性味厚重辛烈的毒药之外,性味平和药的非常规剂量使用,亦能在疑难杂症及重病的治疗中出现药从瞑眩后的中病效果。

四、甘草

甘草具缓急之性,能调和诸药,故有药中"国老"之名。甘草临证使用有生、炙之别,其中生者用其凉性以泻在表之邪火,炙者取其温以补脾气。《中华人民共和国药典》(2020年版)对甘草的使用剂量规定为2～10 g。李飞泽临证之时,除了取调和之性用量偏少之外,在治疗心悸(心律失常)及口糜中,皆以大剂量甘草入药。例如,在治疗气阴两虚型心律失常时,可以炙甘草汤为主方,其中的甘草炙用,剂量一般在 9～12 g。在治疗黏膜相关之证时,如反复发作的口腔溃疡、口腔扁平苔藓、舌炎及口糜等疾病,可以甘草泻心汤为主方,其中使用君药甘草的剂量较炙甘草汤中的更大,而且是生甘草与炙甘草同时使用。李飞泽特别指出,治疗黏膜病,甘草的用量要在 18～20 g 以上方能取效。而且现代药理研究亦显示,甘草具有肾上腺皮质激素样的作用,对消化性溃疡有抑制作用。李飞泽更是把甘草称作植物性激素药。经方大家胡希恕亦认为甘草泻心汤可通治黏膜类相关病证。《本草备要》亦有言:"即如后人益气、补中、泻火、解毒诸剂,皆倚甘草为君,必须重用,方能见效,此古法也。"由此可见,大剂量的甘草用于治疗脾虚气弱、热毒火邪之证,古来有之。李飞泽以重剂甘草治疗当为循本经之意,遵仲景之旨,深谙中医遣方用药之精髓。

五、桑叶

桑叶在新世纪全国高等中医药院校规划教材《中药学》中是被分类到"风热解表药"的范畴,在该书中对桑叶的功能主治描述为"疏散风热,清肺润燥,清肝明目。用于风热感冒,肺热燥咳,头晕头痛,目赤昏花"。《中华人民共和国药典》(2020 年版)对桑叶的使用剂量规定为 5～10 g。李飞泽从《神农本草经》中对桑叶"除寒热,出汗"的功效描述,以及后世《本草蒙筌》《本草备要》《本经逢源》《本草崇原》《本草求真》及《本草新编》等历代诸多中药著作中都明确指出了桑叶止汗的功效。明末清初中医大家傅青主将桑叶誉为"收汗之妙品"。因此,无论是自汗证还是盗汗证,又或是气虚不固还是阴虚邪热郁证所致之出汗,临床以桑叶为主进行处方证治,常可获得不错的疗效。盖出汗异常乃毛窍开阖失司所致,而肺主皮毛腠理,汗前阶段的根源当在肺。《温病条辨·上焦篇》中记载桑叶横纹多而能走肺络而宣肺气,肺安络顺则开阖如常,故能止汗矣。李飞泽特别指出,桑叶取止汗功效,非大剂不可获效,临证用量一般在 20～30 g。

六、熟地黄

熟地黄又名地髓,而天地分阴阳,地属阴,地之髓更是阴中之精华,能滋养人之元阴。故《本草正》中言熟地黄能"补五脏之真阴"。不寐病因可循之诸端,然其根本原因为阳不入阴。《灵枢·口问》中有言:"阳气尽,阴气盛,则目瞑;阴气尽而阳气盛,则寤矣。"《灵枢·大惑论》中亦有"阳气……不得入于阴则阴气虚,故目不瞑矣"的论述。基于此,治疗不寐可辅以大剂量的熟地黄,用量在 30 g 以上。李飞泽临床使用熟地黄的剂量与《中华人民共和国药典》(2020 年版)中规定的 9～15 g 相比较,虽然是远远超过了规定之量,然李飞泽以为熟地黄的滋阴之功效要转化为助阴敛阳之力,非重剂者必难以获效也,故李飞泽对不寐患者常于处方中加入大剂量的熟地黄,当是取其滋阴之力以敛阳入寐也。盖以大剂量滋阴之品助阴敛阳,使阳能夜入里而寐安。

七、黄连

黄连位居《神农本草经》上品之列,大凡苦寒清热药皆在中下品之列,唯独黄连位居上品,盖以其"久服,令人不忘"故也。究其因,盖黄连入心与胞络,最能坚阴,有除烦安寐之功,心为君主之官,故心安则神明,记忆力强健。黄连在《中华人民共和国药典》(2020 年版)中的规定剂量为 2~5 g。但黄连用量可以患者体重为依据,瘦弱人轻者用 5~6 g,肥胖体重者可用至 8~10 g。黄连临证使用广泛,配以对药使用,疗效显著。慢性结肠炎症见反复泄泻,伴或不伴脐周痛者,当为寒热错杂故也,龙砂学派常以黄连配伍肉桂,李飞泽则多以干姜与黄连相伍治之。若虚寒证明显者,则投干姜之量甚于黄连,若症见大便臭等以热证为主者,则黄连之量甚于干姜。黄连配伍紫苏叶用于慢性肾病氮质血症期症见恶心、呕吐的治疗,对降低血肌酐、血尿素氮有效。对痰瘀互阻型的高血压及冠心病,以黄连、半夏、瓜蒌皮三药联用治疗。若见皮肤斑疹隐隐者,以黄连伍以黄芩、黄柏、焦栀子等用以泻火解毒,消斑去疹。若见牙龈肿痛、咽喉肿痛、口舌生疮之证者,以黄连配伍细辛对症治疗,疗效显著。

第五节　注重气血,以和为要

一、气血概论

李飞泽治病,十分重视人体气血变化。《黄帝内经》中有"气血失和,百病乃变化而""气血充盈,百病不生"的记载。清代名医王清任在《医林改错·气血合脉说》中提到"治病之要诀,在明白气血"。国医大师颜德馨亦认为,人体之气血当以流畅为贵。观李飞泽之经验方,大多是从气血的角度出发进行立论创方。特别是治疗心血管系统疾病时,李飞泽多从气血虚实的角度进行立论遣方证治,临床常可获得良效。李飞泽认为,心系诸疾,其因具二端,虚实兼夹,虚多在气,或伴阴虚,久则伤阳;实多从血,多为瘀阻,或兼痰浊,故治当从气从血。

今时之人不循"天人相应""道法自然"的养生之道,一如《素问·上古天真论》中描述的"以酒为浆,以妄为常,醉以入房,以欲竭其精,以耗散其真,不知持满,不时御神,务快其心,逆于生乐,起居无节"之状态,极易耗伤人体之正气。而且罹患心系疾病者,大多为先天禀赋不足,或年老体弱之人,呈现出脏腑正气渐亏虚之象,且心血管系统疾病多病程日久,病情迁延,缠绵难愈,久则必耗伤人体正气,渐次损及阴阳。

二、重视气血在验方中的体现

心者属脏,主血脉,藏心中之精气,满而不能实。若人之正气虚弱,致心中精气无所藏,则心之功能减弱,血脉难主,则血循脉之常道的功能失司,即成离经之血,乃留滞为瘀,瘀血阻滞脉络,气血不畅,则气虚更甚,病久多夹瘀夹痰。故心系疾病的基本病机当为"气虚血瘀",补气活血之法是心系疾病的基本治疗之法。若兼阴虚之证,则辅以养阴之法;若损伤心阳,则以温补心阳之法以兼而治之;若见兼夹痰浊之证,则辅以化痰降浊之法。李飞泽的经验方体现了他对气血的重视。

治疗血脂异常与颈动脉斑块的经验方"益气调脂汤",治疗冠心病、心律失常、神经官能症、更年期综合征等导致心悸的经验方"益气通络汤",以及治疗慢性心律失常的"益气振心汤",都是以治疗心系疾病为其主,且在取方名之时,皆以"益气"二字作为方剂名称的抬头冠名词,"益气法"当为主要治疗方法。观此三个经验方的药物组成,或益气活血辅以化痰降浊,或益气活血辅以养阴之法,或益气活血辅以温阳祛湿。经验方"通络温窦汤"主治阳虚血瘀型迟脉证,气属阳,气虚为阳虚之始,阳虚乃气虚之甚,故阳虚血瘀型中亦有气虚血瘀的存在;相对于迟脉证治之法,治疗速脉证的"补心平律汤",则是治疗气阴两虚,兼有瘀热之证型,其中亦存在气虚血瘀的基础证型。从李飞泽治疗其他杂病的经验方中亦可以看出气血对疾病证治的重要性。例如,治疗慢性肾病中晚期伴见血肌酐升高的经验方"加味解毒汤",其主治证型为脾肾两虚、痰瘀互结,其中"虚"指的是脾肾之气虚弱,由此可见存在着气虚血瘀的基础证型;同样,在治疗急慢性肾炎、IgA肾病、紫癜性肾炎、肾病综合征等出现蛋白尿的经验方"参芪二六汤"中,其主治证型为脾肾两虚兼有湿瘀,该方中之"虚"乃脾气虚,由此气虚血瘀作为基本证型亦是一目了然。治疗疲劳综合征的经验方"三仙三红汤",从其方药组成亦可以看出存在气虚血瘀的基础证型。治疗中风后不寐及难治性失眠的经验方"血府安神汤",其方药组成是在王清任的血府逐瘀汤的基础上创制而成,而血府逐瘀汤本身具有补气活血、调和气血之功,可用于治疗气血不和、胸中瘀血证,故"血府安神汤"亦当有和气血之功效。

另有治疗证属少阴心肾阴阳失调之不寐的经验方"百合龙琥汤",其功效为交通心肾、调和阴阳而安神助寐,从药物组成中可以看出大枣、甘草、怀山药健脾益气,百合、熟地黄、石斛滋阴养血,补气养血,气血兼顾。

还有为治疗女性黄褐斑的经验方"羊心四六汤",其功效为补肾化瘀,养阴和血,主要用于阴虚血瘀证。然观本方中的药物组成,除了治疗营血虚滞证之四物汤,以及滋补肾阴之六味地黄汤,另有一味淫羊藿乃温肾阳之品,一味莲子心为清火之品,诸药合伍,则可阴阳兼顾,水火既济。所谓气属阳,血属阴,本方中亦暗合调和气血之理。

三、"和"法的意义与运用

李飞泽临证及处方中重视气血,即是以"和"作为临床诊疗的核心关键,"和"既是诊疗的方式,也是诊治的目标,只有达到人体阴阳气血平和的状态,即《黄帝内经》中所指的"阴平阳秘"的状态,才是健康态,亦是医者治病的方向和追求。《素问·至真要大论》中就有"疏其血气,令其条达,而致和平"之说。之后,在医圣张仲景所著的《伤寒杂病论》中亦有相关的论述:"凡病,若发汗,若吐,若下,若亡血,亡津液,阴阳自和者,必自愈。"无论是分析疾病的病因病机,还是处方遣药,抑或是疾病的预防保健方面,李飞泽都十分注重"和"之思想在人体中的运用。

在疾病的病因病机分析方面,无论是运用脏腑辨证、六经辨证、气血营卫辨证、三焦辨证,或是体质辨证治疗,首选要明确的是中医是治病的人,而非治人的病,正所谓:治人则病除,治病而病多,故也。是以临证,先诊病而后辨证,再随兼症辅以随症加减而治之。在诊病方面,应以中医辨病辨证思维体系为主,并以西医病理学、诊断学及现代医学诊疗技术作为辅助,对疾病发生发展及演变的全过程进行中医病因病机的分析,并以此作为遣方用药的理论依据。对疾病某一个阶段的诊治处方,在重视该阶段病情特点的同时,应尤其重视疾病后续演变的可能性,以及阶段前的病情对现阶段的影响。

李飞泽在处方遣药中体现的"和"思想,可以从其经验方的药物组成中窥见一斑。治疗心衰(慢性心力衰竭)的经验方"益气振心汤",在一派以补气温阳、活血利水的组方中,加入了五味子和麦冬,用以抵消慢性心力衰竭患者长期服用呋塞米、噻嗪类、布美他尼、托拉塞米、螺内酯等利尿药物所导致的人体阴津玉液的渐次消耗之虞,同时使用这两味药性薄润之品作为使药以益气养阴生津,也契合张景岳提出的"善补阳者,必于阴中求阳,则阳得阴助而生化无穷"之旨。又如治疗女性黄褐斑的经验方"羊心四六汤"中,李飞泽在诸滋肾阴、和营血的药物中加入一味阳药——淫羊藿,既是对"阴不孤而长,阳不独而生"的最好诠释,亦是防补阴太过而伤阳之意也。在治疗慢性肾脏病中、晚期并见血肌酐指标异常升高的经验方"加味解毒汤"中,李飞泽从疾病特点充分考虑,指出虚、瘀、湿、毒是当前阶段的主要病理特征,因此提出了健脾益肾以补虚,活血通络以化瘀,化痰降浊以除湿,清热解毒以去毒,加味解毒汤正是依此而设。关于血府安神汤拓展应用至难治性不寐,则可从久病入络、久病多兼痰瘀的角度出发,并结合调治气血的方法,临床疗效显著。

四、中医养生中"和"的体现

在疾病的预防保健方面,李飞泽在诸补法之中,尤其讲究"和法"的运用,特别是在膏方的开处中,李飞泽往往在辨证的基础上,配以反佐之品,并把张景岳的"补阳用阴"及"补阴用阳"之理贯彻其中,从阴阳互根互用、可分不可离的角度组方。例如,可在补益肾阳之药如巴戟天、菟丝子、杜仲、胡芦巴、仙茅中佐以女贞子、枸杞子等养阴之药以阴阳互用;在麦冬、石斛、玉竹、百合、桑寄生、女贞子、羊乳根等养阴药中佐以少量温阳药,从而达到平衡。在膏方中开处熟地黄、阿胶、玉竹、玄参之类滋腻药物时,必用砂仁、陈皮之类理气扶胃之品,其实亦是和法的体现。

在中医养生方面,李飞泽更是把孔孟的"中庸之道"运用其中。《论语·庸也》:"中庸之为德也,其至矣乎。""中庸"是为折中调和的状态,此亦为"和"的体现。"食四不"的养生经,充分展示了李飞泽在运用中医"和"思想的智慧。现将"食四不"养生经分享如下。

(1) 不长期粗粮:随着养生观念的深入人心,五谷杂粮在大众的地位日渐突出。几乎每家都有一个炖锅专门用来熬煮养生粥。燕麦、薏苡仁、糙米、红豆、黑米、红米、黍米、高粱、荞麦等粗粮均成为人们用来养生的常备之品。李飞泽对粗粮养生有着更为精准的见地:首先,对于脾胃功能不佳(消化不好)的人群,不适宜长期使用。其次,使用豆类要审慎,正所谓豆类"养身不养生",缺钙需补之人、年老肾功能减退之人又或海岛居民多有痛风者,均不适宜。

(2) 不任性食疗:坊间盛行"药补不如食补",且深入人心。越来越多的人在发现疾病之际,首先想到的大概就是"能否非药物疗法一试"。李飞泽认为,即便是食疗也是要在中医理论的指导下进行,因为能作为食疗的食物大多也是药食同源的药物。例如,山楂有降血脂的功效,但是作为零食的山楂却也不能无节制地食用作为高血脂的食疗。毕竟其具有酸涩之性,对胃也是一种较大的刺激,长期食用反而会适得其反。

(3)不严守"标准":李飞泽对饮食的宜忌向来都是放宽标准的,并不严格界定。现实生活中我们常常见到长期素食者,在体检中发现血脂异常。其中原因之一,还是单一的饮食摄入不能达到均衡之态,对健康无益。其实,"越雷池一步"的做法反而更符合养生的本质。在以主食为素的前提下,进食少量荤食对身体更有帮助。讲到这里,不能不佩服老祖宗的八卦图,其中的黑白相间便是最为睿智之举,饮食中的养生之道同样可以借鉴。当然,其中最关键的部分,还在于对度的把握。总体而言,少盐低糖,不嗜偏味,荤素搭配,以素为主可以作为健康膳食的正道。

(4)不饥饱过度:道家有"辟谷"一说,现在也有很多人坚持过午不食或日食两餐的"饥饿养生疗法"。但是,部分以瘦身、养生为目的而长期以果蔬汁水替代米面主食者,其实是"过饥"了,身体得不到均衡的营养,对健康无益。"过饱"在当下倒是不多见了,大多数人都知道"饭食七分饱"的道理。对于不能抵抗美食诱惑的"吃货",可以以"饭前一碗汤、进食多咀嚼、多素少油腻"为食餐的执行原则,从而达到不过饱的目标,实现健康养生的目的。

李飞泽把"未病先防,既病防变,预后防瘥"的中医治未病思想全面系统地融入疾病诊治的全过程,亦是李飞泽注重"和"的思想体现。

五、以"和"为核心的坎离损益说

李飞泽从中医"和"的思想角度出发,初步形成了"坎离损益说",该观点是李飞泽临证注重人体气血阴阳,以和为要的体现,现分享如下。李飞泽认为《素问·阴阳应象大论》里提到的"治病必求于本","本"指的就是阴阳之义。正所谓"阴平阳秘,精神乃治,阴阳离决,精气乃绝",诊疗的过程就是通过损益之法使阴阳达到平和之态。所谓坎离,从卦象而言,乃指水火。从五行对五脏,心为阳脏,位居上焦,五行属火,为阳中之阳;肾为阴脏,位居下焦,五行属水,为阴中之阴。心火下降于肾,肾水上济于心,心肾相、水火既济,则阴阳互补而心肾安。

"坎离损益说"主要应用于虚证的治疗,是为"虚则补之"之意也。"坎离"二字,从广义而言,指的是阴阳,是为阴阳消长之意。所谓阳损则须益阴,阴损则要益阳,阴阳俱损则须阴阳并补是也。从狭义的角度而言,坎离指的是心肾,正常乃心肾相交之态。若心火虚损,不能温煦于肾,致肾水上泛于心之症,则须温补心阳以益养之;若肾水不足,不能上济于心,导致心火过旺,则须滋养肾水而治之;若出现心肾俱损之证,则须既补心火(阳),又滋肾水(阴),如此则可使心肾相交、泰和而安。

《黄帝内经》云:"损者益之。"李飞泽治坎损当擅从益离而治之,从李飞泽验方"通络温窦汤"的组方配伍之中便可见一斑。该方主要用于治疗缓慢性心律失常,全方药仅六味,其中淫羊藿与鹿角胶是为温补肾阳之品,是乃肾治心、从肾论治之意。坎脏之疾从离而治,是为温肾阳以助心阳之用也。临床上常见老年心系疾病患者,动态心电图见长间歇、窦性停搏、传导阻滞或明显窦缓的表现。此类患者多年迈体弱、正气渐亏,加之病程日久,先天之精早竭,肾阳不足无温煦心阳之力,而致心虚见诸症,故治疗当从益肾为根本,来补心之虚损。该方亦可用于冠心病稳定型心绞痛证属心肾阳虚者,亦是从肾论治心病的体现。

另一个用于治疗慢性心力衰竭的经验方"益气振心汤",亦是以"坎离损益说"立论。全方以黄芪、附子为君药,党参、淫羊藿助附子温振心阳,猪苓、茯苓、葶苈子及车前子用以渗湿利水,又加丹参、益母草、五味子、麦冬诸佐使之品。从组方配伍之中,亦可看出本方主要功效是补益心阳之虚损,盖以其心阳受损,不能下济肾水而致上泛于心和肌表腠理,乃见肢端肌表浮肿,甚则可致水饮凌心之症。方中又配伍五味子、麦冬,乃是该病素来病程较长,病久可出现阳损及阴、阴阳俱损之象,故以滋阴之品佐之,乃因阴阳俱损而治以阴阳皆益之意也。在具体临证之中,需以辨证为基础,辨明病因,根据阴虚、阳虚,或阴阳俱虚的偏损之性,再行处方遣药治之。若阳虚明显者,则以补益心火为主;若以阴虚为主,则以滋养肾水为主;若阴阳俱虚者,则需阴阳并补而治之。

李飞泽同时指出,坎离损益说在临床上的运用,其实也是中医"和"思想的具体体现,所谓"阴平阳秘,精神乃治",阴阳平和是治病的目标,亦是人之常态的体现。"损益"之说,乃是指有损则益之,无损则无需益,这无论是从广义的还是狭义的"坎离"而言,均是适用的。以一言而概之,乃是"补不足而治之"之意也。

第六节　煎煮有度,重视用法

中医治病要有效果,除了病证合一,药证相对,还得要有正确的中药煎煮和使用方法。因此,李飞泽临证处方之后,对中药自煎者常叮嘱煎煮之法及服用方法。不同药物,采用相应的煎煮方法,不仅能使效果最大化,而且还能最大化地降低药物的毒副作用。正确的服用方法,一般指的是服用时间,亦能对药效产生直接影响。

李飞泽临床较常用的有毒中药有川乌、草乌、附子及细辛,前两者多作为对药用于风寒湿痹痛证,附子则多用于心衰症见心阳虚衰证者,细辛多用于风寒表证、痰饮咳逆之证。上四药入汤剂均须久煎以消除或降低其毒性。其中前三味药均含有乌头碱,久煎的时间一般在两个小时左右,遵仲景之法,煎煮之前,草乌与川乌需纳等量蜂蜜与甘草同煎,边煮边去其上之沫,直至沫净且煎剂尝之舌无麻感,方可将煎煮液再与他药同煎。煎煮期间注意只可加沸水,不可以温凉之水入煎剂。细辛的煎煮时间一般在三十分钟左右。另有抗肿瘤常用中药蛇六谷亦需要久煎至少两小时。目前因为颗粒剂的普及,李飞泽通过临床对比发现,细辛颗粒剂型的药效要好于其汤剂煎煮。

对于矿石类及贝壳类药物,如常用的生石膏、寒水石、磁石、禹余粮、代赭石、赤石脂、海浮石、龙骨(龙齿)、牡蛎、海蛤壳、石决明、瓦楞子、珍珠母等,一般都需要先煎三十分钟左右,最主要的是在煎煮上述诸药前,最好能尽量打碎使用。另有大枣入煎剂时,破皮煎煮方可取效。

关于煎药之前的浸泡事项,大多数煎煮的中药都要先用冷水浸泡,万不可使用热水。其中芳香类、具易挥发性的中药一般冷水浸泡十五分钟左右,其他根、茎、果实之类的,则以半小时为标准。煎煮每帖中药的第二剂时,直接倒入开水煮取,若以冷水煎取第二剂,某些易挥发的成分可能丢失,从而影响药效。

使用血府安神汤时,嘱咐患者一剂药可内、外两用,用以增强助寐功效。具体方法如下:一剂药的前两次煎煮以常规方法煮取,为内服汤液;第三次煎煮,煮取较多汤液,用以晚上睡前泡脚所使。此内外兼治之法较单独内服法效果更佳。盖血府安神汤中有较多活血通络之品,以温热之汤剂泡脚,则毛窍腠理疏松大开,通络之品擅攻,诸药之性随之引入体而获效。

李飞泽临证中发现,治疗半表半里少阳证之和解剂第一方小柴胡汤,以及临床常用的三泻心汤(半夏泻心汤、甘草泻心汤、生姜泻心汤),若是在煎煮时采用先煎药后去渣取药汁,再以药汁煎煮后服用,则效果更佳。北京中医药大学的肖相如教授亦有同样的发现,盖取药汁再煮,可使汤剂更具调和之性。观《伤寒论》原文,上述诸方后所附煎煮之法中皆有"去滓再煎"之描述,先贤诚不欺后人也。

第七节　经方思考,独树一帜

临证尊经方而不唯经方,疗效是选方的最重要标准,而且对于《伤寒论》以及经方,李飞泽有着自己独到的理解。

一、关于经方的药量

现在经方治病的药量只有汉代《伤寒论》经方药量的 1/5～1/3,这样治病轻症尚可,但是慢性病症、重症、急症、疑难杂症,疗效必然受限。根据史料记载,秦始皇时期至汉朝,1斤等于 16 两,1 两等于 10 钱。根据光和大司农铜斛和其他资料记载,东汉 1 斤约等于250 g,那么 1 两约等于 15.625 g。根据全小林院士对超过 2 000 多例的流行性出血热的病情观察,发现和《伤寒论》中的发病时间节点变化大致相仿,由此可以推断,仲景方所用剂量之大,当为重疾用大量之故。而今时以经方治常病,当无必要用超常剂量,按照目前中药计量单位换算是按 10 两为 1 斤的市制,则 1 钱等于 5 g,若以 16 两为 1 斤的市制 1 钱等于3 g 进行换算,可以指导经方用量矣。

二、关于《伤寒论》的六经辨证

《伤寒论》中以六经辨证进行论治,而六经辨证并非经络辨证,而应属于方证辨证。然方证相对应,不可以对应条文用方来进行理解。《伤寒论》第 16 条亦有"观其脉证,知犯何逆,随证治之"的论述。学《伤寒论》用经方,要有正确的方式方法,并选择合适的注解帮助学习经方。观明代王纶的"外感法仲景,内伤法东垣。热病用河间,杂病用丹溪"乃是对《伤寒论》有误解;元代张元素"运气不齐,古今异轨,古方今病不相能也"亦被后世医家误解为古方不能治今病,其实是说因病、因时、因环境施治,反对拘泥于古方。在这里推荐俞根初的《通俗伤寒论》,更符合江浙地区对经方的使用特点。

三、经方的起源

伊尹的《汤液经法》是《伤寒杂病论》的源头,后世诸多医家以《黄帝内经》释义《伤寒论》,实乃牵强之举也。盖"医之始,本岐黄;药之始,本本经;方之始,本伊尹"也。《伤寒杂病论》的诸方配伍特点、剂型确立,以及药物煎煮和服药方法,基本上都依据《神农本草经》中所记载的药物分类、四气五味及主治特色。同时张仲景亦有一定的创新和发挥。李飞泽对此观点有以下两大支持依据。

其一,《汤液经法》主要谈的是汤方组成和用药法度。在陶弘景的《辅行诀脏腑用药法要》中就发现了不少久已失传的《汤液经法》中的方,如《伤寒论》中的桂枝汤,源于"小阳旦汤",方证为:"治天行病,发热,自汗出而恶风,鼻鸣干呕者方。桂枝(三两),芍药(三两),生姜(二两,切),甘草(炙,二两),大枣(十二枚)。"

其二,《黄帝内经》讲的主要是医理和医论。若仲景之《伤寒论》承于《黄帝内经》,则其书中必然多引用《黄帝内经》原文。然观仲景之《伤寒论》权属,几无一处有引用《黄帝内经》。由此可见,《伤寒论》承自《神农本草经》与《汤液经法》,乃方证一派,而非《黄帝内经》之医理派。

第二章

李飞泽临床经验集锦

第一节 李飞泽治心悸经验

心悸是因外感或内伤,致气血阴阳亏虚,心失所养;或痰饮瘀血阻滞,心脉不畅,引起以心中急剧跳动,惊慌不安,甚则不能自主为主要临床表现的一种病证。心悸的病位主要在心,由于心神失养,心神动摇,悸动不安。心悸的病性主要有虚实两方面。虚者为气血阴阳亏损、心神失养而致。实者多由痰火扰心、水饮凌心及瘀血阻脉而引起。李飞泽平素善用经方结合自拟方剂治疗心悸病。

一、从肝论治

甘麦大枣汤和里缓急,柔肝安躁。甘麦大枣汤出自《金匮要略》,肝苦急,急食甘味以缓之,炙甘草、大枣味甘缓肝急,淮小麦养心阴,全方具有缓解患者紧张情绪作用。甘麦大枣汤适用于心脏神经官能症所致的心律失常。该类患者往往无器质性病变,常感身体乏力,心中悸动不安,唉声叹气,郁郁寡欢,舌质暗红,舌苔薄白,脉弦细。若患者伴有胸中满闷不适,气短不足以吸,可在甘麦大枣汤的基础上加橘枳姜汤或茯苓杏仁甘草汤。前者祛痰除满,后者利水安神,若痰水皆有,则可二方共用。

柴胡加龙骨牡蛎汤和解少阳,条达气机。柴胡加龙骨牡蛎汤具有和解少阳、安神定惊的功效,用以治疗临床表现为胸胁苦满,口苦,咽干,目眩,耳鸣,夜寐差,或者夜半子时易惊醒,烘热等,肝气郁结、邪居少阳之证的患者。气机郁滞,三焦不利,经络不通,故患者出现胸满,一身尽重,病甚者,不能活动,气机不畅,魂魄不安,出现烦惊谵语。方中铅丹、龙骨、牡蛎起到重镇安魂之用。铅丹现已不用,可以磁石替代,磁石重镇作用与之相仿,并且有聪耳明目之用,气机不利的患者往往有耳鸣、视物模糊等不适症状,可谓一举三得。

二、从心肾论治

桂枝加附子汤合麻黄附子细辛汤温通心肾,阴霾自消。临床上有部分病态窦房结综合征、窦性心动过缓及房室传导阻滞患者,表现为面色㿠白,畏寒,乏力,心中胆怯,惊悸不安,活动后加重,舌质淡,苔薄白,脉沉迟无力。该类患者心肾阳虚的症状明显,治疗当遵循"虚则补之"的原则,选用麻黄附子细辛汤振奋胸阳。若患者兼有汗出多,且畏寒恶风,四肢抽搐挛急,当为营卫不和,阳气亏虚,可选桂枝加附子汤调和营卫,助阳固表。若患者出现上证同时兼有惊狂,躁动不安,眠差,舌质淡,苔薄白,脉象浮数,往往为阳虚欲脱的表现,此时运用桂枝去芍药加蜀漆龙骨牡蛎汤。李飞泽指出,去芍药的目的在于芍药酸敛性寒,不利于去胸中水饮,龙骨、牡蛎可以收敛浮阳而不恋邪。另外,关于附子用量问题,李飞泽据临床经验指出,心阳亏虚型的心律失常患者在运用附子温阳时,需从小剂量开始,缓缓加量,此符合"少火生气,壮火食气";若起始即孟浪,则易生它变。另外,该类患者也可用通络温窦汤加减治疗。

栀子豉汤合百合地黄汤清心除烦,滋养肾阴。心律失常因阴虚火旺引起者众多,肾阴亏虚,虚火上炎,扰乱心神而发病。该类患者多表现为口干,心烦,悸动,寐差,舌质红或舌尖红,苔薄白或薄黄,脉细数。《伤寒论》云:"发汗吐下后,虚烦不得眠,若剧者,必反复颠倒,心中懊憹,栀子豉汤主之。"李飞泽认为,此证心中懊恼即是心中悸动不安,故予栀子豉汤清心火,除虚热;配合百合地黄汤及生脉饮加强其滋阴安神之力。

黄连阿胶汤泻南补北,交通心肾。对于脉象沉细数,五心烦热明显的患者,是肾水不济心火、心肾不交之证。故遵循《伤寒论》"少阴病,得之二三日,心中烦,不得卧,黄连阿胶汤主之"之意,首选黄连阿胶汤泻南补北,交通心肾以治之,阿胶可用熟地黄 30 g 替代。若患者兼有口舌生疮,可加交泰丸(黄连、肉桂),用肉桂以引火归原。

三、从痰饮论治

瓜蒌薤白半夏汤化痰通滞,展布胸阳。李飞泽在治疗心律失常时谨守中医经典理论又不失融会贯通,寸口脉沉而迟,关上小紧数的脉象中所阐释的是痰浊阻滞,郁闭气机,胸阳不布的病机,此亦是心律失常之症结之一。对心中悸动,咳唾短气,苔白腻,脉弦紧者,予通阳散结、行气祛痰之瓜蒌薤白半夏汤。瓜蒌宽胸行气化痰;薤白、半夏行气导滞,通阳散结,此三药成为李飞泽针对痰浊上泛之心律失常的常用对药。若兼有气从胁下冲逆,上攻心胸,悸动难复,苔白腻,脉沉弦紧之症,可选用枳实薤白桂枝汤,此方在瓜蒌、薤白基础上加用枳实、厚朴降气消痰导滞;桂枝平冲降逆,温通心阳。

小陷胸汤清金化痰,痰热同治。心律失常患者,若痰浊郁久,热象尽显,或者素体阳盛易化火,则易出现胸脘痞闷,按之痛,舌红苔黄腻,脉滑数的痰热互结之象。李飞泽根据该类患者的病机,选取小陷胸汤辛开苦降,破除痰热互结之症结,待邪热尽退,心阳疏布,心悸自除。此外,后世黄连温胆汤是在该方基础上化裁而成,临床亦可随证运用。

苓桂术甘汤合真武汤温散水饮,心阳得复。阳虚津液聚集导致水饮凌心是心律失常的常见病因。水饮之邪,流动走窜,无孔不入,水气凌心则会发生心悸,治疗上当从脾肾论治。"病痰饮者,当以温药和之",说明水饮的形成多为机体阳气蒸腾气化作用的丧失。《伤寒论》中云:"伤寒,若吐若下后,心下逆满,气上冲胸,起则头眩,脉沉紧,发汗则动经,身为阵阵摇者,茯苓桂枝白术甘草汤主之。"及"太阳病,发汗,汗出不解,其人仍发热,心下悸,头眩,身瞤动,振振欲擗地者,真武汤主之。"以上两条皆为水饮凌心所致心律失常的描述与治疗,二方区别在于苓桂术甘草汤为太阴脾阳不足为主,当以温脾化饮。真武汤为脾肾阳气皆不足,以肾阳亏虚,膀胱气化不利为主,当以温肾化饮。若出现端坐呼吸,不能平卧,常加葶苈大枣泻肺汤与防己以加强泻肺平喘、利水逐饮之力,往往能饮去悸平。

四、从血论治

酸枣仁汤气血同补,养血安神。血虚证心律失常患者常表现为心悸气短,口唇苍白,面色无华,舌质淡,苔白,脉虚数或虚细。肝藏血,血虚则肝魂不藏,心神不宁。《金匮要略》中的酸枣仁汤以酸枣仁为君药,养肝血,敛肝魂,臣以知母清退郁热,少佐以川芎流通气血。肝血充足,心得濡养,心悸自平。若病程长,气血阴阳俱虚,脉象结代则选用炙甘草汤治疗,唐容川在《血证论》中认为该方为补血圣药可为佐证。

当归芍药散活血通络,利水定悸。若患者血虚的同时,舌苔水滑,齿痕明显,脉象虚弦,则为血虚兼有水饮,应当给予当归芍药散加益母草、泽兰治疗,在补血的同时兼利水饮。当归芍药散方虽为妇人腹中疼痛而设,但因具有相同病机,故亦可用于心悸,这也反映了中医学异病同治的治疗方法。若患者兼有心悸,心前区隐痛,舌质暗红,舌下络脉迂曲,脉兼涩象,则兼有瘀血,可加用桂枝茯苓丸与丹参饮治疗,或以血府逐瘀汤加减治疗。针对气阴两虚兼有血瘀者,可拟经验方益气通络汤加减。方中炒党参补气健脾;南沙参、北沙参、麦冬养阴生津,清心除烦;五味子敛肺宁心;丹参、当归、川芎、赤芍养血和血,活血通经;石菖蒲、薤白、桂枝通阳散结,行气导滞;茶树根强心利尿,活血调经,主心脏病及心律失常;甘松理气止痛,现代研究可改善心肌缺血及心律失常。

李飞泽在治疗心系疾病的同时,经常结合病情加入宁心安神之品,因心藏神,心病则心神不宁。现代医学的"双心"概念实则阐述了中医学"心"的概念,故而编者在该理念指引及临床治疗过程中,总结完成了课题"舒郁定悸汤治疗气滞血瘀型持续性心房颤动伴抑郁状态的临床研究",取得了一定成绩。

第二节　李飞泽应用血府逐瘀汤经验

汤方辨证应用的关键在于病证与方证在病机和主症上的统一,只要具备方证的主症或病机,则可使用。血府逐瘀汤位居王清任五大逐瘀汤之首,是李飞泽门诊常用方剂之一。该方不仅可行血分之瘀滞,又善解气分之郁结,气血兼顾,升降同司,活血之中寓以养血,故临床治疗证属血瘀气滞者,不拘疾病,灵活运用血府逐瘀汤,往往能取得不俗的疗效。

一、血府逐瘀汤出处

血府逐瘀汤出自清代王清任的《医林改错》,书中记载了各类活血类汤剂,临床颇为实用,其中血府逐瘀汤又是王氏各逐瘀汤中临床医家最为喜用的一首汤剂。书中记载该方是"治胸中血府血瘀之症",又列出了血府逐瘀汤可治头痛、胸痛、胸不任物、夜睡梦多、呃逆等19种症目,原书中剂量是桃仁四钱,当归、生地黄、红花、牛膝各三钱,枳壳、赤芍各二钱,桔梗、川芎各一钱半,柴胡一钱,甘草二钱。继王清任后,唐宗海的《血证论》中也对血府逐瘀汤进行了详细的介绍,并拓展了血府逐瘀汤的适用范围,认为其所治不仅局限于血府之瘀。

二、对血府逐瘀汤的认识

因"心主血脉",又有"心主神明,心在志为喜",心藏神"所以任物者谓之心",认为心之本即心主血脉的功能,而心之用在于心主神明,心在志为喜。故而胸痹、心悸、不寐、郁病、躁狂等皆属于心系疾病,心系疾病不仅包括胸痹、心悸这些心主血脉功能异常的疾病,也包括郁病、躁狂这类神志方面的疾病。心系疾病之病机除瘀血、血虚外,常兼有气滞气郁,这与目前现代医学之"双心"概念相契合。"双心"是1995年由胡大一教授提出的,胡教授在祖国医学"心主血脉"和"心主神明"的理念基础上,结合现代医学的研究,认为心血管疾病大都和心理情志障碍互为因果,互相影响。故而李飞泽治疗心系疾病时依据心之本、心之用,以治"双心"为法,通血脉,疏气机。而血府逐瘀汤中的桃红四物以活血化瘀通络可通心之血脉,四逆散疏肝理气解郁又畅心之气机,又加桔梗宣通肺气使人身之气上下通行,牛膝活血祛瘀引血下行。血府逐瘀汤可通人身之阴阳气血,上下交通。

在用量上,李飞泽大体守原方剂量,兼胸痹加可石菖蒲、远志、瓜蒌、半夏、延胡索等,心悸可加生脉散、各类参等,不寐加熟地黄、黄连、酸枣仁等,郁病加百合、梅花、浮小麦等药。

三、结语

血府逐瘀汤所治病症繁多,妇科疾病、痛证、久病等最常见的病因为瘀血致病,特别是经他医久治无效者,可考虑从瘀论治。但又不可拘泥,临证要以辨证为前提,随症加减用药,多能获效。疾病不同,病症亦纷繁不同,但使用血府逐瘀汤均获良效,充分体现了中医"异病同治"的特点:即虽然属于不同疾病,但均有瘀血征象,或瘀血内阻的特异性症状。血府逐瘀汤为活血化瘀的代表方,方中桔梗配伍枳壳能调畅胸中之气机,为"小循环";柴胡配伍牛膝能调全身之气机,为"大循环"。大小循环统管全身气机的运行,大小循环运行流畅无阻则血液运行通畅,气血皆流畅,故诸病自除。诸药配伍使用,寓行气于活血之中,则行气活血相得益彰,寓养血于行散之中,故活血而无耗血之虑,故血府逐瘀汤为治疗血瘀气滞证类疾病的首选方剂。同时还能发现,若人体气血运行失常,影响心藏神,即心之本影响了心之用,则可导致心系疾病,并且在疾病过程中,两者互为影响。还有一点需要指出,化瘀法不仅在有明显瘀证患者中疗效良好,而且在没有明显瘀血征象患者中也可得到不错的效果。李飞泽认为,现代医学的"双心"概念实则阐述了中医学"心"的概念,而血府逐瘀汤中桃红四物汤加四逆散,在活血的功能上加疏肝理气解郁之品,又契合心系疾病的本源,故而临床使用上得心应手,屡获佳效。

第三节　李飞泽常用验方精方

【经验方1】　通络温窦汤

组成： 桂枝 15 g,鹿角胶 9 g,淫羊藿 10 g,地龙 10 g,全蝎 3 g,土鳖虫 10 g。

功效： 通心络,温心窦,振奋心肾之阳。

主治： 用于治疗心络瘀滞,阳气亏虚型的迟脉证,类似西医缓慢性心律失常。通络温窦汤方证:心动过缓,或窦性停搏,或传导阻滞,多由心阳气虚、脉络瘀滞,其病位在心,其本在肾,治当温补心肾阳气,兼以活血通脉,舌质淡,苔薄白,脉沉细力弱,通络温窦汤主之。

方解： 全方注重温阳益气,从温补肾阳入手以培元固本,温补命门,温肾助阳与活血化瘀法配合应用,以扶正祛邪,补虚而不留邪,攻邪而不伤正,以补为通,补中寓通,通补兼施,温补命门,活血化瘀,通络止痛,助肾阳而温通心阳、振奋心阳,使气血敷布舒展,津液得以正常输布代谢,以绝生邪之源,则血行瘀化,寒可散,虚能补,痹可通,滞可除,痛可止,共同达到温肾壮阳,活血化瘀,通络止痛。方中重用辛甘性温之桂枝,能温通助阳化阴寒,为君药。鹿角胶壮元阳、除虚寒,又因其胶质润下而有行瘀积、和经脉的功效,并助桂枝以通阳;淫羊藿归肾经以助命门火而益阳气,共为臣药。君臣相伍,为"三温"之药,上助心阳以温窦,下补肾阳以复元,心、肾并补,以壮元阳而温心阳。土鳖虫咸寒入血,善通经络而化瘀血;地龙专入经络而通其中血瘀;全蝎味辛而善走窜以通络;上三药为"三通"之药,是为佐使之药。诸药合用,共奏通心络、温心窦、振奋心肾之阳的功效。纵观全方,以"三温"药与"三通"药相伍,以温治虚,以通治实,温通并举,虚实共治,且"三通"之药均为辛以通络、擅走经络的虫类药,通络活血的功效更强。

"三温"药均为补火助阳之品,且用量远甚于"三通"药,盖因通络温窦汤是以温补为主。然《黄帝内经》有云:"阳胜则热。"大剂量的辛甘热药亦有因温热太过而致阳亢无度之弊,故辅以"三通"性寒之品,以制约补阳过亢之虞,且暗合阴阳生化之理。

加减： 阳虚更甚者,可酌加制附子、吴茱萸、肉桂、薤白、干姜之品以增温补心肾之力;瘀血征象明显者,可加用丹参、红景天、三七、桃仁等加强活血通络之功;兼痰浊湿邪,可加用苍术、瓜蒌皮、石菖蒲、白豆蔻、制半夏等健脾除湿化痰之品;病久伤及气阴,或阳损及阴,可加用黄芪、党参、白术、珠子参等补气之药,兼见阴虚之象者,作为该病的兼或证,因非本质所在,故多选择药性薄润平和之品,诸如麦冬、生地黄、玉竹、石斛之类。若心电图检查提示存在期前收缩,可在通络温窦汤的基础上,依据中医理论辨证选择甘松、茶树根、苦参等具有抗心律失常作用的药物。

【经验方2】　补心平律汤

组成： 珠儿参 30 g,太子参 30 g,北沙参 15 g,苦参 18 g,丹参 30 g,麦冬 12 g,五味子 6 g,茯神 15 g,郁金 12 g,京石斛 30 g,柏子仁 12 g。

功效： 益气养阴扶正,活血清热祛邪。

主治：用于治疗中医证属气阴两虚、兼有瘀热的快速性心律失常的经验方，包括快速性心房颤动、窦性心动过速、阵发性室上速等疾病。补心平律汤方证：心中悸，或胸痹者，以气阴俱虚为本，以瘀热内蕴为标，当治以补气阴为本，祛瘀热为标；舌红或色暗，苔薄黄，舌下脉络色黯曲张，脉弦细数，补心平律汤主之。

方解：方中珠儿参既能养阴又可散瘀，有研究发现，珠儿参能对抗白鼠吸入氯仿诱发的心室纤颤；太子参大补元气且滋阴生津；两药联用既补气阴又兼化瘀之功，是为君药。丹参调心血，理血脉，功同四物，有抗心律失常的作用，大剂量丹参又有降低血脂血黏度的作用；北沙参有滋润上焦之阴分的作用，兼有清热之力；苦参有"专治心经之火，与黄连功用相近"之说，近代药理也证实苦参具有抗异位节律点的作用，类似于正性肌力的作用；五味子补元气不足、收耗散之气以养阴宁心；京石斛补内绝不足以养阴清热；麦冬养阴兼清心；茯神安神养心；柏子仁主惊悸、安五脏、益气以养心安神；郁金为血中气药，擅入心经而活血通滞，取其辛开苦降，对瘀热所致的胸闷、心悸有较好的作用。诸药合用，既祛瘀热以治标、又补气阴以固本，标本兼治。

加减：气虚明显者，可加用党参、白术、生黄芪以加强补气之功；兼有痰湿者，可加用砂仁、白豆蔻、石菖蒲、瓜蒌皮等以除湿、化痰、降浊；瘀血证明显者，可加用红景天、三七、川芎、赤芍、红花、桃仁以加强活血祛瘀之功效。为加强抗心律失常的效果，可在补心平律汤中加入治疗抗心律失常经典对药茶树根与甘松，而且还可加强全方活血、清热、止痛除痹之功效。

【经验方3】 益气调脂汤

组成：生黄芪30 g，丹参30 g，决明子30 g，泽泻12 g，制何首乌30 g，生山楂30 g，土鳖虫10 g。

功效：益气通络，降浊除垢。

主治：用于治疗气虚痰瘀之脂浊，以及颈动脉斑块证属气虚与痰瘀互见，并且以气虚为本，痰瘀为标，属于本虚标实、虚实夹杂之证的治疗。益气调脂汤方证：脂浊之症，见怠倦乏力，或神疲短气，或肢麻沉重，或头重如裹，或呕吐痰涎者，或兼懒言，或兼不寐，或兼肌肤甲错；舌淡或紫暗，苔薄白，舌边瘀斑瘀点，或舌下脉络色黯曲张，脉弦滑或涩，盖因气虚为本、痰瘀为标而致，当治以益气通络，降浊除垢，益气调脂汤主之。抑或脉壁中有斑块者，尤以颈动脉为甚，可予益气调脂汤使之，以稳斑消脂。

方解：方中生黄芪补诸虚不足，益元气助行血，《神农本草经》曰："黄芪，甘微温，无毒。主痈疽……补虚，小儿百病。"生黄芪益气固表，利尿消肿，为温阳五虎将之一，补气之力在表在外，正如"阳气者，卫外而为固也"；丹参归肝经入血分，善行血瘀气滞，络活消肿，瘀去而水行，既升又降，既表又里，亦为君药，理三焦之气血。正如《神农本草经》言："主心腹邪气……寒热积聚，破徵除瘕……益气。"如此则丹参得黄芪之助，活血之力倍增，生黄芪得丹参相佐，生新而不留瘀；两药合用补气活血相顾，使气旺血行络通，共达益气通络之功，两者同为君药。决明子味咸走血；生山楂行气散瘀，既能助决明子、泽泻理气渗湿，通畅气机，以绝生痰之源，又可助丹参活血化瘀，以防痰盛致瘀之变。三药同走经络共入血分，是为臣药。制何首乌补益精血，而滋生化之源，助黄芪行益气之能；泽泻甘淡性寒，调和诸药之性，又能去留垢,行痰饮;土鳖虫又"善化瘀血,最补损伤",除邪而不伤正,三药合伍,共为佐使之药。诸药合伍,则可达"益气通络、降浊除垢"之效而病自除。

【经验方4】　益气振心汤

组成: 黄芪30 g,党参15 g,麦冬10 g,五味子5 g,丹参15 g,益母草30 g,附子(先煎)10 g,淫羊藿10 g,葶苈子10 g,猪苓15 g,茯苓15 g,车前子(包煎)30 g。

功效: 补气温阳,活血化瘀,利水。

主治: 用于治疗慢性心力衰竭,对改善患者胸闷心慌、气急、怕冷等症状有效,且对于改善浮肿(利尿)方面也有确切的疗效。对于心功能Ⅱ～Ⅲ级之间的患者尤为适宜。益气振心汤方证:慢性心力衰竭者,心悸,气喘气短,畏寒肢冷,或疲倦乏力,胸闷或痛,或咳嗽咳痰,或见尿少,烦躁不安,腹胀诸证;舌质淡或黯,苔白或白腻,脉细促、涩或结代,是为阳气亏虚、水瘀互结所致,益气振心汤主之。

方解: 方中黄芪为补气要药,有补气升阳、利水消肿之效,附子"去脏腑沉寒、补助阳气不足",《本草正义》谓其为"通行十二经纯阳之药",两药合用,共行补气温阳之功,是为君药。现代药理研究显示,黄芪不仅具有正性肌力作用而且无洋地黄类药物的副作用,从而改善患者症状,还有类似于伊伐布雷定作用,通过减缓心率来减轻心肌耗氧,从而改善预后。附子在治疗慢性心力衰竭、改善症状、抑制心脏重构方面有明显的作用。党参行补气之功,与黄芪相伍,则益气之力更宏;淫羊藿以补阳为要,助附子温振心阳;猪苓、茯苓利水渗湿;葶苈子利水消肿;车前子在《医林纂要》中谓其能"去水润心而能甘补",使泻中有补,相得益彰,是为臣药。丹参、益母草均能活血祛瘀,是为佐助之药;五味子与麦冬是为使药,药性薄润,功主益气、养阴、生津,以消长期服用利尿剂(利湿药物)所致阴津暗耗,亦契合景岳"善补阳者,必于阴中求阳,则阳得阴助,而生化无穷"之意。诸药合伍,标本同治,共奏补气温阳、化瘀利水之功。诸药合伍,共奏补气温阳、活血化瘀、利水之功。

治疗心力衰竭时,"扶正祛邪"是其基本治疗准则,"扶正"当为补心气之虚,温心阳之弱;"祛邪"当为去瘀血以通络,化水饮以安心。以辨病基础为先,再行辨证治疗为辅,益气振心汤正是依此创设,并从虚实两条途径进行双重靶点的治疗。

益气振心汤组方中养阴药的运用,主要基于以下几点的考虑:通过临证经验及大量文献检索发现,阳气虚弱贯穿慢性心力衰竭发展的始终,是其基本的也是最重要的病机。基于此病机,长期应用温阳药必然无可避免。同时,慢性心力衰竭的西医基础治疗中,利尿剂为长期用药,亦存在着阴液亏耗的风险,而配伍少量的养阴药,则可以制约温阳太过、利水过甚所致阴津暗耗,以避免阴阳俱损的状况发生。契合张景岳"善补阳者,必于阴中求阳,则阳得阴助,而生化无穷"之意。体现了中医整体观、中药多靶点的治疗特点及"已病防变"的治未病思想。

【经验方5】　血府安神汤

组成: 桃仁10 g,红花5 g,当归10 g,川芎10 g,赤芍10 g,桔梗10 g,枳壳10 g,牛膝10 g,柴胡10 g,熟地黄30 g,黄连6 g,石菖蒲15 g,远志6 g,酸枣仁15 g,龙齿(先煎)30 g,琥珀(冲)4 g,甘草5 g。

功效: 行气活血,化痰开窍,滋阴潜阳,安神助寐。

主治：用于治疗中风后不寐，同时对长期不寐者，伴或不伴瘀血征象者，皆可使用。血府安神汤方证：不寐者，入夜寤甚而少眠，或易惊醒而浅眠，或多梦扰神，以阴血亏耗为本，瘀血阻络或夹痰浊为标；舌质暗，或舌下脉络色黯，脉弦细，观其脉证，宜去瘀血、化痰浊、养阴血、安心神而治，血府安神汤主之。

方解：全方是由血府逐瘀汤化裁而来，以桃仁、红花、川芎、赤芍、当归活血祛瘀；柴胡疏肝解郁，升达清阳；桔梗开宣肺气，载药上行，配合枳壳破气，一升一降，调整气机；牛膝祛瘀通脉，引血下行；熟地黄合当归又能滋阴养阴润燥；石菖蒲芳香化湿，开窍宁神；酸枣仁收敛安神助寐。诸药相合，具有活血化瘀而不伤正、疏肝理气而不耗阴的特点。

在创制血府安神汤时，李飞泽遣三组对药以加强功效。①熟地黄与黄连：考虑失眠患者多有阴津液亏耗之征，故重用熟地黄代替生地黄，以加强滋阴养血之力，其作用有三，其一可滋水涵木以平肝，则肝风内守；其二增液活血，利于通窍，善治中风；其三阴盛以助潜阳，寐则安。滋阴养血药中配苦寒泻火之黄连，使心火去，肾阴坚。②石菖蒲与远志：两药相伍，不仅能安神助寐，亦可化痰结、通脉络而治中风。③龙齿与琥珀：两药合用，有镇静安神助寐之功效，亦有消瘀而通络兼治中风之疾。

加减：在使用血府安神汤的同时，可酌情选择加用合欢皮、柏子仁、首乌藤、百合、茯神等以加强助寐之功。

凌晨1～2点醒来者，多于方中加乌梅。凌晨1～2点为丑时，乃肝经循行的时间，此时易醒，乃肝经阴血亏虚、不能敛阳故也。而乌梅入肝经，有生津敛阴之功效，用于临床，患者多能夜安寐而晨自醒。

【经验方6】 参芪二六汤

组成：炒党参10 g，黄芪30 g，女贞子10 g，墨旱莲10 g，山药10 g，山茱萸10 g，熟地黄10 g，牡丹皮10 g，丹参10 g，茯苓30 g，络石藤30 g，海风藤30 g，积雪草30 g。

功效：补脾肾之虚，通脉络之血瘀，祛湿浊之邪毒。

主治：用于治疗各种肾脏疾病诸如急慢性肾炎、IgA肾病、紫癜性肾炎、肾病综合征等证属"脾肾两虚兼有湿瘀"者，且尿常规或尿微量蛋白检查中发现尿蛋白阳性，或见尿中多量泡沫者。参芪二六汤方证：肾之疾者，尿有泡沫著，或腰膝酸软，或见乏力，或肢末浮肿；舌质淡或偏暗，苔薄白腻，舌下脉络色黯曲张，脉弦细，盖因虚、瘀、湿、毒之弊，当补脾肾之虚，通脉络之瘀，祛湿浊之毒，参芪二六汤主之。

方解：方中黄芪乃补气圣药，可补五脏之气，现代药理研究显示，其具有确切的降低尿蛋白的作用；炒党参补气健脾，两药主补气虚，是为君药。熟地黄、山茱萸、墨旱莲与女贞子滋阴补肾，填精益髓，山药补益脾兼能固精，山茱萸亦有涩精之能，四药合伍，主补脾肾之阴而固涩津微，是为臣药。君臣合力，补脾肾之虚以固本。茯苓淡渗脾湿，并助山药健脾之力；积雪草利湿解毒；牡丹皮清泄相火，并制山茱萸之温涩；丹参、海风藤、络石藤活血化瘀通脉络，诸药相合而起佐使之功，以利湿化瘀解毒而治标实。上述诸药合而共奏补益脾肾，活血通络，利湿解毒之功。李飞泽在组方中亦是考虑周详，诸药斟酌，因该病多长期用药，故组方虽选择六味地黄丸但去泽泻一味药物，盖因其长期使用有造成肾损害之弊。

加减：伴随腰背酸楚或腰酸膝软，可加用炒杜仲、沙苑子等温补肾阳的药物以补肾除酸，阴中用阳更是点睛之笔，不使阴药太过而致翳蔽之弊，亦有未病先防的治未病之上工思想。伴有肢体浮肿，可重用茯苓以取其利水渗湿之功效，并可加用功专利水之车前子及利水消肿之玉米须联用取效，也可选择白花蛇舌草以取其利尿解毒的功效。

【经验方7】 加味解毒汤

组成：黄芪 30 g，土茯苓 30 g，稀豆衣 30 g，石菖蒲 10 g，萆薢 10 g，制大黄 10 g，当归 10 g，川芎 10 g，赤芍 10 g，丹参 10 g，积雪草 30 g，络石藤 30 g，海风藤 30 g，白花蛇舌草 30 g，玉米须 30 g，怀山药 30 g。

功效：健脾益肾，祛瘀解毒，化湿降浊。

主治：用于治疗慢性肾病中后期，特别是表现有血肌酐升高，且辨证符合"脾肾两虚、痰瘀互结"的患者。加味解毒汤方证：肾病后期，瘀毒痰浊内生，血肌酐高，尿少或无尿，伴神疲乏力，或凹陷性水肿；舌质暗红，苔薄白或黄腻，舌下脉络色黯或见瘀斑瘀点，脉弦细或弦弱者，当补脾益肾，活血祛瘀，化痰降浊，并解诸邪之毒，加味解毒汤主之。

方解：方中黄芪、怀山药补气消肿，健脾益肾；土茯苓与稀豆衣为解毒降肌酐的经典对药，配伍白花蛇舌草则解毒功效更甚；当归、川芎、赤芍、丹参为理血四药，有当归补血而不至于耗血之虞，有川芎行气而活血效更佳，再辅以络石藤、海风藤更可入络通经，而活血化瘀之功更强；积雪草、玉米须、石菖蒲、萆薢除湿降浊、利尿消水肿；制大黄既解毒、又祛瘀。诸药合用，共奏补脾肾之本，祛痰瘀湿毒之效。

纵观加味解毒汤全方组成，多以攻伐之药为主，在慢性肾病的中后期，特别是伴随血肌酐升高，治疗当从"急则治其标"的原则。而脾肾之本虚，基本上贯穿本病的始终。

加减：兼见热象，舌苔偏黄或黄腻，可酌加黄连 5～8 g，紫苏叶 10 g 以清湿热；肢体浮肿明显，可加茯苓 15～30 g，车前子 10～15 g 利水渗湿以消肿；尿少明显，可加炒杜仲、沙苑子等温肾阳之品以助阳化气；湿浊之邪更甚者，可加佩兰 10 g，白豆蔻 3～6 g 以化湿降浊。

【经验方8】 芪蛭消风汤

组成：黄芪 30 g，当归 10 g，赤芍 10 g，地龙 30 g，川芎 10 g，红花 5 g，桃仁 10 g，山楂 30 g，水蛭 3 g，瓜蒌 10 g，制半夏 10 g，制何首乌 30 g。

功效：化痰降浊，活血祛瘀。

主治：用于治疗 H 型高血压证属痰瘀互阻型的患者。芪蛭消风汤方证：H 型高血压，或中风之中经络，均属痰瘀互阻之型，症见眩晕或头痛，头如裹，胸闷，或痛如椎刺，呕吐痰涎；舌质暗，或见瘀斑瘀点，舌体胖大，苔腻，脉弦涩或弦滑，治以化痰降浊，活血祛瘀，芪蛭消风汤主之。

方解：方中重用黄芪补气以行血；当归、赤芍、地龙、川芎、红花、桃仁养血活血化瘀；水蛭以破血逐瘀；山楂以活血散瘀、化痰行气；瓜蒌、制半夏以化痰降浊散结；制何首乌以补肝肾，益精血，全方攻伐中兼有补益，又不致补益太过而生痰结瘀。

通过对痰瘀互阻型 H 型高血压患者应用芪蛭消风汤为主治疗的临床观察发现，能有效改善患者症状，降低患者的同型半胱氨酸，同时能有效调节血脂、血黏度水平，降低中风的发生率。因此,编者亦认为,芪蛭消风汤以"治未病"为出发点和最终目的,根据"未病先防,既病防变,预后防瘥"的指导原则,以降低同型半胱氨酸的角度为切入点,来达到减少H型高血压患者发生中风并发症的概率。

编者不仅应用芪蛭消风汤治疗H型高血压兼以预防并发中风,而且从防治结合的角度出发,认为本方同样适用于痰瘀互阻型的脑梗死患者。在辨证的基础上,充分考虑"既病防变"的治未病思想,既治现病又防变证。

【经验方9】 百合龙琥汤

组成: 百合30 g,生龙骨(先煎)30 g,生龙齿(先煎)30 g,生牡蛎(先煎)30 g,熟地黄30 g,怀山药30 g,浮小麦30 g,琥珀(吞服)4 g,黄连5 g,甘草5 g,石斛10 g,大枣10 g。

功效: 交通心肾,调和阴阳。

主治: 用于治疗少阴心肾阴阳失调所致的不寐患者。百合龙琥汤方证:百合龙琥汤证者,所因忧思焦虑过甚,致夜寐不安,梦多纷扰易惊醒,头脑昏沉善健忘;舌红苔薄黄,脉沉细者,观其脉证,宜从心肾论治,治当调和阴阳,百合龙琥汤主之。

方解: 本方从心肾论治,调和阴阳。方中百合养心阴、清虚火,熟地黄养血益肾,黄连清心火,三药合用,一者取百合地黄汤之意,益阴清热,养心润肺,使金水相生;熟地黄、黄连为编者常用对药,熟地黄质润滋阴,黄连苦寒坚阴,使阴入于内,阴阳平和而寐安;伍以甘麦大枣汤益气和中,润燥缓急;辅以生龙骨、生牡蛎、生龙齿潜阳益阴,重镇安神,琥珀清心安神利水,导虚火从小便出;少佐石斛养阴生津,怀山药健脾和胃。诸药合用,使诸症消,神安寐酣。治疗不寐之三组对药:熟地黄与黄连、龙齿与琥珀、石菖蒲与远志,在血府安神汤中均有应用。由百合龙琥汤组方可知,前两组对药均在其组方之中,而且从方中使用龙齿与琥珀可知,本方证应用于不寐之重症。

加减: 汗出过多、五心烦热者,可加用生脉饮(人参/炒党参、麦冬、五味子)、黄芪、瘪桃干、糯稻根、柏子仁、酸枣仁、合欢皮/合欢花、乌梅等以滋阴敛汗;脾胃虚弱、不思饮食者,可加用四君子汤(炒党参、白术、茯苓、炙甘草)健脾益气;情绪低落、郁郁寡欢者,可酌加桔梗、枳壳、桃仁、红花用以调和气血、升降气机;阴阳俱虚、烦躁不安者,可酌加仙茅、淫羊藿、女贞子、墨旱莲滋阴补阳,阴阳同调。

【经验方10】 羊心四六汤

组成: 淫羊藿10 g,莲子心3 g,当归10 g,川芎10 g,白芍15 g,熟地黄10 g,山茱萸10 g,牡丹皮10 g,怀山药30 g,茯苓15 g,泽泻9 g。

功效: 补肾化瘀,养阴和血。

主治: 用于治疗黄褐斑之阴虚血瘀证者。羊心四六汤方证:妇人面有斑片,色黑或褐,大小不等,边缘清楚,分布对称;伴肾阴虚及瘀血征;舌红苔少或舌质紫暗,有瘀斑瘀点,苔剥脱,脉沉细或细涩,羊心四六汤主之。

方解: 方中当归补血养肝,和血调经,熟地黄滋阴补血,白芍养血柔肝和营,川芎活血行气,畅通气血,四味合用组成四物汤,补而不滞,滋而不腻,养血活血、滋阴生精,为治疗营血亏虚、血行不畅的妙方。六味地黄丸是补肾名方,从组方上来看,用熟地黄、山茱萸、怀山药以达到补肾阴、养肝血、补脾阴等三阴同补;用泽泻、牡丹皮、茯苓又可以起到利湿泻浊、清泻相火、淡渗脾湿的作用；三补三泻，以补为主。"善补阴者，必于阳中求阴"，方中加一味淫羊藿以补肾阳，则阴精得阳气的鼓动，气化而源源不绝。这种药物组合，正契合性激素水平异常或许是引发黄褐斑的最直接原因这一推论。目前研究表明，黄褐斑组的性激素水平尤其是促卵泡激素（FSH）、促黄体生成素（LH）高于正常，而 FSH、LH 过高正是卵巢功能衰老的表现。临床亦可见分娩后、卵巢功能衰退多有肾脏虚损的表现。用六味地黄丸加淫羊藿调补肾阴，肾阴充沛又可滋养心阴、脾阴、肺阴、肝阴，从而从源头上解决黄褐斑的发生。日常工作劳倦，必然又心血暗耗，虚火上炎。莲子心性寒味苦，入心、肾经，可清心火、平肝火、降肺火、泻脾火。心火下降，温暖肾阳；肾水上济，滋养心阴。加入莲子心一味药，可使全方阴阳兼顾，水火既济，既能去热降火而减少黄褐斑发病因素，又能阴阳协调而营血得充。全方补中有泻，升中有降，灵活机动，共奏补肾化瘀、养阴和血之效，能有效治疗黄褐斑之阴虚血瘀证。

【经验方 11】　开心逍遥汤

组成： 人参 9 g（炒党参 15 g），茯苓 10 g，石菖蒲 10 g，远志 10 g，柴胡 9 g，当归 10 g，白术 10 g，白芍 30 g，川芎 10 g，熟地黄 30 g，桃仁 10 g，红花 5 g，百合 30 g，酸枣仁 15 g，合欢花 10 g（合欢皮 10 g），黄连 5 g，炙甘草 5 g。

功效： 疏肝解郁，祛瘀养血，安神助寐。

主治： 用于治疗中医情志病。开心逍遥汤方证：开心逍遥汤证者，用郁病之疾。症见忧思多虑、多愁善感、焦虑健忘，或易于激动、脾气暴躁，伴或不伴不寐、梦多纷扰；舌质淡胖色暗，苔薄白，脉弦细或弦涩者，开心逍遥汤主之。

方解： 开心逍遥汤，取"开心"之名，其意有二。其一是取自孙思邈《备急千金要方》中所载开心散，药物亦取开心散之石菖蒲、远志、人参、茯苓四味俱全。茯苓补心以通肾，远志补肾以通心，石菖蒲开窍启闭宁神，三药伍用，益肾健脑聪智，开窍启闭宁神之力增强；人参补五脏除邪气，开心益智。开心散是中医治疗情志病的基本方，古代医书中多有收载，主治的中医情志病类似于西医的抑郁症，临床应用此方（或加减）可治疗精神性疾病如抑郁、焦虑、老年痴呆等，效果确切。其二则有心理暗示之意，情志抑郁之人见到医者所开之处方方名"开心"，自然想到开处之药物能使人开心，未吃药而先见方名则病已半愈也。"开心逍遥汤"中"逍遥"之名亦有令人逍遥快活之思，可谓是药物治疗与暗示疗法双管齐下。方名中"逍遥"即载《太平惠民和剂局方》中之逍遥散，该方具有疏肝养血、健脾和中之功效，方中柴胡疏肝解郁；当归、白芍养血柔肝；白术、甘草、茯苓健脾养心；诸药合用，可有肝脾并治、气血兼顾的效果。编者于该方中以桃红四物汤化裁其中，是考虑情志病多病程长，而肝主情志，因此多有阴血暗耗之象；另外，情志病即郁病，皆因气不周流而成，故气滞又可成郁，故从痰瘀郁论治情志病，常应手而效。因此逍遥散疏肝理气，四物汤祛瘀养血，开心散中石菖蒲则有化痰开窍之意。又情志之证多影响睡眠，因此，又在方中加百合、酸枣仁、合欢花或合欢皮以安神助寐；黄连与熟地黄相伍，一可坚阴，又可助寐，是编者治不寐的常用对药之一。

加减： 若以肝郁气滞明显者，可加绿萼梅、代代花、玫瑰花等；若瘀血征明显者，可加理血四药，或加莪术、三棱、土鳖虫之品；若心血虚明显者，则可予以天王补心丹等。

【经验方 12】 益气通络汤

组成： 炒党参 10 g，南沙参 10 g，北沙参 10 g，麦冬 10 g，五味子 5 g，薤白 10 g，瓜蒌皮 10 g，当归 10 g，川芎 10 g，赤芍 10 g，丹参 20 g。

功效： 益气养阴，活血通络。

主治： 用于治疗证属气阴两虚或夹瘀或夹痰瘀的冠心病患者，特别是对于室性早搏或房性期前收缩的患者；亦可用于心脏神经官能症及主要表现为心悸胸痹的更年期综合征符合上述辨证者。益气通络汤方证：心系疾若惊悸者，或若怔忡者，抑或胸中痹，多由心虚失养兼被邪干；舌暗，或见舌下脉络曲张，或见瘀斑点，脉弦细，盖因气阴俱虚，心脉瘀阻，或兼夹痰湿，益气通络汤主之。

方解： 全方以炒党参益气健脾，南沙参益气养阴，五味子益气生津，北沙参、麦冬养阴生津，上药合用以求益气养阴之功。血中气药之川芎配伍甘温质润之当归合而成佛手散，功主补血化瘀；辅以丹参去瘀生新，正所谓"一味丹参饮，功同四物汤"；加赤芍以增散瘀止痛之力；诸活血药合伍使用，既行活血祛瘀通心络之能，又兼具补益阴血之力，使血液盈余而脉中流畅，不致营血耗损，血脉空虚，无余以流，则艰涩成瘀。盖因瘀血不去，新血不生，互为因果。薤白与瓜蒌皮通阳宽胸，且方中用薤白还有取阳中求阴之效果。诸药合伍，共奏益气养阴，活血通络之功效。

加减： 若病久导致瘀热内阻，可于益气通络汤中加黄连以除湿热，《本草新编》谓其"入心，尤专经也"；若瘀血征明显，可加用三七以散瘀通脉，去瘀损，生新血，以补阴血之亏；若痰湿征明显，可加石菖蒲、桔梗除湿化痰；若有胸痹、胸痛等，可加用延胡索以加强活血、行气、止痛之功；若见肝气郁结，可加用柴胡、绿萼梅、佛手、郁金以疏肝理气；若有期前收缩，可加用治疗心律失常之经典对药甘松与茶树根，现代药理研究显示甘松与茶树根具有抗心律失常的作用，且两药配伍则亦有活血止痛宣痹之效。

【经验方 13】 三红三仙汤

组成： 红景天 20 g，红枣 10 g，红花 5 g，仙茅 10 g，淫羊藿 30 g，仙鹤草 30 g。

功效： 益气助阳，活血通络。

主治： 用于治疗阳气亏虚、脉络瘀阻证，类似西医亚健康状态，本病证以虚为主，兼有脉络瘀滞，重在补虚，寓通于补，补而不滞。三红三仙汤方证：精神不振，气短乏力，疲劳倦怠，头昏头痛，心悸胸闷，睡眠紊乱，食欲不振，腰膝酸软，阳痿早泄，畏冷，平素易于感冒，焦虑恐惧，记忆力下降，反应迟钝，或高强度的体力劳动或脑力劳动之后的困乏，骨质疏松，贫血；舌质淡或偏暗，苔薄白，脉弱，三红三仙汤主之。

方解： 全方重在补气助阳，温补兼通，温而不燥，补而不滞，寓通于补，本方益气助阳和活血通络之法合用，甘苦以扶正益气，辛温以温补阳气，虽兼有活血通脉之用，寓在以通为补，而无虚不受补之弊端，气为血之帅，气旺则血行，阳气主动，激发和促进脏腑经络生理机能及兴奋精神活动，正所谓"阳气者，精则养神，柔则养筋"，阳主温煦，精气血津液得温而行，得寒而凝。方中重用甘苦之红景天为君，取其益气活血通脉之用，益气健脾以助后天生化之源，活血通脉，以助血脉畅通，通补兼顾，通以助补；仙鹤草又名脱力草，有补虚强壮作用，善治劳作过度之神疲乏力。臣以仙茅、淫羊藿补肾阳，强筋骨，阳气者，若天与日，一身阳气得补，则四肢百骸之经气运行不绝，五脏六腑之运化功能恢复，筋骨得养，则活动自如。红枣甘温，归心脾胃经，补中益气，养血安神，久服轻身，常年，不饥神仙，以滋养心脾，母子同调，则脾气旺而心神得养，正气既复，则脏腑功能调畅；红花辛温，能够活血通经，散瘀止痛，以助气血运行，血脉畅通，百症自除，以为佐药。此方配伍，以红景天、仙鹤草为君药，两者补虚力强，重在恢复机体的正气，兼以活血通络，标本兼顾，仙茅、淫羊藿为臣药，温肾壮阳，强壮筋骨，机体得阳气之温煦推动作用，则如久旱逢甘霖，活力无穷；但两者辛温偏燥，久服有伤阴之弊端，固佐以红枣以润之；红花活血散瘀通经，以治其标，纵观全方，"三红"药与"三仙"药相伍，"三红"药益气活血通络，红景天、红枣用量较大，重在补虚以求其本，红花量小，重在活血以治气其标；"三通"药温补阳气，辛温助通，温补元阳，然辛温燥之品易于耗气伤津，佐以"三红"之红枣以滋补阴气，本方药简而力宏，阴阳兼顾，气血同调，以求全效。本方药物药理研究证实，其多能抗疲劳、抗肿瘤、调节免疫力等。

加减： 若阳虚明显，可酌加制附子、菟丝子、巴戟天、锁阳以补肾助阳；若阴虚，可于方中加麦冬、沙参、石斛、枸杞子、桑椹等补阴之药；若血瘀明显，可加当归、丹参、桃仁、三棱、莪术等加强活血通络之功；兼痰浊湿邪，可加香砂六君子汤、半夏白术天麻汤、炒薏苡仁等健脾除湿化痰之品；兼头痛明显者，可加白芷、葛根、延胡索、徐长卿通经止痛；胸闷气短者，加瓜蒌皮、薤白、石菖蒲、远志理气宽胸；睡眠不佳者，加熟地黄、黄连、酸枣仁、柏子仁、茯神、琥珀、龙齿等以安神助眠。

第三章

李飞泽临床医案汇编

第一节 心脑病系列

心悸｜病例 1

患者姓名：姜某　　性别：女　　年龄：76 岁

就诊日期：2018 年 5 月 19 日　　发病节气：立夏

【脉案】 患者房颤射频消融术后 1 年余，仍时感心悸胸闷不适。首诊时诉症状再发，伴口干，无胸痛气急，胃纳可，夜寐尚安，大便偏干，舌质暗红，苔薄黄腻，舌边齿痕，脉细。拟诊心悸（气阴两虚夹瘀），予益气通络汤加减。二诊：心悸、胸闷症状减轻，纳寐可，二便尚调，舌灼热感，苔薄黄，脉细，予前方去制大黄，加莲子心 6 g，以对症清心火。药后症状改善。

【首诊方药】 益气通络汤加减 7 剂。

炒党参 10 g	南沙参 10 g	北沙参 10 g	麦冬 10 g
五味子 5 g	石菖蒲 10 g	薤白 10 g	当归 10 g
川芎 10 g	赤芍 10 g	丹参 20 g	瓜蒌皮 10 g
酸枣仁 15 g	柏子仁 10 g	炙甘草 5 g	莲子心 6 g

【诊治小结】 患者年迈体弱，正气亏虚，耗损心之气阴，当易致瘀，心脉瘀阻，心神失养，发为心悸。气虚在脾则见齿痕舌，脾虚易生湿，湿蕴生热，而见苔黄；阴虚津亏，而见肠燥便干；舌质暗红，为内有瘀血之象；综合脉证，拟诊心悸（气阴两虚夹瘀），治当益气养阴，活血化瘀，方用益气通络汤加减。1 周后复诊，患者心悸、胸闷均得到改善，大便顺畅遂去制大黄；舌中灼热感，盖心开窍于舌，予加莲子心以清心火。

心悸多因素体虚弱、饮食劳倦、七情所伤、感受外邪及药食不当引发。心悸的病理性质有虚实之分，虚者多为气血阴阳的亏损，使心失滋养而发心悸；实者多由痰火扰心、水饮凌心或心血瘀阻、气血运行不畅所致。临床上多见阴虚兼火盛或痰热，阳虚易夹水饮、痰湿，气血不足者易兼气血瘀滞之证。心悸初起常以心之气血虚损为常见，可表现为心气不足、

036

心血不足、心脾两虚、心虚胆怯、气阴两虚等证。病久出现心阳虚损,可表现为心阳不振、脾肾阳虚,甚或水饮凌心之证;阴虚血亏者多表现为肝肾阴虚、心肾不交等证。若阴损及阳,或阳损及阴,可出现阴阳俱损之候。若病情恶化,心阳暴脱,可出现厥脱等危候。临证多见虚实夹杂之证,而少有单纯的实证或虚证。心悸的治疗应分虚实,虚证分别予以补气、养血、滋阴、温阳,实证则应祛痰、化饮、清火、行瘀。盖因本病临床上以虚实错杂多见,故治当根据虚实的主次、缓急的不同而相应兼顾。同时,由于心悸以心神不宁为其病理特点,故亦因酌情配合安神镇心之法。

治疗心悸应辨病辨证相结合。功能性心律失常多由自主神经功能失常所致,临床以快速型多见。辨证多为气阴两虚,心神不安,以益气养阴、重镇安神为法。器质性心律失常,临床以冠心病、风湿性心脏病、病毒性心肌炎为多见。冠心病见心悸者,以气虚血瘀为主,常用益气活血之法,兼有痰瘀者,配以豁痰化瘀之剂。风湿性心脏病见心悸者,以"通"为主要治则,常以桂枝配赤芍加活血化瘀通络之品,桂枝为通心脉要药,赤芍活血通络。病毒性心肌炎见心悸者,治疗不可忽视"病毒"因素,在益气养阴、活血通阳基础上加用清热解毒之剂,入大青叶、紫花地丁、苦参、黄连等。缓慢型心律失常病机主要为心气虚弱,推动气血运行无力;肾阳不足,不能助心阳搏动。治疗应以补心气、温肾阳为法,辅以活血通脉、滋阴敛气之品,遵张景岳"善补阳者,必阴中求阳,则阳得阴助而生化无穷"之训。

【李飞泽点评】　对于心悸的病机分析,应当从"悸分两端,心虚失养,心被邪干"的认识出发;"心虚"以气阴两虚为主,"邪干"以邪热上扰为主,病久则可导致痰内阻。治疗上当从虚实兼治而为之。益气通络汤主要用于气阴两虚兼有痰瘀为患的病证。特别是方中的甘松和茶树根,作为现代药理研究结果而成的一组对药,在治疗心律失常方面疗效确切。

心悸｜病例 2

患者姓名:薛某　　性别:女　　年龄:46 岁

就诊日期:2018 年 8 月 4 日　　发病节气:大暑

【脉案】　患者心悸反复发作 3～4 个月,近 10 天又作,动甚稍感乏力不适,无胸痛气急、无头痛眩晕等,胃纳可,入睡困难,二便调畅,舌暗,苔薄白,舌下脉络色黯曲张,脉细小弦。动态心电图提示室性早搏 308 个,房性早搏 8 个,ST-T 改变。拟诊心悸(气虚血瘀),予益气通络汤加减。二诊:症情稳定,无心悸发作,纳寐尚可,舌稍暗,苔薄白,舌下脉络色黯,脉弦细,续前方以巩固疗效。

【首诊方药】　益气通络汤加减 7 剂。

炒党参 10 g	南沙参 10 g	北沙参 10 g	麦冬 10 g
五味子 5 g	石菖蒲 10 g	远志 10 g	甘松 10 g
茶树根 30 g	炙甘草 6 g	大枣 10 g	当归 10 g
川芎 10 g	赤芍 10 g	丹参 10 g	

【诊治小结】　患者素体偏虚,兼之劳累过度,致耗伤气血,心神失养,而发为心悸。动则耗气,素体本虚,甚而耗气更甚,故见乏力不适;心神失养,夜而不能寐;舌暗,舌下脉络曲

张色黯,是为瘀血之象;综合脉证,当属心悸(气虚血瘀),治当益气养心,活血通脉,安神定悸,方用益气通络汤加减。1周后复诊,患者症状改善,症情平稳,心悸未再发作,前方治疗有效,故效不更方,续用前方以巩固疗效。

心悸发病,多因体质虚弱、饮食劳倦、七情所伤、感受外邪及药食不当等,导致气血阴阳亏虚,心神失养,心主不安,或痰、饮、火、瘀阻滞心脉,扰乱心神。病位在心,与肝、脾、肾、肺密切相关。正所谓"五脏皆可致悸",一如《灵枢·口问》中"心动则五脏六腑皆摇"之描述。且实证日久,病邪伤正,可分别兼见气血阴阳的亏损,虚证也可因虚致实,兼见实证表现。因心中动悸不安为本病的主要临床特点,故在遣方用药中配合安神之品:因虚者,常配以茯神、远志、酸枣仁、柏子仁等养血安神之品;因实者,则多配用龙骨、牡蛎、珍珠母等重镇安神药物。只要是以心悸为主证且辨证符合,均可以益气通络汤加减运用。

【李飞泽点评】 临床实践之中,若病久导致瘀热内阻之象,可于益气通络汤中加黄连以除湿热,《本草新编》谓其"入心,尤专经也"。若瘀血征更明显,可加三七以散瘀通脉,去瘀损,生新血,以补阴血之亏;若痰湿征明显,可加用石菖蒲、桔梗除湿化痰;若有胸痹、胸痛等,可加用延胡索以加强活血、行气、止痛之功;若见肝气郁结征象,可加用柴胡、绿萼梅、佛手、郁金以疏肝理气;若发现有期前收缩,可加用治疗心律失常之经典对药甘松与茶树根。

胸痹 | 病例 3

患者姓名:丁某　　性别:男　　年龄:61 岁
就诊日期:2018 年 10 月 27 日　　发病节气:霜降

【脉案】 患者左侧胸部隐痛反复发作 2 年,诉近 2 年来时有心悸,左胸隐痛发作,曾在浙江某医院做冠脉造影示无殊。自觉不适时口服美托洛尔 12.5 mg 能缓解。2018 年 10 月 10 日舟山某医院心脏超声检查示室间隔增厚,二尖瓣轻度反流。现左胸部不适,易疲劳,怕冷,手脚为主,纳寐可,大便难解,日一行,舌淡,苔薄白稍腻,舌下脉络色黯,脉细缓。拟诊胸痹(阳虚血瘀),予瓜蒌薤白桂枝汤加味。二诊:自觉症情稳定,心悸及胸部隐痛未发作,疲乏感较前明显减轻,舌淡,苔薄,舌下脉络色黯,脉细略弦,予前方加土鳖虫以加强通心脉之功。

【首诊方药】 瓜蒌薤白桂枝汤加味 7 剂。

瓜蒌皮 10 g	薤白 5 g	桂枝 20 g	当归 20 g
川芎 10 g	赤芍 10 g	丹参 10 g	肉苁蓉 10 g
锁阳 20 g	巴戟天 20 g	淫羊藿 10 g	徐长卿 20 g
延胡索 10 g	火麻仁 10 g		

【诊治小结】 患者年过半百,肾中阳气渐衰,上不足以温煦心阳,致心失所养,心脉温运乏力,留滞成瘀,痹阻脉道,不通则痛,而发为胸痹。怕冷易疲劳均为阳气虚弱之症。综合脉证,当属心肾阳虚,心脉瘀阻。故治以温补心肾之阳,拟方瓜蒌薤白桂枝汤加味。方中桂枝、薤白温运心阳,温通心脉,瓜蒌枳实宽胸理气,使气机得以调畅;当归、川芎、赤芍、丹参、延胡索一众活血化瘀通脉之品以祛瘀血,通百脉,消痹痛;锁阳、巴戟天、淫羊藿、徐长卿

助肾阳以温心阳；肉苁蓉、火麻仁温肾通便。复诊症情平稳，然舌脉仍有瘀血征表现，予前方加炒土鳖虫一味，以加强活血通脉之功。本案虚实兼夹，虚则见一派阳虚之候，未伤及阴分，故遣药以温阳之品；实则以瘀血为标，用以活血散瘀，稍佐行气之品助之。

胸痹的发生多与寒邪内侵、饮食失调、情志失节、劳倦内伤及年迈体虚等因素有关。病机有虚实之别，实为寒凝、血瘀、气滞、痰浊等痹阻胸阳，阻滞心脉；虚为气虚、阴伤、阳衰，引起肺、脾、肝肾亏虚，心脉失养。本病证的形成和发展过程中，以多先实而后致虚为多见。盖本病可以仲景之"阳微阴弦"一言蔽之，以脉象寓病因病机，"微"言虚之本，"弦"为痰饮、寒凝之标。

临床中多见虚实兼夹之证，虚以气虚、阳虚为主，初多气虚，病久多见心肾阳虚之候；实则以血瘀、气滞、痰浊、水饮为多见，其中血瘀之征贯穿本病的始终，水饮则多见于后期表现。

【李飞泽点评】 胸痹的病机为本虚标实，故治疗需根据虚实标本的主次，兼顾同治。针对气滞、血瘀、寒凝、痰浊而疏理气机、活血化瘀、辛温通阳、泄浊豁痰，其中尤其要重视活血通脉治法。本虚宜补，权衡心脏阴阳气血的不足，兼见其他脏腑之亏虚治以健脾、益肾等法，尤其重视补益心气之不足。同时，经验方的选择要依据辨证结果，同时可以随症加减，灵活运用。

胸痹 | 病例 4

患者姓名：孔某　　　性别：女　　　年龄：78 岁
就诊日期：2018 年 9 月 22 日　　　发病节气：白露

【脉案】 患者前些日在舟山某医院因"胸部不适半月"住院后好转，出院诊断为心脏瓣膜病、二尖瓣轻度狭窄伴中度二尖瓣反流、重度三尖瓣反流伴重度肺动脉高压、心脏扩大、心律失常（心房颤动、室性早搏及短阵室性心动过速、完全性右束支传导阻滞）、心功能不全。平素仍时有胸闷气短，夜寐时吸氧，近来觉症情有所加重，伴双下肢浮肿明显，盗汗多，尿量偏少，大便调，胃纳欠佳，舌稍暗，苔白腻，舌中根部为甚，舌下脉络色黯曲张，脉细小弦促。2018 年 9 月 22 日来诊，拟诊胸痹（心阳气虚兼夹痰瘀），予瓜蒌薤白桂枝汤合益气通络汤加减治疗。二诊：胸闷及下肢浮肿好转，盗汗消失，夜寐吸氧 1 次，原方去浮小麦。三诊：患者胸闷气短明显好转，夜寐已停吸氧，双下肢浮肿明显改善，舌稍暗，苔薄白稍腻，舌下脉络色黯，脉细小弦。

【首诊方药】 瓜蒌薤白桂枝汤合益气通络汤加减 7 剂。

瓜蒌皮 10 g	薤白 10 g	桂枝 10 g	附子[先] 10 g
石菖蒲 10 g	甘松 10 g	茶树根 30 g	当归 10 g
赤芍 10 g	川芎 10 g	丹参 10 g	红景天 20 g
黄芪 30 g	茯苓 30 g	浮小麦 30 g	

【诊治小结】 患者年近八旬，肾气自半，肾阳虚衰，不能鼓舞五脏之阳，心阳不振，血脉失于温运，痹阻不畅；年老肾亏，肾阳不能蒸腾，致心阳虚衰，行血无力，久而血瘀征明显，致

血行不畅,心脉痹阻,发为胸痹。患者阳气本虚,入夜阴盛,阳气虚更甚,肾虚不纳,心虚而痹,故夜寐需吸氧以补充;肾中阳气虚衰,膀胱气化不利,故见尿少;阳虚无以温运水湿,泛滥肌肤,而见下肢浮肿。综合脉证,拟诊胸痹(心阳气虚兼夹痰瘀),予瓜蒌薤白桂枝汤合益气通络汤加减治之。经治,患者症状逐步改善,夜间无须吸氧,胸闷气短及下肢浮肿之症明显好转而获效。

本案属胸痹重症,可归属于"心衰"范畴。本病是以心为主,又累及中医所说的肺、脾、肝、肾功能的一种病证。本病的诱发因素多为外邪的反复侵袭、劳累过度及脏腑失调等因素有关。慢性心力衰竭发展过程中,与肺、肝、脾、肾关系密切,初起多在心、肺二脏,日久则及脾、肝、肾,病理以虚为本,本虚标实,本虚指心气阳虚或阴血虚,标实为血瘀水肿,且气、水、血三者又相互为病,相互转化,正虚邪实往往相互因果为患。

气虚血瘀是慢性心力衰竭的主要病理改变。中医学认为心主身之血脉,血在脉中运行,心是主导,是动力,这种动力主要是指心气的作用,与"气为血帅""血随气行"的理论是一致的。清代名医王清任《医林改错》中也曾指出:"元气既虚,必不能达于血管。"血行无力,血流不畅,瘀阻经络,就会影响到各脏腑功能,而出现紫绀、舌质紫暗或瘀点瘀斑、肝肿大以及肺瘀血所导致的呼吸困难。心肾阳虚是心源性水肿的主要病机,中医认为,水液代谢与肺、脾、肾有关。心阳旺盛,心血充盈,则血运正常,反之则血液瘀积、肿胀、水肿,提示心阳虚衰,日久影响到肺、脾、肾功能,引起肺气壅滞,升降失常,血瘀不畅,气不化水,故水肿的产生与阳气亏损、脾气不足、肺气失宣、肾阳不振有关。温阳利水、益气化瘀是治疗慢性心力衰竭的基本法则,温阳、益气是治疗慢性心力衰竭的主要措施,利水是重要环节,而活血化瘀贯穿治疗的始终。

针对兼证,可灵活加减用药。如见夜寐不安、惊悸怔忡,可加酸枣仁、知母、首乌藤、远志养心安神;症见胸闷不舒,加瓜蒌皮、薤白头、半夏宽胸散结;症见咳喘,当辨虚实,咳嗽喘满,痰多黄稠不易咯出者,多为痰热壅肺,宜加黄芩、天竺子、桑白皮清热泻肺涤痰;喘甚咳微、气不得续、汗出肢冷为肺肾两虚,宜加淫羊藿、鹿角片、补骨脂补肾纳气;纳差呕恶者加姜半夏、黄连、干姜等。

【李飞泽点评】 本案是中医治疗胸痹重症即"心衰"的经典体现,此期本病多虚实夹杂,治疗当求本治标,心肾阳虚之候与瘀血痰浊痹阻心脉互见,故"温通"之法当贯穿治疗的始终,全方以益气温阳、活血通脉为主,辅以利水渗湿为法。甘松与茶树根这组对药的运用,主要针对心律失常而设。

胸痹 | 病例 5

患者姓名:干某　　　性别:女　　　年龄:74 岁
就诊日期:2019 年 3 月 5 日　　　发病节气:雨水

【脉案】 患者诉近来时有胸前区隐痛不适,偶有刺痛感,面部虚浮,胸闷作胀,夜寐梦多,胃纳一般,二便尚调;无恶心呕吐,无肩背放射痛,无喘促;舌质暗,苔白腻,舌下脉络色黯曲张,脉细弦。拟诊胸痹(痰浊阻肺),予瓜蒌薤白半夏汤合丹参饮。服毕症状缓解。

【首诊方药】 瓜蒌薤白半夏汤合丹参饮 7 剂。

瓜蒌皮 10 g	薤白 20 g	制半夏 10 g	桂枝 10 g
丹参 15 g	砂仁^后 3 g	檀香 3 g	茯苓 15 g
当归 10 g	川芎 10 g	赤芍 10 g	全蝎 3 g
石菖蒲 10 g	红景天 20 g	炒党参 15 g	

【诊治小结】 患者以胸闷胸痛为主症,偶为刺痛感,伴寐不安。《金匮要略》曰:"胸痹不得卧,心痛彻背者,栝蒌薤白半夏汤主之。"是以治疗胸阳不足、痰浊盘踞心脉阻滞所致的胸痹心痛。然患者又有明显的瘀血征象,故加丹参饮以活血祛瘀,行气止痛,再辅以活血化湿之品;患者脉中见细、颜面虚浮,故以炒党参、茯苓以健脾益气助去湿浊之邪。

《金匮要略·胸痹心痛短气病脉证治第九》中:"师曰:夫脉当取太过不及,阳微阴弦,即胸痹而痛,所以然者,责其极虚也。今阳虚知在上焦,所以胸痹、心痛者,以其阴弦故也。"可知"心痛"是胸痹的表现,"胸痹缓急"是心痛时发时缓的特点,"阳微阴弦"是其病机,即"上焦阳虚,阴寒内盛,阴乘阳位,痹阻胸阳"。治则为宣痹通阳法。张仲景给后世留下"瓜蒌薤白三方",分别为瓜蒌薤白白酒汤、瓜蒌薤白半夏汤和枳实薤白桂枝汤。

"瓜蒌薤白三方"俱为虚实标本兼治的组方,然其本虚皆在胸阳,标实是为痰浊。现代临床上瘀血征作为邪实表现的亦是十分常见。本案中所用的丹参饮就是从瘀论治胸痹心痛的处方之一,另有血府逐瘀汤亦为治疗心血瘀阻证型的经典处方之一。本病是为瘀血阻滞心脉,脉络瘀阻,不通则痛,发而为病。另有气滞所致之胸痹心痛,临床上亦有见到,盖因于肝气通于心气,肝气滞则心气涩而发病,柴胡疏肝散或逍遥散是为其治。寒凝心脉所致的胸痹心痛临床相对少见,但寒邪亦为标实之一。寒邪内侵素体阳虚者,胸阳不振,阴寒之邪乘虚而入,寒凝气滞,胸阳不展,血行不畅,而发本病。《素问·举痛论》:"寒气人经而稽迟,泣而不行,客于脉外则血少,客于脉中则气不通,故卒然而痛。"此时可予当归四逆汤温经散寒,活血通痹;若为此型之重证,可治以温阳逐寒止痛,方用乌头赤石脂丸。而本虚之因除胸阳不振外,还可有心气虚、心阴虚和心之气阴两虚,可以保元汤补养心气,鼓动心脉;天王补心丹滋阴清热,养心安神;或以上两方以补养心之气阴。心乃阳中之太阳,最易受寒邪之辱而犯病,诸因致心之脉络瘀阻而成胸痹心痛之证。故治以温通当为本病基本治法,扶正祛邪随症治之。或补气,或养阴;或祛痰浊,或除阴寒;当需灵活组合。

【李飞泽点评】 胸痹病位在心,与肝、脾、肾关系密切,病机表现为本虚标实,心脉痹阻是病机关键。本病的治疗从来不是拘泥一症一方,临床上是错综复杂的,一如张仲景"瓜蒌薤白三方"之义,标本虚实俱当辨证。不仅要辨病,还需辨体质,再结合辨证,方为上策之治。

心衰 | 病例 6

患者姓名:俞某　　　性别:女　　　年龄:61 岁

就诊日期:2019 年 1 月 19 日　　　发病节气:小寒

【脉案】 患者因"心悸气促伴下肢水肿 5 天"来诊,5 天前无诱因下出现心悸气促伴下肢水肿,乏力易疲,动则气促加重,面色㿠白,面部稍肿,胃纳一般,夜寐欠安,小便偏少,大便干。舌红,苔少,舌下脉络迂曲,脉弦细。患者有高血压、慢性心力衰竭病史,间断口服呋塞米利尿。辅助检查:心脏彩超示二尖瓣后叶轻度脱垂,二尖瓣少-中等量反流,三尖瓣少量反流,射血分数(EF)值 53%,脑钠肽(BNP)203 ng/mL。动态心电图示窦性心律,偶发室早、房早,平均心率 56 次/分。西医诊断:慢性心力衰竭;中医诊断:心衰(心阳不振)。治以补气温阳,活血化瘀,利水养阴,予益气振心汤加减。二诊:心悸气急乏力等症状有所好转,下肢肿略消退,时有头晕目眩,血压 156/89 mmHg。舌红,苔少,舌下脉络迂曲,脉弦细。前方加罗布麻 10 g,沙苑子 10 g,蒺藜 10 g。药后症状改善。

【首诊方药】 益气振心汤加减 7 剂。

黄芪 30 g	炒党参 15 g	淫羊藿 10 g	制附子[先] 10 g
猪苓 10 g	茯苓 10 g	葶苈子 10 g	车前子[包] 10 g
丹参 15 g	益母草 10 g	五味子 5 g	麦冬 10 g
远志 5 g	石菖蒲 10 g		

【诊治小结】 心衰是以心悸、气喘、肢体水肿为主症的一种病症,是多种慢性心系疾病反复发展、迁延不愈的最终归宿。心衰病位在心,可涉及肺、肝、脾、肾等脏,其基本病机为心气不足,心阳亏虚。明代刘纯亦在《伤寒治例》中"气虚停饮,阳气内弱,心下空虚,正气内动而悸也"的描述,明确地阐述了气虚、阳虚是心衰病机中不可或缺的因素。心衰发病的重要因素是"阳虚气弱";而血瘀水停作为病理产物又是新的致病因素。

【李飞泽点评】 心衰治疗当谨守"心之阳虚气弱"之基本病机,同时,重视"血瘀水停"的病理表现,权衡达变,辨证与辨病相结合,标本兼治。故治则以补气温阳、活血化瘀、利水养阴为要,且缺一不可,故而针对阳气亏虚,水瘀互结型心衰设立了益气振心汤。

迟脉证 | 病例 7

患者姓名:李某　　性别:女　　年龄:72 岁

就诊日期:2018 年 11 月 4 日　　发病节气:霜降

【脉案】 患者诉时感乏力,时有胸闷不适,无气急胸痛,无头痛眩晕,有心动过缓史,有脑梗死病史,双侧颈总动脉粥样硬化伴斑块。空腹血糖偏高 6.5 mmol/L,动态心电图示平均心率 47 次/分,最慢心率 32 次/分,最快心率 87 次/分,停搏 6 次,最长 2.47 秒,心房颤动 1 431 分钟;夜寐欠安,入睡 5～6 小时,胃纳可,二便调畅,舌暗,苔薄白,舌下基部脉络色黯,脉细缓。拟诊迟脉证(痰浊瘀阻,阳气亏虚),予通络温窦汤合益气调脂汤。二诊:乏力胸闷不适较前改善,夜寐欠安,舌暗,苔薄,脉细,予前方加熟地黄 30 g,黄连 5 g,首乌藤 30 g 以加强助寐之功。三诊:夜寐有所改善,舌偏暗,苔薄白,舌下脉络色黯,脉细促,予前方巩固疗效。药后症状改善。

【首诊方药】 通络温窦汤合益气调脂汤加减 7 剂。

地龙 10 g	全蝎 3 g	桂枝 10 g	鹿角胶[烊] 9 g

淫羊藿 10 g	炒土鳖虫 10 g	决明子 10 g	丹参 30 g
制何首乌 10 g	生山楂 30 g	泽泻 10 g	黄芪 30 g
熟地黄 30 g	黄连 5 g	首乌藤 30 g	白术 10 g

【诊治小结】 患者素体阳虚,鼓舞心动乏力,而见脉迟;结合舌脉,证属痰浊瘀阻、阳气亏虚,符合通络温窦汤证;结合颈动脉斑块,且已有脑梗死病史,符合益气调脂汤证;故取两方合用治之,经治而获效。

迟脉证可以从络—心—肾相关性的视角出发,其病机应从"迟由二因,心虚失养,心被邪干"立论,其中"心虚"应包含心阳之虚和肾中元阳之虚,"邪干"则以瘀血阻滞心络为主。治疗上把握温与通,侧重对心肾之阳的温补,以及祛瘀活血以通心络。

【李飞泽点评】 本案为慢房颤伴见心动过缓、颈动脉斑块的患者,且原有中风病史。治疗目标既要提振心率,又要控制室率;既要降脂化浊又要稳斑定块,另外还要预防中风再发。结合舌脉征象,符合通络温窦汤和益气调脂汤证,当依"有是证用是方"之旨用之。辨证论治,依辨用方,故获效。

迟脉证 | 病例 8

患者姓名:万某　　性别:男　　年龄:44 岁
就诊日期:2020 年 3 月 10 日　　发病节气:惊蛰

【脉案】 患者诉 3 月余来心慌、头晕时有发作,稍伴乏力,无胸痛气急,无一过性黑矇发作,无晕厥史,无明显头痛,无恶心呕吐,无肢麻偏瘫等。2 个月前在舟山某医院就诊,确诊为"病态窦房结综合征",期间查心电图提示"房早"。患者平素怕冷,手足欠温,胃纳尚可,夜寐一般,小便清长,大便调,质中不硬;舌质偏暗,苔薄白,水滑舌,舌下脉络色黯曲张,脉细。西医诊断:病态窦房结综合征;中医诊断:迟脉证(阳虚血瘀证)。予通络温窦汤加减,症状减轻,继续服用 14 剂,症状缓解。

【首诊方药】 通络温窦汤加减 7 剂。

桂枝 10 g	淫羊藿 10 g	鹿角胶^烊 6 g	土鳖虫 10 g
全蝎 3 g	地龙 10 g	桃仁 10 g	红花 5 g
甘松 10 g	茶树根 30 g	炙甘草 6 g	

【诊治小结】 本案西医诊断为"病态窦房结综合征",患者心慌、头晕之主症皆可从此病而解。故从辨病角度而言,本病病位在心,结合患者怕冷、手足欠温及小便清长,可知本病之虚当从阳虚而治;而从舌脉征象亦可见,其有瘀血之象。因此本病当属阳虚血瘀,治疗当从温阳、活血、通络以治之。通络温窦汤辅以炙甘草温阳定悸,桃仁与红花加强活血通络之功,甘松与茶树根用以抗心律失常。7 剂症减,原方续服 14 剂而诸症除。

【李飞泽点评】 迟脉证临床上虽多从温补为主诊治,通络温窦汤亦是从"温通"而治疗。但亦有报道从清热化痰的角度论治的案例,张景岳亦有"见迟不可以概言寒"的灼见。因此,中医临证的关键还在于辨明病机,把握本质,方能遣方用药效如神。

中风先兆｜病例 9

患者姓名：卢某　　　性别：男　　　年龄：81 岁

就诊日期：2019 年 7 月 30 日　　　发病节气：大暑

【脉案】　患者诉时感头晕，脚如踏棉，偶有胸闷心悸，情绪不稳则加重，休息好则缓解，稍伴口干，测血压 142/70 mmHg；无头痛，无肢体偏瘫，无恶心呕吐，无胸痛气急等，胃纳可，夜寐尚安，二便调畅，舌质暗红，苔少，舌下脉络色黯曲张，脉细小弦。拟诊中风先兆（气虚血瘀），予血府逐瘀汤合补阳还五汤加味。二诊：上症减轻，测血压 140/72 mmHg，苔薄，脉细，予前方加炒党参、麦冬、五味子。三诊：偶有胸前区不适，记忆力下降，偶有头晕，余症悉减明显，苔薄，脉细，予前方加丹参。继续予 7 剂而巩固疗效。

【首诊方药】　血府逐瘀汤合补阳还五汤加味 7 剂。

当归 10 g	生地黄 10 g	桃仁 10 g	枳壳 10 g
炙甘草 5 g	赤芍 10 g	柴胡 10 g	牛膝 10 g
红花 5 g	川芎 10 g	桔梗 6 g	黄芪 30 g
地龙 10 g	石菖蒲 10 g	远志 10 g	天麻 9 g
三七^吞 3 g	葛根 30 g		

【诊治小结】　本案以头晕伴脚软为主症，考虑为中风先兆，结合舌脉征象，证属气虚血瘀型。予血府逐瘀汤合补阳还五汤以补气、活血、祛瘀，远志与石菖蒲伍用开窍宁神，辅以天麻以祛风通络，三七活血，葛根生津益胃。二诊时症状改善，以前方加炒党参补气，麦冬、五味子以增强养阴生津之功。三诊时偶有头晕、胸前区不适，继续予前方，并加丹参以加强活血通脉之功。复 7 剂以巩固病情。

中风先兆乃中风之轻证，与中风有大致相同的病机，虽错综复杂，其核心为气血亏虚，内风挟痰浊瘀血，上扰清窍，横逆四肢，致脑窍闭塞。临床表现为阵发性眩晕、肢体麻木、一过性言语不利、偏身无力、视物黑蒙、倦怠嗜卧、步履不稳等。中医辨证用药能有效治疗中风先兆，可降低中风发生率。补阳还五汤原方中黄芪的剂量为 120 g，从组方剂量配比上来讲，补阳还五汤是大量补气药与少量活血药相配，气旺则血行，活血而又不伤正；补气治本，而祛瘀通络治标。一般而言，补阳还五汤主要用于中风后遗症的治疗，若伴语言不利加石菖蒲、远志、郁金化痰开窍；口眼㖞斜恢复慢者，联合牵正散证治；痰多、苔腻可加半夏、天竺黄，并根据痰的偏寒偏热辨证选药；若郁久多兼挟痰热可加浙贝母、竹茹、天竺黄等清热化痰之药；若血瘀日久，则需加水蛭、虻虫等虫类药，其行血力强且有破血作用，但不宜久服；若畏寒严重，特别是久久卧床者，则需增加温阳之力，可加附子；脾虚可加党参、白术等益气健脾药之外，还需配合山楂以消食兼化瘀。在使用该方时需注意：阴虚阳亢者不适宜使用本方，盖大剂量的黄芪有升阳助阳、助阳气升举之功效。而血府逐瘀汤则是以活血祛瘀、行气止痛为主。看方剂组成，除了用桃仁、红花、赤芍、川芎、牛膝五味药活血化瘀外，还用生地黄、当归清热养血，桔梗、枳壳、柴胡理气解郁，最后用炙甘草调和诸药。祛瘀和养血同施，活血和行气同伍，寒热同治，升降兼顾。在《医林改错》中列举了血府逐瘀汤可治疗的十九种病证：头疼、胸疼、胸不任物、胸任重物、天亮出汗、食自胸右下、心里热（名曰灯笼病）、督闷、急躁、夜睡梦多、呃逆（俗名打咯忒）、饮水即呛、不眠、小儿夜啼、心跳心忙、夜不安、俗言肝气病、干呕、晚发一阵热。

【李飞泽点评】　中医遣方以病机为依据，本案气虚兼有血瘀，而瘀血之象明显，故治疗上除补阳还五汤，又使血府逐瘀汤专攻瘀血。前方中载黄芪用量达120 g之多，然结合本案患者血压稍高，胸闷之症与情绪（肝气）相关，故用其方而不依其量，此亦用古方而不拘泥于古方之意也。

头痛｜病例 10

患者姓名：陈某　　　性别：女　　　年龄：70 岁
就诊日期：2020 年 1 月 11 日　　　发病节气：小寒

【脉案】　患者于 2019 年 10 月 21 日至 11 月 4 日在舟山某医院住院，诊为：①肺部感染；②鼻窦炎；③腔隙性脑梗死；④高血压病；⑤冠心病；⑥胆囊炎、胆结石；⑦心包少量积液；⑧双肾结石；⑨左肾囊肿；⑩双侧颈动脉斑块形成；⑪肝功能异常。现诉头痛头晕，时有潮热汗出，伴口干口苦，稍有咳嗽，无咳痰胸闷气急，胃纳欠佳，夜寐一般，大便偏烂，舌质淡，苔薄白，舌根部白厚腻，脉细弦。拟诊少阳头痛，予小柴胡汤合半夏白术天麻汤加减。二诊：头晕及潮热汗出均有明显改善，头痛仍存，大便好转，稍伴口干，时有鼻塞，无咳嗽，无口苦，纳寐一般，舌淡，苔薄白稍腻，予前方加炒白芍、白芷继续治疗，7 剂而愈。

【首诊方药】　小柴胡汤合半夏白术天麻汤加减 7 剂。

瓜蒌皮 10 g	薤白 20 g	制半夏 10 g	桂枝 10 g
柴胡 10 g	制半夏 10 g	炒党参 10 g	黄芩 10 g
大枣 10 g	炙甘草 5 g	炒白术 10 g	茯苓 15 g
石菖蒲 10 g	远志 10 g	天麻 9 g	陈皮 10 g

【诊治小结】　患者以头痛头晕为主症，辨证为邪在少阳。时有潮热，如"寒热往来"；胃纳欠佳，如"默默不欲饮食"；口干口苦，如"口苦咽干"，头痛头晕，如"目眩"；舌脉症见脉弦。上症皆为小柴胡汤证所见诸证，故以小柴胡汤为主方治疗当为正治。患者并见舌根部白厚腻苔，又有痰浊中阻之象，故辅以半夏白术天麻汤以健脾化湿，祛痰降浊。加石菖蒲与远志以加强祛痰开窍，有定眩止痛之功。经治疗，患者症状改善，复诊头痛之症仍存，伴鼻塞，结合原有鼻窦炎，故以上方加白芷以辛散阳明，炒白芍以平肝止痛。复予 7 剂而诸症消。

小柴胡汤一直作为和解剂用来治疗少阳病。少阳病的特点是缠绵不愈，多见于疾病的迁延阶段。这种状况很大程度上是由于免疫系统的功能失调所致。因此小柴胡汤治疗的很多疾病都与免疫失调有关。临床多表现为发热或寒热往来，一指体温计所测得的发热，更多地表现为患者的主观感觉，属于感觉过敏状态。所谓"往来"，一指有节律性，即"休作有时"；二指没有明显的节律，但表现为时发时止，不可捉摸，比如癫痫、过敏性疾病等。小柴胡汤主治之"寒热往来"，既无可汗之表证，又无可下之里证；既无附子、干姜可温之寒，也无石膏、知母可清之热。"寒热往来"常"如疟状"，但"如疟状"却并非都是本方所主治。如桂枝麻黄各半汤也主"如疟状",但确是"发热恶寒,热多寒少,其人不呕";柴胡桂枝干姜汤也治疟,但却为"寒多微有热或但寒不热"。

"胸胁苦满"亦是小柴胡汤证的表现。"胸胁"为小柴胡汤主治的病位。临床上肝、胆、胰腺、肺、胸膜、乳房等疾病多表现为胸胁的不适,另诸如甲状腺、胸锁乳突肌、耳颞部等头颈部的两侧,少腹部,腹股沟等亦作胸胁之位。"苦满"是患者自觉的胸膈间气塞满闷感和胁肋下的气胀填满感。也有他觉指征,如沿肋骨弓的下端向胸腔内按压,医生指端有抵抗感,患者也诉说有胀痛亦为"苦满"的特殊表现形式。

"心烦喜呕,默默不欲饮食"是疾病累及胃肠功能受影响的结果,"烦""喜""默默"反映了患者主观感觉的过于敏感和情绪的低落。此证当与百合病作鉴别。百合病的精神症状更为突出,类似于神经官能症,而小柴胡汤证却是躯体有实在病变的。

【李飞泽点评】 张仲景遣小柴胡汤以"但见一证便是,不必悉具"而用,然其要点在于"不必悉具",而非"但见一证便是"。少阳本经自病,须要符合口苦、咽干、目眩、寒热往来、胸胁苦满、默默不欲饮食、心烦喜呕中三个以上主症,方可确定为使用之指征。

头痛│病例 11

患者姓名:曾某　　　性别:女　　　年龄:56 岁
就诊日期:2020 年 3 月 3 日　　　发病节气:雨水

【脉案】 患者诉头痛,伴口苦口干,无头晕目眩,无恶心呕吐,胃纳尚可,夜寐欠安,大便偏干,小便畅,舌暗,舌下脉络色黯,苔薄,脉细。患者有脑梗死病史,血生化示无殊。拟诊头痛(瘀血阻窍兼有气阴两虚),予血府逐瘀汤加减。二诊:头痛减轻,仍口干口苦,夜寐欠安,大便偏干,舌暗,苔薄黄腻,脉细小弦,予前方去延胡索。三诊:头痛已除,口干口苦明显减轻,偶有腰酸痛,舌暗,苔薄黄腻,脉细小弦,予前方加狗脊、川续断,7 剂而愈。

【首诊方药】 血府逐瘀汤加减 7 剂。

当归 10 g	熟地黄 10 g	桃仁 10 g	枳壳 20 g
炙甘草 5 g	赤芍 10 g	柴胡 10 g	川芎 10 g
牛膝 10 g	桔梗 6 g	红花 5 g	黄连 5 g
石菖蒲 10 g	远志 10 g	徐长卿 20 g	土鳖虫 10 g
红景天 20 g	黄芪 30 g	延胡索 20 g	

【诊治小结】 本案以头痛为主症,并伴口干口苦、寐差便干,且有脑梗死病史,结合舌脉征象,证属瘀血阻窍兼有气阴两虚。故当治以活血祛瘀通络为主,方用血府逐瘀汤,土鳖虫与红景天以辅血府逐瘀汤加强活血化瘀通络之功;并以熟地黄与黄连、石菖蒲与远志两组对药敛阴安神以助寐,黄芪益气,红景天补虚,延胡索与徐长卿用以止痛之用。二诊时头痛症状改善,去延胡索以降止痛之功而续用之。三诊时头痛已除,而余症悉减,于前方加狗脊、川续断以补益肝肾治疗腰酸痛之症,复 7 剂而愈。

头为"诸阳之会""清阳之府",又为髓海所在之处,凡五脏精华之血,六腑清阳之气,皆上于头,所以头痛往往与全身脏腑、气血、阴阳的盛衰有关。凡外感六淫之邪,循经上犯巅顶,邪气滞留,阻抑清阳,或内伤诸疾,导致气血逆乱,瘀血阻络,脑失所养,均可致头痛。头痛是临床上常见的病症,而目前以头痛为主症者则可见于高血压、神经官能症、脑震荡、偏头痛等病,以及感染性发热性疾病和颅内疾患等。

内伤血虚头痛宜养阴补血,方用四物汤、归脾汤。气虚头痛宜益气开阳,方用四君子汤、补中益气汤。气血俱虚者益气养血,方用八珍汤、十全大补汤。肾阴虚头痛宜补肾填精,方用大补元煎。肾阳虚头痛宜滋补肾阳,方用八味地黄丸。肝阳头痛宜平肝潜阳,方用天麻钩藤饮。痰浊头痛宜化痰降逆,健脾利湿,方用半夏白术天麻汤。瘀血头痛宜活血化瘀,方用血府逐瘀汤。

【李飞泽点评】　头痛的证治除了辨证施治之外,还可加入引经药,使之引药达诸经,而药效更佳。本案患者既往有中风,血府逐瘀汤既可用于瘀血阻窍的证治,又可用于基础病的同治,可谓一举两得。另外,瘀多夹痰,遣方之时应考虑兼治,须谨记。

头痛｜病例 12

患者姓名:汤某　　　性别:男　　　年龄:65 岁

就诊日期:2019 年 5 月 14 日　　　发病节气:立夏

【脉案】　患者诉头痛、头晕 3 月余。3 月余来,头痛,头巅顶部时阵发性疼痛,伴头晕,目眩,耳鸣,心烦,夜寐多梦,大便干燥,尿色黄,舌红苔黄,脉弦滑略数。拟诊头痛(水不涵木,肝阳上亢),予羚角钩藤汤加减。二诊:头痛大减,耳目稍清,夜寐仍多。肝风肝火已受挫,但阴精亏虚未复,故以前方药味不变而改其量,重在滋阴养肝,辅以降火息风。上药服后,诸症渐愈。

【首诊方药】　羚角钩藤汤加减 7 剂。

水牛角^先50 g	钩藤^后15 g	女贞子 10 g	浙贝母 15 g
菊花 10 g	姜竹茹 9 g	桑叶 9 g	生地黄 15 g
白芍 12 g	紫贝齿^先30 g	生牡蛎^先30 g	首乌藤 24 g
大黄 6 g			

【诊治小结】　患者以头晕、头痛为主症,属于中医头痛和眩晕的范畴,西医诊断属于神经性头痛或血管性头痛等头痛待查的范围。结合舌脉征象,证属头痛,水不涵木、肝阳上亢证。治以滋水涵木,平肝息风潜阳,方用羚角钩藤汤加减。

中医把头痛分为外感头痛及内伤头痛。在外感头痛中头痛只是作为一个症状,而内伤头痛则作为一个疾病。临床常见的为偏头痛,属于中医的内伤头痛。头痛病的产生从中医学的辨证角度看,绝不是单一的,而是多种因素结合而成。例如,寒气颇盛,湿浊颇重,气血虚弱,血液瘀阻,肝气不畅,肝阳上亢,肝火上炎均可导致头部经脉的阻塞而出现头痛。不论是感受风、寒、湿、热之邪,或痰浊、瘀血阻滞,致使经气上逆;或肝气郁滞,郁久化火,上扰清窍;或气虚清阳不升,血虚则清窍失养,皆可致头痛。本案患者肝肾虚损,真阴已亏,肾水难以涵木,致肝阳化风,肝火上亢。疾病以风乘火热,火助风威,风火交煽上冲,清窍闭塞,气血逆乱,五脏失和,最易使人昏仆卒中。患者肾水亏于下,肝风化火冲逆于上,故投以《通

《俗伤寒论》之羚角钩藤汤加减,后以滋水养肝、清息风火而收功。

【李飞泽点评】 中医药治疗头痛病多可见效,但对于老年头痛患者,条件允许时,接诊医生应完善检查,参考头部 CT 或 MRI 检查结果,再予用药,有助于提高用药安全系数。

眩晕 | 病例 13

患者姓名:陈某 性别:女 年龄:41 岁
就诊日期:2020 年 1 月 11 日 发病节气:小寒

【脉案】 患者诉时头晕不适 2 周,颈部僵硬不适,伴心悸、脚抖,无头痛气急,无恶心呕吐,无胸痹心痛等,胃纳尚可,夜寐欠佳,二便尚调,舌质偏暗,苔薄白稍腻,舌根部为甚,舌下脉络色黯曲张,脉细。拟诊眩晕(瘀血阻窍),予血府逐瘀汤加减。二诊:头晕明显减轻,脚抖已除,稍感心悸,伴潮热汗出不适,纳寐尚可,二便调;舌质稍暗,苔博白微腻,舌下脉络色黯,脉细小弦,予前方加浮小麦、大枣以敛汗之治,复 7 剂而诸症消。

【首诊方药】 血府逐瘀汤加减 7 剂。

当归 10 g	熟地黄 30 g	桃仁 10 g	红花 5 g
枳壳 10 g	牛膝 10 g	川芎 10 g	柴胡 10 g
赤芍 10 g	炙甘草 5 g	桔梗 10 g	黄连 5 g
葛根 30 g	银杏叶 30 g	炒党参 10 g	麦冬 10 g
五味子 5 g	石菖蒲 10 g	远志 10 g	

【诊治小结】 患者以头晕为主症,是以瘀血阻滞脑络,痹阻清窍而成,清窍失养,又兼痰浊阻遏,升降失常,复犯清窍,而发为眩晕。舌脉征象是以瘀血为患,兼有痰浊的表现。痰瘀阻于心脉则可见心悸,阻于下肢脉络则不通而失于濡养,可见脚抖。李飞泽以血府逐瘀汤为主方治以活血祛瘀通脉络之用,以熟地黄易生地黄,辅以黄连安神助寐;石菖蒲与远志既能祛痰降浊,又能安寐,炒党参健脾化痰;麦冬与五味子敛阳入阴助寐;银杏叶引药上行入清窍,兼能活血;葛根解肌柔僵。经治,患者症状改善,病情好转,复诊加浮小麦、大枣以收敛止汗之用,复 7 剂而愈。

血瘀作为致病因素广泛存在,甚者可影响精气神之中"神"的层面。但血瘀又常与其他致病因素互为因果:气郁会导致血行不畅,气虚会导致运血无力;寒病会使血脉凝滞,热病会煎熬血液使其黏滞;湿邪也会堵塞脉络血管等,从而造成人体"精气神"不同程度的缺损。国医大师颜德馨从"气为百病之长,血为百病之胎"出发,认为气血以流畅为贵,若气血失和,百病乃变化而生。在此基础上创立了"久病必有瘀,怪病必有瘀"的辨证观点,在治疗上尤为推崇血府逐瘀汤。

【李飞泽点评】 血府逐瘀汤有广泛的适应证,以其具活血化瘀而不伤正、疏肝理气而不耗气的特点,从而达到运气活血、祛瘀止痛的功效。然而目前有些医生遣方必加祛瘀药,或以活血剂主打,以一法一方打天下。此实为中医临证之大忌。无论以方证治病,抑或脏腑、八纲、三焦、卫气营血辨证,务必辨证施治为要。

眩晕｜病例 14

患者姓名:袁某　　　性别:女　　　年龄:62 岁

就诊日期:2018 年 4 月 25 日　　　发病节气:谷雨

【脉案】　患者诉有小脑萎缩史,时有头晕,伴腰酸、脚乏力、目糊、口干口苦,偶心悸,纳寐尚可,二便调,舌红,苔薄黄,舌根部稍腻,脉细弦。拟诊眩晕(肝肾阴虚兼有痰湿),予杞菊地黄汤,辅以健脾除湿之品。二诊:心悸、口干、目糊症状减轻,头晕改善不明显,苔薄黄腻,脉细弦,予前方加炒杜仲、牛膝。三诊:症情稳定,舌质偏红,苔薄腻偏黄,脉细弦,予前方加麦冬。四诊:上症明显好转,苔黄腻,脉细,予前方去炒杜仲、牛膝,加草果、苍术。

【首诊方药】　杞菊地黄汤加减 7 剂。

菊花 10 g	山药 10 g	熟地黄 10 g	牡丹皮 10 g
山茱萸 10 g	茯苓 15 g	泽泻 10 g	枸杞子 10 g
石菖蒲 10 g	远志 10 g	桑椹 20 g	益智仁 10 g
黄连 5 g	薏苡仁 30 g	白术 10 g	姜黄 10 g

【诊治小结】　眩晕病位在清窍,病变脏腑与肝、脾、肾三脏有关。治疗原则主要是补虚而泻实,调整阴阳。虚证以肾精亏虚、气血衰少居多,精虚者填精生髓,滋补肝肾;气血虚者宜益气养血,调补脾肾。实证则以潜阳、泻火、化痰、逐瘀为主要治法。张景岳谓“虚者居其八九”,眩晕的病性以虚者居多,年老体虚,肝肾阴虚,肝风内动,扰动清窍发生眩晕。口干苦、目糊均为肝阴虚之症;腰酸为肾虚表现。方用杞菊地黄汤治以肝肾之阴虚,桑椹入心、肝、肾经,起生津滋阴之功,薏苡仁、白术及石菖蒲治以健脾除湿,石菖蒲辅以远志以安神益智,黄连入心定悸清心火,益智仁为反佐药温脾暖肾,取“阴中求阳”之意。病久多夹瘀滞,故加姜黄以行气活血。复诊而症状逐步改善,并分次加炒杜仲、牛膝以增强补肝肾、定眩晕之功;加麦冬以养阴助肝肾之补;加草果、苍术以增运脾除湿之力。终获良效。

眩晕一证有虚有实,虚实夹杂,其中肝肾阴虚、肝阳上亢在中青年人群中多见,经云:“诸风掉眩,皆属于肝。”且此型多夹痰夹瘀,若窜走经脉,中或痹阻脉络,可增加中风的风险,故有“眩晕乃中风之渐”说。在治疗的时候,当提高警惕,防微杜渐。李飞泽以此为启发,并从现代医学关于高血压与同型半胱氨酸(HCY)的相关研究中发现了血浆 HCY 水平与痰浊、血瘀有关。中医理论认为,瘀血和痰浊同是病理产物,同时又都是继发新的病变的致病因素。两者均为有形之邪,痰瘀交阻,停滞于脏腑经络组织之中,阻滞气血正常运行,影响津液输布、排泄。痰瘀阻滞经络则出现肢体麻木,口舌㖞斜,甚则半身不遂;痰瘀随气血上逆,蒙蔽清窍则突然昏扑,不省人事,故成中风。而 HCY 升高引发脂质过氧化,促进血管平滑肌细胞增生导致动脉粥样硬化,损伤血管内皮细胞,使血小板的黏附性和聚性增加等主要致病机理与痰浊、瘀血相似。故而临床运用化痰降浊、活血祛瘀法能取得较好疗效。痰瘀互结为高血压的基本病机特点,治疗上应以化痰降浊、活血化瘀为主,并拟芪蛭消风汤。而高血压一般归属于中医学“眩晕”“头痛”的范畴。可以说,这是李飞泽对眩晕的认识和诊治的拓展与延伸,是中医的继承和发展。

本案以眩晕立论,以肝肾阴虚兼有痰湿为辨证分型。选杞菊地黄汤为主方以滋补肝肾之阴。因兼夹痰湿证,且患者老年正虚,故辅以健脾除湿之品以标本兼治。又有小脑萎缩之症,石菖蒲、远志以益智开窍对症治之。一味益智仁深谙张景岳之"善补阴者,必于阳中求阴,则阴得阳升,而泉源不竭",亦有以防阴翳之义。李飞泽处方总不离一"和"字,诸药和,则病愈。

【李飞泽点评】 临床上针对眩晕的证治可从治痰、治血、治肝肾入手。治痰当宗丹溪"无痰不作眩"说,方选半夏白术天麻汤加减;止血当从王清任从瘀论治,方选通窍活血汤或血府逐瘀汤加减;治肝肾乃从"诸风掉眩,皆属于肝",盖阴虚液亏,风阳易升,其变动在肝,其根源在肾耳,方选杞菊地黄丸加减。

眩晕｜病例 15

患者姓名:李某　　性别:男　　年龄:62 岁

就诊日期:2019 年 6 月 1 日　　发病节气:小满

【脉案】 患者因"头晕近两周"就诊,伴双肩及脚冷,胃纳减少,夜寐欠安,耳鸣,大便干燥,2 日一行,口气重,胸闷、心悸时作,苔薄黄腻,脉细弦。头颅 MR 示 $C_{5/6}$、$C_{6/7}$ 椎间盘左侧旁中央型突出;经颅多普勒超声检查示基底动脉、左右侧椎动脉供血不足;动态心电图检查示室性早搏 9 550 次,房性早搏 11 次,房性心动过速 1 次。目前可达灵口服,每次 2 片,每日 3 次。拟诊眩晕(气阴两虚夹痰湿),予益气通络汤加减。二诊:上症好转,苔薄黄腻,脉细弦,续前方。三诊诉偶有胸闷,耳鸣仍存,余症明显减轻,大便正常,苔薄,脉细弦,前方去火麻仁,加当归、丹参、川芎加强通心脉之功,7 剂后症状缓解。

【首诊方药】 益气通络汤加减 7 剂。

炒党参 10 g	南沙参 10 g	北沙参 10 g	麦冬 10 g
五味子 5 g	石菖蒲 10 g	薤白 10 g	桂枝 10 g
瓜蒌皮 10 g	黄连 5 g	熟地黄 30 g	甘松 10 g
茶树根 30 g	磁石^先 30 g	薏苡仁 30 g	草果 10 g
火麻仁 30 g			

【诊治小结】 本案以头晕为主症,伴胸闷心悸,结合舌脉症状证属气阴虚、痰湿滞,故选择益气通络汤证治。因患者瘀血征不明显,且已服用活血中成药可达灵,故方中去活血之品,薏苡仁、草果、石菖蒲、瓜蒌皮化痰除湿,薤白、桂枝通阳宣痹,甘松、茶树根清热除痹而又平脉复律,熟地黄、黄连对症敛阴助寐,磁石聪耳止鸣,火麻仁助通便。二诊诉诸症缓解,原方治疗有效,故效不更方。三诊仅余胸闷偶发,耳鸣仍存,余症基本改善,故予前方增当归、丹参、川芎以加强活血通脉之力,又 7 剂后诸症除而身安。

处方时不仅应从患者个体角度出发,而且还应充分结合疾病病理、分期辨病因素,并且与气候、地域等五运六气成分相契合,遣方用药均需考虑,讲究和法为治。在治疗时,应先辨病而后随症用药,把西医对人体生理、疾病病理、中药药理的认识及辅助检查的结果,作为中医四诊的延伸和用药的部分依据,并与中医辨病辨证相结合,临床上往往可以取得较好的疗效。本案虽以头晕为主诉,然心系之症亦十分明显,从西医的角度来说,心脑血管疾病同属一宗。同时结合舌脉辨证属于气阴两虚兼有痰湿之证,故处方可用益气通络汤以益气阴、化痰湿。

【李飞泽点评】　本案有晕、悸两证,辅助检查提示期前收缩、脑供血不足两种疾病,从西医角度可以心系疾病的一元论求解,从中医角度可以气阴两虚夹湿一元论概括,故以西医辨病,中医辨证,处方自出。因此,作为现代医生,看病不可局限,要以发展的角度来实施,西为中用。

眩晕｜病例 16

患者姓名:陈某　　　性别:女　　　年龄:64 岁
就诊日期:2020 年 5 月 23 日　　　发病节气:小满

【脉案】　患者有颈椎病、脑供血不足、前庭功能减弱的病史,现诉头晕时作,甚则房屋旋转,稍伴心慌、胸闷、口干略苦,胃纳尚可,夜寐一般,二便调畅,舌暗,苔薄微黄腻,脉细小弦。拟诊眩晕(痰瘀互阻),予血府逐瘀汤合苓桂术甘汤加减。二诊:无明显头晕不适感,稍感心悸,无胸闷发作,口干苦症状亦明显改善,纳寐可,二便尚调,舌质稍暗,苔薄黄,舌根部稍腻,脉细略弦。效不更方,续服 7 剂,以巩固疗效。

【首诊方药】　血府逐瘀汤合苓桂术甘汤加减 7 剂。

当归 10 g	生地黄 10 g	桃仁 10 g	红花 5 g
枳壳 10 g	牛膝 10 g	川芎 10 g	柴胡 10 g
赤芍 10 g	桔梗 10 g	茯苓 30 g	桂枝 10 g
茯苓 30 g	甘草 5 g	葛根 30 g	党参 10 g
麦冬 10 g	五味子 5 g		

【诊治小结】　本案以头晕如屋转为主症,伴见心慌胸闷及口干苦为表现,结合舌脉征象,证属痰瘀互阻。治以血府逐瘀汤活血通窍,苓桂术甘汤温化水饮痰湿。党参益气健脾,中焦脾运,则水湿自去;葛根既解肌治颈椎病,又能扩张血管,改善微循环;麦冬与五味子药性薄润,养阴生津而又不致碍湿。诸药合伍,则瘀血除、水湿化、脉络通矣。复诊主症已除,唯余胸闷、口干之症亦明显改善,故效不更方,继续予原方 7 剂以巩固疗效。

临床上常见颈椎病、后循环缺血(椎基底动脉供血不足)、高血压、低血压、梅尼埃病、前庭功能减弱等疾病,皆可引起眩晕的症状。从病因角度分析,不外乎情志影响、饮食劳倦、气血虚弱等因素,引起风、火、痰、瘀上扰清空或精亏血少,清窍失养为其基本病机。眩晕分虚实,实证多由痰浊阻遏,升降失常,痰火气逆,上犯清窍,瘀血停着,痹阻清窍而成;究其根本,是为瘀血与痰饮为患。李飞泽常选方血府逐瘀汤活血理气用于治瘀血气滞,皆因《素问·至真要大论》病机十九条中即有"诸风掉眩,皆属于肝",眩晕与肝密切相关。而血府逐瘀汤中柴胡、枳壳、桔梗具疏肝理气之功效,因此治疗眩晕使用血府逐瘀汤较通窍活血汤更为合适。若见痰浊中阻者,可以半夏白术天麻汤施治;若以水饮为患,可以苓桂术甘汤施治。若见痰瘀互阻者或瘀血致眩病久者,则血府逐瘀汤合治饮方其一而治之,所谓"无痰不作眩"故也。眩晕虚证在临床亦较多见,多由肝肾阴虚、肝风内动、气血亏虚、肾精亏虚所致,张景岳有"虚者居其八九"之说。在治疗上,若见气血亏虚者,以归脾汤或八珍汤为主方施治;若见肾虚所致者,施以六味地黄汤滋肾填精;若见肝阳上亢者,则用柴胡疏肝散;若见肝火上炎者,可予龙胆泻肝汤。

在治疗眩晕时,不仅可以在辨证施治的原则下遣方用药,还可结合西医诊断,从现代病理生理学与现代中药药理学角度,选择有确切疗效的中药。如颈椎病者,可予大剂葛根。若高血压者,属肝火上炎型,可予菊花、决明子、罗布麻等;属肾虚型,可予炒杜仲、白蒺藜、沙苑子等;属气虚血瘀型,可予刺五加、红景天等。低血压者多施以大剂补气药、稍佐补血药,盖"气能生血,气为血帅"之故。黄芪有双向调节血压作用,大于30 g者用以降压,小于30 g者用以升压。脑供血不足所致眩晕者,临床检验多见血管管腔狭窄、血流速度加快或减慢,或兼见血脂异常,辨病证属瘀血阻滞伴或不伴痰浊,多可从瘀论治,辅以绞股蓝、山楂、荷叶等调脂之品。

【李飞泽点评】 眩晕证的治疗,要在辨证论治的基础上,考虑病程长短、基础疾病及相关检验结果,综合考虑,方可遣方用药而获良效。同时,考虑到发病年龄,年迈者多虚瘀并存,年轻者多肝火上扰或痰湿为患;亦需结合地域特点,海岛地区患者多有脾虚与痰湿水饮的并存。

脉痹 | 病例 17

患者姓名:虞某　　性别:女　　年龄:65 岁

就诊日期:2018 年 3 月 31 日　　发病节气:春分

【脉案】 患者诉时有头颈部不适,伴阵发性头痛,无恶心呕吐,无乏力眩晕等,胃纳可,夜寐欠安,二便调畅,舌质偏暗,舌苔薄白,舌下脉络色黯,脉弦细。颈动脉超声示右侧颈动脉分叉处内可见一个2.7 mm×1.0 mm 的钙化斑块。拟诊脉痹病(气虚痰瘀),予益气调脂汤加减,连服1 个月,症状好转。

【首诊方药】 益气调脂汤加减7 剂。

决明子30 g	丹参15 g	炒土鳖虫10 g	制何首乌30 g
生山楂30 g	泽泻10 g	生黄芪30 g	葛根30 g
川芎10 g	延胡索20 g		

【诊治小结】 患者年老正气渐亏,气血周流不畅,致瘀血、痰浊交互于血脉之中而成脉痹之证。脂浊附于脉壁,气血运行受限,清窍不荣,故可见头颈部不适及头痛。舌质偏暗,舌苔薄白,舌下脉络色黯,脉弦细,均为气虚痰瘀之范畴;纵观脉证,当属脉痹(气虚痰瘀)。治当益气通络,降浊除垢。

中医文献中对动脉粥样硬化及斑块形成的认识散见于肥胖、痰浊、膏脂、胸痹等疾病中。李飞泽以"脉痹"命名,认为其病因常数项并存,交互为患。多系嗜食肥甘,缺乏运动,或年老体虚,气血不得周流,导致瘀血、痰浊互结于血脉之中而成,其形成又能进一步阻碍血液循环,甚至引发中风。因此,治疗脉痹的关键是治疗脂浊。立足于"益气通络,降浊除垢",李飞泽拟益气调脂汤,运用于临床取得了较好的效果。益气调脂汤系李飞泽结合多年临床实践经验,总结动脉硬化、斑块以气虚与痰瘀互见,多属虚实夹杂,因此,从益气通络、降浊除垢这一角度入手而设。

【李飞泽点评】 益气调脂汤是本人从"气虚为本,瘀浊为标"的体质证型角度出发而立方,该方治疗血脂异常的效果是通过了临床观察和动物实验研究的验证。通过临床研究发现,其具有降低低密度脂蛋白、甘油三酯及胆固醇,升高高密度脂蛋白方面具有确切疗效。其疗效与化学合成药物辛伐他汀常规治疗量的效果相当,而且没有他汀类药物对肝肾的毒副作用。能通过治疗血脂异常来进一步治疗颈动脉斑块的目标。

中风后不寐｜病例 18

患者姓名:蒋某　　性别:男　　年龄:50 岁

就诊日期:2018 年 8 月 7 日　　发病节气:立秋

【脉案】 患者因"夜寐欠安二月"来诊。4 个月前少量脑出血,后经康复治疗,右侧肢体肌力下降伴麻木感,2 个月前无明显诱因下出现夜寐欠安,入睡 4～5 小时,伴口干口苦;自觉无明显头晕心悸,胃纳尚可,二便调畅,舌质暗,苔薄黄稍腻,舌根部为甚,舌下基部脉络色黯曲张明显,脉弦。拟诊中风后不寐(瘀热内阻),予血府安神汤加味。复诊:夜寐好转,已能入睡 6 小时以上,口干口苦症状明显改善,余无殊,舌质偏暗,苔薄黄稍腻,舌下基部脉络色黯,脉弦,继续予前方治疗以巩固疗效。

【首诊方药】 血府安神汤加味 7 剂。

当归 10 g	熟地黄 30 g	桃仁 10 g	红花 5 g
枳壳 10 g	川芎 10 g	赤芍 10 g	炙甘草 5 g
牛膝 10 g	桔梗 10 g	黄连 5 g	远志 10 g
石菖蒲 10 g	龙齿^先 15 g	酸枣仁 15 g	琥珀^后 4 g
草果 10 g	佩兰 10 g	薏苡仁 30 g	

【诊治小结】 患者年过半百,气血渐亏,初中风,脑络损则致离经之血,愈 3 个月成瘀而清窍不通;脑为元神之府,心藏神而神明出焉,心脑共主人之神明,又血脉相系,因而"一处神明伤,则两处俱伤"。故清窍中风生瘀血,累及心亦伤于瘀,且年老体虚,心血亦已不足而心失所养,心神不安而渐致不寐。纵观脉证,当属瘀血内阻兼有湿热之征,故治当行气活血、化痰开窍、滋阴潜阳、安神助寐为主,方用血府安神汤加味治之,加味薏苡仁、草果、佩兰以健脾除湿。复诊症见不寐大为改观,舌脉征象亦明显好转,效不更方以巩固之。

中风后不寐的病机以瘀痰阻窍为实,阴血亏耗为虚,虚实夹杂,而致阳不入阴为特点,血府安神汤的主要功效为行气活血,化痰开窍,滋阴潜阳,安神助寐。全方是由血府逐瘀汤化裁而来,以桃仁、红花、川芎、赤芍、当归活血祛瘀;柴胡疏肝解郁,升达清阳;桔梗开宣肺气,载药上行,配合枳壳破气,一升一降,调整气机;牛膝祛瘀通脉,引血下行;熟地黄合当归滋阴养阴润燥;石菖蒲芳香化湿,开窍宁神。诸药相合,具有活血化瘀而不伤正,疏肝理气而不耗阴的特点。纵观血府安神汤组方配伍,全方以滋阴潜阳治疗不寐,还兼顾了中风行气活血、化痰通络的治则。

【李飞泽点评】 血府安神汤初因中风后不寐而遣药成方,之后在临床使用中发现很多伴随血瘀证的不寐患者亦有效果。因此,我们在临证时必须严格遵守"有是证用是方"的原则。同时对于组方中的三组对药:熟地黄与黄连、石菖蒲与远志、龙齿与琥珀也应熟记于心。

灯笼病│病例 19

患者姓名:刘某　　　性别:男　　年龄:52 岁

就诊日期:2018 年 6 月 30 日　　发病节气:夏至

【脉案】 患者诉自觉头顶发热反复发作 7 个月余,经中西医治疗效不佳,转来就诊,症见口干较为明显,舌质偏暗,苔薄微黄腻,舌下脉络色黯曲张,脉细小弦。有高血压病史近 8 年,目前服药稳定。同前查血脂常规示甘油三酯 2.57 mmol/L,总胆固醇 6.61 mmol/L,低密度脂蛋白 4.49 mmol/L;经颅多普勒超声检查示左右侧椎动脉及基底动脉血流速度增快。拟诊灯笼病(血瘀),予血府逐瘀汤辅以清虚热之品。二诊:头顶发热症状明显减轻,口干不甚,舌稍暗,苔薄黄,舌下脉络色黯,脉细,予前方加鳖甲 10 g 以加强滋阴清热之功,再 7 剂后,患者回复病愈而药停。

【首诊方药】 血府逐瘀汤加味 7 剂。

当归 10 g	生地黄 10 g	桃仁 10 g	红花 5 g
枳壳 10 g	牛膝 10 g	川芎 10 g	柴胡 10 g
赤芍 10 g	炙甘草 5 g	桔梗 10 g	牡丹皮 10 g
地骨皮 10 g	胡黄连 10 g	石菖蒲 10 g	远志 10 g

【诊治小结】 患者里热明显,热上冲顶,是为灯笼病,盖内有瘀血故也。瘀血阻于内,瘀滞生内热,然肌表腠理因脉道瘀阻而精微不荣、失却温养而见外凉所致。内热日久,伤阴耗液,故见口干。因此在血府逐瘀汤的基础上,并加牡丹皮以加强活血化瘀之功,配合地骨皮、胡黄连以清热凉血、滋阴虚热;因病久热上冲顶,故加石菖蒲、远志以开窍醒神。二诊时前方加鳖甲以加强滋阴清虚热之功。前后合计 14 剂获效。

灯笼病出自清代王清任的《医林改错》,有载:"身外凉,心里热,故名灯笼病,内有血瘀。认为虚热,愈补愈瘀;认为实火,愈凉愈凝,三两副血活热退。"本病因瘀血内停所致里热外凉之症状,因与灯笼的里热外凉相似,故名灯笼病,本病多伴有周身皮肤粗糙,口干不欲饮的症状。治疗用王清任的血府逐瘀汤。灯笼病类似于西医的神经官能症,亦可发生在其他疾病的某个时期,其多因情志不畅而引起气滞,因气滞而导致血瘀,血瘀日久则化生内热(火),火性炎上,扰乱心神,而致心里热之症。内有瘀血,亦可出现口干不欲饮,肌肤失养致皮肤粗糙,阳气郁阻不达肌肤而致身外凉的表现。

本案之热虽在头顶不在心,但同样是属于里热,亦可归属为灯笼病,故李飞泽投以血府逐瘀汤。又患者犯病日久,损伤阴液,故有阴虚之征,阴虚亦可生内热;灼伤阴津而见阴虚内热之征。因此加用地骨皮、胡黄连及鳖甲以滋阴凉血清虚热;因病久热上冲顶,故加石菖蒲、远志以开窍醒神而热散之。

灯笼病是内伤发热病中属瘀血内停所致里热外凉之证,辨证关键在于瘀血致病这一关键病机,治疗当以血府逐瘀汤为主方活血祛瘀,瘀血去而邪热自去,阴阳和合身体自愈。

【李飞泽点评】　灯笼病多见于年龄超过45岁的患者,常以女性多见,多伴有原发病,诸如高血压、冠心病、糖尿病、更年期综合征、慢性胃炎等,多伴有微循环障碍(即瘀血证),具有反复发作的特点。临床只要抓住身外凉、内里热这些主要症状,内有瘀血这一病机,就可应用此方,定能收到良好效果。而且关于内里热不必拘泥于心中,亦可出现于身体其他部位。

不寐 ｜ 病例 20

患者姓名:董某　　性别:男　　年龄:46 岁
就诊日期:2019 年 6 月 11 日　　发病节气:芒种

【脉案】　患者因夜寐差来诊,诉病史已有 10 年余,夜间入睡 2～3 小时,口干,口苦,胃纳可,二便调畅,苔薄,脉细弦。近来在服用富马酸喹硫平片、盐酸曲唑酮片、盐酸舍曲灵片及氯硝西泮片。予血府安神汤加减。二诊:已停服盐酸曲唑酮片与盐酸舍曲灵片,入睡增至 5～6 小时,苔薄黄腻,脉细弦,继续予前方治疗。三诊:夜间能睡 5 小时以上,富马酸喹硫平片与氯硝西泮片减至各半粒,每晚一次,口服,口干口苦仍存,苔薄腻,脉细,继续予前方治疗。

【首诊方药】　血府安神汤加减 7 剂。

当归 10 g　　熟地黄 30 g　　桃仁 10 g　　枳壳 10 g
炙甘草 3 g　　赤芍 10 g　　柴胡 10 g　　川芎 10 g
牛膝 10 g　　桔梗 6 g　　黄连 8 g　　红花 5 g
月季花 10 g　　梅花 10 g　　首乌藤 30 g　　合欢花 10 g

【诊治小结】　患者不寐属多年顽疾,服用四联精神类西药疗效欠佳。李飞泽从辨病的角度出发,认为病程日久,多兼夹瘀血,治疗上可从瘀论治,李飞泽选择以血府逐瘀汤为基础的血府安神汤,并辅以疏肝理气之品治疗。经过 1 月余中医药治疗,患者精神类西药由 4 种减至 2 种,且使用的两种西药已分别减半服用,而睡眠时间由最初的 2～3 个小时增加至 5～6 小时,疗效显著。

古时不寐多遵《医宗必读·不得卧》所列五条为因,即"一曰气盛,一曰阴虚,一曰痰滞,一曰水停,一曰胃不和"五个方面。而今时之人不寐因则更多为瘀血与痰热。

从瘀论治不寐者,血府安神汤用之效验,其具有活血化瘀而不伤正,疏肝理气而不耗阴的特点。

从痰论治不寐者,李飞泽善用黄连温胆汤治疗。黄连温胆汤能把胆胃恶浊之气往下降,所谓气顺则痰消,气顺则痰浊下化,胆火不扰心,则心神自安。方中多加龙骨、牡蛎。正如陈修园言:"痰,水也,随火而上升。龙骨能引逆上之火,泛滥之水下归其宅,若与牡蛎同用,为治痰之神品。"使上越之脉象往下收,上浮的心神往下敛,从而使胆火不再扰心、心不浮而气不躁、则梦除寐自安。

仲景方中有一方专治虚证不寐,即"虚劳虚烦不得眠,酸枣仁汤主之"。本方所主的失眠既没有气滞、血瘀和痰饮,更没有外邪,纯为肝血不足,心失所养的虚证。《古方药囊》概括了本方应用指征:"平常体弱之人,心惊而急,不得眠者,本方正证也。亦可用于小事易生气而不得眠者。若因忧虑过度所致之不眠者,本方难治。"

【李飞泽点评】 不寐多因阴虚不能纳阳,或阳虚不得入于阴,或由于诸般因素导致心神不安,神不守舍,不能由动转静所致。治疗多以引阳入阴、使心神安宁为法。或祛瘀血,或清痰热,或补心脾,或滋阴液,或和胃,或镇惊,或疏肝,或安神,辨证施治方可获效。

不寐 │ 病例 21

患者姓名:李某　　　性别:女　　　年龄:31 岁

就诊日期:2019 年 7 月 13 日　　　发病节气:小暑

【脉案】 患者因"夜寐不安半年"来诊,诉半年来因工作压力较大夜寐不安,长期服用中成药朱砂安神丸、乌灵胶囊等,每晚只能睡 3～5 小时,甚则需服 2 片地西泮方能入睡,醒后难以入眠。精神紧张,性急易躁。患者来诊时症见形体消瘦,烦躁不安,心烦,失眠,口苦,晨起尤甚,苔白腻,质红,脉弦滑数。拟诊不寐(胆热痰阻,痰火扰心),治以清胆和胃,化痰安神,予蒿芩清胆汤加减。二诊:药后睡眠好转,心烦、口苦明显减轻,偶觉乏力,舌脉如前,前方加郁金 15 g,炒山药 15 g。三诊:药后睡眠明显好转,心情转佳,自述比前不易发脾气,余无明显不适,舌淡苔白,脉弦细。守前方再服 7 剂而瘥。

【首诊方药】 蒿芩清胆汤加减 7 剂。

青蒿 12 g	黄芩 12 g	淡竹叶 10 g	合欢皮 12 g
姜半夏 9 g	炙远志 9 g	碧玉散[包] 15 g	煅牡蛎[先] 30 g
石菖蒲 24 g	生薏苡仁 15 g	炒薏苡仁 15 g	姜竹茹 12 g
茯苓 15 g	首乌藤 15 g	煅龙骨[先] 15 g	白豆蔻[后] 10 g

【诊治小结】《张氏医通·不得卧》云:"脉滑数有力不得卧者,中有宿滞痰火,此为胃不和则卧不安也。"患者除失眠外,尚见烦躁不安,心烦,口苦,参合舌脉,辨为胆热痰阻,痰火扰心。故用蒿芩清胆汤加减治之。方中青蒿、黄芩清泄胆火;淡竹叶、姜竹茹清心利尿安神;碧玉散、生薏苡仁、炒薏苡仁、石菖蒲、白豆蔻健脾化湿,使邪有出路;姜半夏、茯苓化湿和胃安神,并配合合欢皮、炙远志、煅龙骨、煅牡蛎、首乌藤加强安神之力。

【李飞泽点评】 辨证不寐的重点是要辨阴阳、分虚实,在此基础上加一些交通心肾、宁心安神之品,通常可以收到良好疗效。

不寐 │ 病例 22

患者姓名:吕某　　　性别:女　　　年龄:58 岁

就诊日期:2019 年 10 月 27 日　　　发病节气:霜降

【脉案】 患者因"睡眠差反复发作 20 余年,加重 1 个月,伴头晕头痛"来诊。患者诉睡眠差反复20年余，1个月前不寐加重，甚则彻夜难眠伴头晕、头痛，平素多思多虑明显，伴心慌胸闷不适。刻下：夜寐差，头晕头疼，胃纳欠佳，大便3～4日一行，质偏稀，时有口干，无畏寒发热，无恶心呕吐，无腹胀，神志清，精神可，舌质暗红，苔腻，边有齿痕，脉细，小便正常。查体：神志清，精神可，舌质暗红，苔腻，边有齿痕，脉细。西医诊断：睡眠障碍；中医诊断：不寐（心脾不足，气滞血瘀痰阻）。治以健脾化痰，清心安神，疏肝理气，活血祛瘀。予归脾汤合血府逐瘀汤加减。二诊：夜寐欠安有所改善，胃纳较前增加，多思多虑减轻，头晕、头痛及心慌、胸闷减轻，偶有头皮麻木感，背部偶有疼痛，痛无定处，以酸胀感为主，神志清，精神可，大便成形，小便正常，舌质红，苔微黄腻，脉细弦，前方加茯苓20 g，桂枝10 g。三诊：睡眠明显改善，头晕、头痛缓解，背痛及头皮麻木减轻，神志清，精神可，胃纳可，大便成形，小便正常，舌质红，苔薄白，脉细缓，效不更方，继续服药7剂。上述不适症状进一步改善。

【首诊方药】 归脾汤合血府逐瘀汤加减7剂。

当归10 g	熟地黄30 g	桃仁10 g	枳壳10 g
炙甘草5 g	赤芍10 g	柴胡10 g	川芎10 g
牛膝10 g	桔梗6 g	红花5 g	黄连5 g
石菖蒲10 g	远志10 g	酸枣仁15 g	灵芝10 g
茯神15 g	炒白术10 g		

【诊治小结】 患者为老年女性，寐差20年余。患者反复寐差，多思多虑，耗伤心脾，心神失养，故见入睡困难加重。脾虚运化失司，痰湿内阻，故见胃纳欠佳，大便质偏稀，苔腻，边有齿痕；多思多虑则气结，气机郁滞，气滞则血行不畅，故见气滞血瘀血瘀。郁久则化火，邪火进一步内扰心神，故睡眠障碍进一步加重。郁火夹痰瘀上阻于头部经络，不通则痛。故治疗上予理气活血，健脾化痰，清心安神。方用归脾汤合血府逐瘀汤加减。一诊中，当归、熟地黄、桃仁、红花、枳壳，柴胡、赤芍、炙甘草、川芎、桔梗、牛膝为血府逐瘀汤。其中桃红四物活血祛瘀，四逆散疏肝理气；牛膝、桔梗升降气机；炒白术、茯神、远志、石菖蒲、酸枣仁取归脾汤之意，健脾益心，养血安神；黄连清心肝邪火。二诊中，多思多虑及睡眠较前改善，但出现背痛及头皮麻木，考虑痰瘀阻络，不通则痛。加茯苓利水渗湿，桂枝通阳化饮水，温通经络而止痛。治疗后睡眠进一步改善，背痛及头皮麻木缓解。

【李飞泽点评】 正如《古今医统大全·不寐》言："脾倦火郁，夜卧遂不疏散，每至五更随气上升而发燥，便不成寐，此亦快脾发郁，清痰抑火之法也。"不寐多因情志因素日久导致痰、郁、瘀、火壅阻于内，在辨证阴阳虚实的基础上，有时还需要根据病情进一步定位于脏腑。在此基础上补虚泻实，临床上可以加一些对药如石菖蒲、远志可以交通心肾之气，熟地黄、黄连可以平衡水火之势，以此增强疗效。

不寐盗汗 | 病例23

患者姓名：张某　　　性别：女　　　年龄：40岁

就诊日期：2020年2月18日　　　发病节气：立春

【脉案】 患者首诊诉夜寐欠安，醒后易盗汗，口干口苦，梦多纷扰，时有头晕、腰酸不适,胃纳欠佳,大便偏烂;舌质暗,苔薄黄腻,舌下脉络色黯,脉细小弦。脑血流图示左侧椎动脉血流速度增快,头颅 CT 及血生化、血流变示均正常。拟诊不寐(阴虚血瘀),予血府安神汤合当归六黄汤加减。二诊:夜寐改善,口干口苦减轻,醒后盗汗仍存,时有嗳气泛酸,大便烂,苔黄腻,脉细小弦。予前方加竹茹、麻黄根,并倍枳壳以治之,7 剂而愈。

【首诊方药】 血府安神汤合当归六黄汤加减 7 剂。

当归 10 g	生地黄 10 g	桃仁 10 g	枳壳 20 g
炙甘草 5 g	赤芍 10 g	柴胡 10 g	川芎 10 g
牛膝 10 g	桔梗 6 g	红花 5 g	黄连 5 g
黄柏 10 g	黄芩 10 g	浮小麦 30 g	石菖蒲 10 g
远志 10 g	薏苡仁 30 g	陈皮 10 g	熟地黄 30 g

【诊治小结】 本案以不寐伴盗汗为主要表现,中医证属阴虚血瘀之证,治以血府安神汤合当归六黄汤加减治疗。舌暗、舌下脉络色黯、脉弦之象皆为内有瘀血之象;口干苦、苔薄黄腻、细小脉是为阴虚火旺之象。二诊:阴虚证改善,机体得以滋养阴液,故口干苦之症减;血瘀证亦得到改善,故夜寐亦有改善。然盗汗、嗳气泛酸之症仍存,故倍枳壳以加强降气之功,以除嗳气,加竹茹以抑酸,加麻黄根以加强敛汗之功。复 7 剂则诸症消。

血府安神汤由血府逐瘀汤化裁而来,盖后方在《医林改错》的记载中本就有治疗瘀血所致的不寐,且功效佳。经李飞泽重新组方而成之血府安神汤,更是拓展了应用。不寐病机以痰瘀阻窍为实,阴血亏耗为虚,虚实夹杂,而致阳不入阴为特点,本方的主要功效为行气活血、化痰开窍,滋阴潜阳,安神助寐。诸药相合,具有活血化瘀而不伤正,疏肝理气而不耗阴的特点。

血府安神汤证应用标准:多表现为夜寐欠安,难以入睡,或是易惊醒,梦多,睡眠时间较短;舌脉症见舌质偏暗,舌下多有脉络曲张色黯,脉象伴有弦细脉表现。

【李飞泽点评】 血府安神汤对中风后不寐和瘀血型不寐患者皆有疗效。因此,我们在临证时必须严格遵守"有是证用是方"的原则。同时对组方中的三组对药:熟地黄与黄连、石菖蒲与远志、龙齿与琥珀,它们的功效与适应证也应熟记于心,如此方可在临证使用时得心应手。

脉痹病 │ 病例 24

患者姓名:虞某　　性别:女　　年龄:75 岁
就诊日期:2020 年 4 月 18 日　　发病节气:清明

【脉案】 患者首诊诉体检发现双侧颈动脉粥样硬化伴斑块形成,左侧约 3.6 mm×1.7 mm,右侧约 3.1 mm×1.2 mm,右肾小结石。自觉左侧颈部及上肢疼痛不适,无头痛眩晕,无肢麻乏力不适等,曾口服曲美他嗪片 20 mg,每日 2 次,瑞舒伐他汀钙片 10 mg,每日 1 次,胃纳尚可,夜寐安,二便调畅;舌质淡胖,苔薄白稍腻,舌根部为甚,舌下脉络色黯曲张,脉细。拟诊脉痹(气虚痰瘀),予益气调脂汤加减。二诊:左侧颈部疼痛症状已除,左上肢疼痛疼痛亦有所缓解,舌淡胖,苔薄微黄腻,脉弦细。予前方加桂枝治疗,复 7 剂而愈。

【首诊方药】　益气调脂汤加减 7 剂。

生黄芪 30 g	丹参 30 g	决明子 30 g	泽泻 10 g
制何首乌 30 g	生山楂 30 g	土鳖虫 10 g	当归 10 g
川芎 10 g	延胡索 20 g	徐长卿 20 g	

【诊治小结】　本案以左颈与上肢痛为症状。痛常由不通、不荣故也,结合患者舌脉征象可见,属气虚兼夹痰瘀之证。而超声检查所见颈动脉粥样硬化伴斑块形成是为本病之因,故遣方益气调脂汤益气通络,降浊除垢,当归、川芎加强活血通络,并辅以延胡索、徐长卿止痛治疗。二诊时,疼痛改善,仅余左上肢仍稍痛,加桂枝以引药上行。复 7 剂而愈。

《素问·痹论》曰:"痹在于脉则血凝而不流。"颈动脉斑块所引起的症状可有乏力、头晕、头昏沉、肢体麻木等,本病的病机多属本虚标实、虚实夹杂之证。治当以柔肝健脾益肾、益气活血降浊。在长期的临床实践中,总结出针对颈动脉斑块的益气调脂汤用以益气活血祛瘀降浊。本方不仅可用于血脂异常的治疗,亦可用于颈动脉斑块的治疗。全方由生黄芪、丹参、决明子、制何首乌、生山楂、泽泻、土鳖虫组成。方中生黄芪补诸虚不足,益元气助行血,《神农本草经》曰:"黄芪,甘微温,无毒。主痈疽……补虚,小儿百病。"生黄芪益气固表,利尿消肿,丹参善行血瘀气滞,活络消肿,两者同为君药。川芎辛散温通,既能活血,又能行气,为血中气药,决明子味咸走血,山楂行气散瘀,既能助决明子、泽泻理气渗湿,通畅气机,以绝生痰之源,又可助丹参活血化瘀,以防痰盛致瘀之变。三药同走经络共入血分,是为臣药。制何首乌、土鳖虫与泽泻三者除邪不伤正,祛浊化瘀补损伤,合为佐药之使。诸药合伍,则可达"益气通络,降浊除垢"之效而病自除。

【李飞泽点评】　益气调脂汤是本人经验方,该方对血脂异常有很好的治疗效果,而且对颈动脉斑块的治疗亦有效果。

耳鸣 | 病例 25

患者姓名:潘某　　性别:女　　年龄:72 岁

就诊日期:2019 年 9 月 11 日　　发病节气:白露

【脉案】　患者因"反复耳鸣、脑鸣 1 年"来诊,诉近 1 年来耳鸣、脑鸣反复发作,发作时自觉左耳及脑中嗡嗡作响,伴头晕,寐差。头颅 MR 排除颅内恶性占位。经颅多普勒超声检查示脑供血不足。外院就诊,曾服用盐酸氟桂利嗪胶囊、甲磺酸倍他司汀片等药物治疗,稍有改善,但停药后发作更明显。刻下:乏力,口干,视物模糊,头晕,耳鸣,脑鸣不止,以夜间为甚,影响睡眠,盗汗,腰膝酸软,胃纳一般,大便日行 2 次且不成形,古淡红,苔薄白,脉细弦。西医诊断:脑供血不足;中医诊断:耳鸣、脑鸣(中气不足,肝肾亏虚)。治以补益肝肾,益气升清。予补中益气汤加减。二诊:服用前方 10 天后,脑鸣较前减轻,偶有头晕,咽干,左耳耳鸣仍存,腰背酸,神疲,大便成形,舌红苔薄腻,脉弦细。继续前方去黄精、山药、葛根,加黄芩 12 g,竹茹 15 g,姜半夏 15 g,丹参 30 g,以降胆化痰化瘀,10 剂。三诊:脑鸣、耳鸣改善明显,安静时有轻微耳鸣,胃纳可,二便正常。腰背酸、神疲仍存,舌淡红苔薄,脉细弱。治疗补益脾肾中药治疗 2 周,症状基本消失。

【首诊方药】 补中益气汤加减 10 剂。

黄芪 45 g	炒白术 15 g	陈皮 10 g	升麻 9 g
柴胡 9 g	当归 15 g	党参 30 g	炙甘草 9 g
葛根 15 g	川芎 15 g	枸杞子 10 g	山茱萸 10 g
黄精 15 g	山药 30 g		

【诊治小结】 患者年事已高,肝肾亏虚,延及脾胃,中气不足,清阳宣发不足,不能辅助脾胃升清养脑滋窍,发为脑鸣,耳鸣。《灵枢·口问》言:"上气不足,脑为之不满,耳为之苦鸣,头为之苦倾,目为之眩。"提出本病的基本病机为上气不足。脑鸣病名首先出现在《医学纲目·肝胆部》。头为诸阳之会,脑为髓海,肾气不足,则髓海失去充养;中气不足,则清阳不升,髓海亦失去后天水谷精微的滋养,脑髓不充,清窍失养,故见脑鸣,耳鸣,头晕等。治疗应益气升清,补益肝肾。李飞泽以《脾胃论》中的"补中益气汤"加减治疗该患者,方中重用黄芪以补中气升清阳,降浊阴;党参、炒白术、炙甘草助力黄芪健运脾气;升麻、柴胡辅助党参、黄芪升举清阳;当归、党参、川芎、养血活血;黄精、枸杞子益处肾填精;山药、山茱萸补益脾肾。先后天并补,精血有源,脑窍得养,则脑鸣得治。临床上属于脾肾不足、髓海失养者出现脑鸣、眩晕,采取此法加减治疗均可见效。

【李飞泽点评】 耳鸣临床多见肝肾不足之症,中老年人多见,但是不要忽略中气不足,清阳不升,髓海失养所致脑鸣,临床需要综合辨证施治。

耳鸣 | 病例 26

患者姓名:王某　　　性别:女　　　年龄:68 岁

就诊日期:2019 年 5 月 7 日　　　发病节气:立夏

【脉案】 患者因"耳鸣 2 年余"来诊。2 年余前无明显诱因出现耳鸣,近段时间来加重,经耳科检查无殊。症见腰膝酸软,下肢畏寒,神疲乏力,夜尿频多,每夜 3～5 次,大便溏,胃纳一般,夜寐欠安,苔白,舌胖大,脉弦细弱。西医诊断:耳鸣待查神经性耳鸣;中医诊断:耳鸣病(脾肾阳虚)。治以益气健脾,佐以温补肾阳,予四君子汤加右归丸加减。二诊:药后耳鸣稍减,腰酸、夜尿明显改善,下肢畏寒、便溏仍然,苔白中腻,质红,脉细弱。治宜温补脾肾。前方去制黄精、枸杞子,加制苍术 12 g,煨葛根 20 g,石榴皮 12 g,桑螵蛸 10 g,7剂,服法同前。三诊:药后耳鸣明显改善,夜尿每晚 1～2 次,大便如常,腰酸不显,畏寒肢冷仍有,苔白,微腻,质淡,脉细弱,治以原法进出。四诊:耳鸣渐瘥,夜尿每晚 1～2 次,大便如常,畏寒肢冷药后改善,舌脉如前,前方加炒当归 10 g,7剂。并用前方加减又服半月,诸症均瘥。

【首诊方药】 四君子汤加右归丸加减 7 剂。

炒党参 15 g	炒白术 12 g	茯苓 15 g	炙甘草 10 g
熟地黄 20 g	炒杜仲 15 g	枸杞子 15 g	补骨脂 15 g
制狗脊 15 g	川续断 15 g	制附子先 6 g	肉桂后 6 g
干姜 6 g	煨诃子 12 g	制黄精 30 g	蛇床子 15 g

沙苑子 15 g	菟丝子^包 30 g	覆盆子 18 g	白豆蔻^后 6 g

【诊治小结】 本案耳鸣达 2 年之久,且患者老年,肾气渐虚。结合舌脉,可见脾肾阳气均虚。对于耳鸣患者,应采取脾肾双补之法,尤其应重视健脾。用药上以四君子补脾益气,佐以制附子、肉桂、干姜温阳;用炒杜仲、枸杞子、补骨脂、制黄精、川续断、熟地黄等味填精补肾,用蛇床子、沙苑子等诸子温阳;少佐煨诃子止泻,白豆蔻理气。二诊时,因便溏较重,故加制苍术、煨葛根之味,健脾之外佐以固涩,配桑螵蛸温肾固涩。三诊时,加石菖蒲、蝉蜕、柴胡益气升清,用首乌藤、鸡血藤养血且守方服用。使精血得补,清气得升,耳鸣自愈。

【李飞泽点评】《灵枢·决气》:"耳者,宗脉之所聚也,故胃中空则宗脉虚,虚则下溜,脉有所竭者,故耳鸣。"《丹溪心法·耳聋》:"肾通乎耳,所主者精,精气调和,肾气充足则耳闻而聪。若劳伤气血,风邪袭虚,使精脱肾惫则耳转而聋。"因此,临床上不要忽视耳鸣与脾胃不足、肾精亏虚等因素的关系。

癫痫｜病例 27

患者姓名:陈某　　性别:男　　年龄:68 岁

就诊日期:2019 年 10 月 12 日　　发病节气:寒露

【脉案】 患者因"癫痫反复发作 5 个月"就诊。肺癌病史,5 个月前出现继发癫痫伴左侧胸胁骨部酸胀痛,癫痫每周发作 2～3 次,均为夜间,多于 20:00～23:00 发作,发作时肢体抽搐,短时意识丧失,口角流涎,两目上视,延时即醒,发作后神疲乏力。CT 检查示肺癌脑转移。患者拒绝行放化疗。抗癫痫、降颅压治疗后,稍有好转,但仍有短暂发作。患者平素喜饮黄酒,性情急躁易怒。刻下:咳嗽,痰多,色白,夜寐不佳,多梦,易醒,头晕神疲乏力,胃纳差,大便黏腻,舌红,苔白稍腻,脉弦。西医诊断:肺癌脑转移继发性癫痫;中医诊断:癫痫病(脾虚肝郁)。治以疏肝健脾,化痰,活血通窍,熄风止痉。予柴胡疏肝散合半夏厚朴汤加减。二诊:服药后咳痰减少,夜寐好转,癫痫发作 1 次,时间 2 分钟,胃纳可,二便尚调,舌红苔白,脉弦,继原方加茯苓 20 g,炒白芍 15 g,去香附,继续治疗。三诊:服前药后诸症均好转,精神较前清爽,夜寐时醒,心悸时作,服药期间癫痫未见发作。舌红苔薄,脉细弦。治疗宜化痰熄风,养血安神定志,继续以前方加减,增强滋阴养血安神之功治疗 1 个月,癫痫未见发作,精神可,纳寐可,二便正常,舌红苔薄,脉细弦,以健脾化痰、养阴柔肝善后月余,癫痫未见发作。转入中西医结合抗肿瘤治疗。

【首诊方药】 柴胡疏肝散合半夏厚朴汤加减 7 剂。

柴胡 12 g	当归 15 g	川芎 15 g	陈皮 10 g
香附 10 g	党参 15 g	炒白术 15 g	石菖蒲 15 g
远志 6 g	郁金 15 g	泽泻 30 g	生薏苡仁 30 g
厚朴 12 g	姜半夏 20 g	白僵蚕 10 g	地龙 10 g
钩藤^后 30 g	全蝎 3 g	制南星 15 g	炒麦芽 15 g
天麻 10 g			

【诊治小结】 癫痫病名首见于《黄帝内经》,是一种短暂性反复发作性精神神志异常

性疾病,分为原发性和继发性两大类。患者为肺癌脑转移,病性为本虚标实。肝郁脾虚,肝风上引,痰瘀阻于脑络,脑络失养,发为癫痫。治疗要急则治其标,以化痰活血通窍,健脾疏肝熄风止痉。方中天麻、钩藤、全蝎、白僵蚕平肝息风镇痉;姜半夏、制南星、石菖蒲降痰开窍;远志安神;川芎、当归、地龙行气活血通络;炒麦芽健脾和胃。诸药共奏祛瘀化痰定痫之功。病情稳定后,与健脾化痰,滋阴柔肝,平肝通络,以预防肝风夹痰上扰得势以善后。

【李飞泽点评】 癫痫的治疗,急则要重视"风、痰、瘀、热"的处理,在缓解期要治病求本,要辨脏腑虚实和气血阴阳的。善用通络熄风之虫类药物可以收到事半功倍之效。

第二节 肝系病系列

肝病腰酸 | 病例 1

患者姓名:吴某   性别:男   年龄:51 岁
就诊日期:2020 年 2 月 29 日   发病节气:雨水

【脉案】 患者因"慢性肝病 10 余年"来诊,诉 10 余年前体检发现有慢性肝病史,服恩替卡韦片达近 10 年,期间曾服拉米夫定片,自诉症情尚平稳。来诊诉感稍有腰酸不适,并伴稍稍口干,无胁痛,无腹胀,无恶心呕吐,无皮肤巩膜黄染,无尿色深黄等;胃纳尚可,夜寐尚安,梦多纷扰,大便偏干、质硬。辅助检查:2020 年 2 月 22 日当地医院超声检查示:慢性肝病,肝内高回声结节,肝内钙化灶。血生化检查示血糖 6.66 mmol/L,转氨酶指标均在正常范围;乙肝病毒脱氧核糖核酸(HBV-DNA)30 IU/mL。舌质暗,舌下见散在瘀点,苔薄黄腻,舌边见齿痕,脉弦细。结合患者舌脉征象,中医诊断:癥瘕(肝肾阴虚,瘀血阻络),故治以滋肝肾之阴,兼活血通络。予二至丸合八珍汤加减。

【首诊方药】 二至丸合八珍汤加减 7 剂。

女贞子 10 g   墨旱莲 10 g   茯苓 15 g   炒白术 10 g
炒白芍 10 g   怀山药 10 g   太子参 10 g   丹参 10 g
当归 10 g   赤芍 10 g   炒杜仲 10 g   鳖甲^先 15 g

【诊治小结】 本案方中二至丸(女贞子与墨旱莲)为主药,用以补益肝肾,滋阴养液,治腰酸、口干之症;丹参、当归、赤芍活血化瘀通络,鳖甲既有滋阴之效,又有软坚散结之功;太子参、炒白术、炒白芍、怀山药、茯苓益气健脾,此乃宗仲景圣师"见肝之病,知肝传脾,当先实脾"之要旨。

慢性肝病的病机演变的过程中多有"气郁、痰生、血瘀、正虚"的特点。《黄帝内经》中对肝脏已有比较全面的论述,如"肝者,将军之官,谋略出焉""肝者,罢极之本,魂之居也""肝主敷和""诸风掉眩,皆属于肝"。《金匮要略》曰:"知肝之病,当先实脾。"再经过历代医家的医疗实践及经验积累,出现了许多治疗肝病及肝脏相关疾病的有效方剂。王旭高认为"肝病最杂",以"肝气、肝火、肝风"统之,均为肝用太过所致。始于气郁,化而为火,盛则为风,故郁而不舒为肝气,气郁化火为肝火,阳升无制为肝风。其临床表现虽然复杂多变,而其基础则为肝失疏泄、肝气郁结。一旦肝之疏泄失职,或疏泄不及,或疏泄太过,往往致肝之经气不利,肝经所过部位胀闷疼痛;且影响往往及于各脏腑,而致脏腑功能紊乱,正如王旭高所言:"侮脾乘胃,冲心犯肺,挟寒扶痰,本虚标实,种种不同。"在人之体,五脏为病,各有其特征。诸如肝病多气逆,脾病多湿阻,肾病多寒厥,心病多热盛。刘渡舟认为肝性欲散,有生升的特点,故肝病多郁。郁则经气逆,郁则血脉阻,气血不和,百病由生。肝病气分固然以气郁为重,而血分肝病因血虚肝失柔和,同样有肝郁的特征。由此可见"郁"存在于肝病的始终,是肝病的一个重要病理改变。刘渡舟还认为,"郁"又是肝病发展变化的一个重要病理基础。验之于临床,肝气郁久不解,不但可以横逆上犯,更能化火伤阴,阴伤则气病及血,使气分肝病渐次入于血分,血分肝病肝失柔和,又常累及气分,使气郁更甚。诚如朱丹溪所云:"气血冲和,万病不生,一有怫郁,百病生焉。故人生诸病,多生于郁。"同时张锡纯认为:"人之元气,根基于肾,而萌芽于肝。凡物之萌芽,皆嫩脆易伤损。"因此提出,肝虚证为临床常见之证,反对片面强调攻伐肝脏,不只着眼于肝实。更重视肝虚,补肝之法为其常用之法。治肝不仅降肝、镇肝,而是从肝的生理特性出发,更重视升肝,升降相因,以顺肝之本性。

【李飞泽点评】 慢性肝病多见舌质红、肝掌、蜘蛛痣、白睛红赤、咽喉暗红、手心色红、脸色红滞、面斑起、齿衄等热入血络的临床表现。恰应叶天士"百日久恙,血络必伤""经年宿病,病必在络"之说。本案以腰酸、口干为主要表现,然患者有慢性肝病史10余年,其症之源在于肝,而慢性肝病是为病之本。因此本病的治疗应从病施治,加诸活血化瘀之品以治之。当然,从治未病的角度,亦遵仲景之义,施以实脾之治,亦为必需。

胁痛 | 病例2

患者姓名:汪某　　性别:女　　年龄:36岁
就诊日期:2020年3月11日　　发病节气:惊蛰

【脉案】 患者诉剑突下及右胁疼痛反复发作2年,本次2天前又有发作,脐上为主,稍伴恶心、嗳气,无反酸呃逆,无恶心呕吐,纳寐尚可,二便调畅。3月10日浙江省舟山医院超声检查示:胆囊炎、胆囊结石,胆囊壁结节伴高回声、息肉待排,双肾小结晶。舌边红,苔薄黄腻,脉细小弦。西医诊断:胆囊炎、胆囊结石。中医诊断:胁痛(肝胆湿热)。予柴胡三金汤加减以清热利湿排石。7剂后症状缓解。

【首诊方药】 柴胡三金汤加减7剂。

柴胡10 g	枳壳20 g	炒白术10 g	炒白芍10 g
郁金10 g	金钱草30 g	黄芩10 g	制大黄10 g
生鸡内金30 g	川楝子10 g	制香附10 g	蒲公英30 g
白花蛇舌草30 g	厚朴10 g		

【诊治小结】 本案方中"三金"组药金钱草、郁金与鸡内金专化胆囊结石;柴胡疏肝行

气止痛;黄芩和解清热,除少阳之邪;制大黄清热通腑排石;炒白芍缓急止痛;郁金疏肝解郁,行气止痛;鸡内金消坚磨积,软化结石;川楝子、厚朴、制香附疏肝理气止痛;蒲公英、白花蛇舌草清热解毒。诸药合用,共奏清热除湿、疏肝行气、利胆解郁、磨积化石、攻下通胆腑之效。

胁痛是肝胆疾病中常见之证,主要表现为胁肋部疼痛,临床常见的西医疾病如慢性肝病、胆囊炎、胆石症、慢性胰腺炎及肋间神经痛等以胁痛为主要症状时,均可参考本病治疗。

临床多依据《类证治裁》,将胁痛分类为肝郁、肝瘀、痰饮、食积、肝虚五类。胁痛主要责之于肝胆,且与脾、胃、肾相关,多以虚实并见之证为常;且致病既可气滞及血,又可血瘀阻气,以致气血同病。胁痛的基本病机为气滞、血瘀、湿热蕴结致肝胆疏泄不利,不通则痛,或肝阴不足,络脉失养,不荣则痛。胁痛的治疗着眼于肝胆,分虚实而治。实证宜理气、活血通络、清热祛湿;虚证宜滋阴养血柔肝。临床上还应据"痛则不通""通则不痛"的理论,以及肝胆疏泄不利的基本病机,在各证中适当配伍疏肝理气,利胆通络之品。临床常见四型:其一为肝气郁结型,治当疏肝理气,方用柴胡疏肝散;其二为瘀血阻络型,治当活血化瘀,理气通络,方用血府逐瘀汤,若外伤史明确,则可予复元活血汤;其三为湿热蕴结型,治当清热利湿,理气通络,方用龙胆泻肝汤;其四为肝阴不足型,治当养阴柔肝,佐以理气通络,方用一贯煎。

区别于其他因素导致的胁痛,胆石症所致的胁痛多见于湿热型,在治疗上除清利湿热之外,还应注意化石排石,方药的选择上亦应有所侧重。郁金、金铃子、青皮、陈皮,疏肝以解郁,理气兼消积。现代药理分析得知,郁金所含挥发油,有促进胆汁分泌和排泄作用,并使胆囊收缩,有利胆作用,挥发油还可溶解泥沙状结石,故用于胆结石尤宜;海金砂、金钱草、鸡内金,清泄湿热,利水通淋,化坚消石,鸡内金兼可健脾,须生用碾末吞服;冬葵子、冬瓜子、瓜蒌,滑以去着,通窍利湿,还有消痈排毒作用;制川厚朴、甘草、枳实,不加大黄而配以滑利之品,既有小承气汤行气除滞、清热通便作用,又可避免用药过峻而伤胃气。上药皆可选择使用。

【李飞泽点评】 胁痛为临床常见病,以辨外感、内伤,在气、在血和辨虚、实为辨证要点。胁痛的治疗应着眼于肝胆,分虚实而治。实证宜理气、活血通络、清热祛湿;虚证宜滋阴养血柔肝。在各证中适当配伍疏肝利胆,理气通络之品。但应注意,对于香燥理气之晶,不宜过量服用。同时现代中药药理研究表明,柴胡、枳壳、大黄、郁金均能增加胆汁分泌量,促进胆囊收缩,有利于排石;大黄、金钱草、枳壳能显著松弛奥迪括约肌,有利于结石排出;鸡内金具有较好的溶石作用。可以适当应用上述药物改善症状。

郁病 | 病例 3

患者姓名:诸某　　性别:女　　年龄:69 岁

就诊日期:2018 年 10 月 10 日　　发病节气:寒露

【脉案】 患者有焦虑症病史,一直服用氟哌噻吨美利曲辛片半片,每日 1 次,诉近日入睡困难,噩梦多,多走即感疲劳,伴稍有头眩不适,口干口苦,精神差,纳可,二便调,舌淡,苔薄黄,舌边齿痕,脉弦细。拟诊郁病(肝郁心脾虚),治以逍遥散合栀子豉汤加减。二诊:氟哌噻吨美利曲辛片半片,隔日 1 次,自觉精神较前好转,噩梦减少,头中轰鸣感,入睡仍较困难,苔薄黄稍腻,脉细小弦,前方予龙齿 15 g 易龙骨以加强镇惊安神除烦之功。三诊:隔两日口服半片氟哌噻吨美利曲辛片,精神状态一般,感头重,入睡尚可,噩梦仍有,舌淡,苔薄,脉细,予前方加梅花 10 g,百合 30 g 以安神助寐。服药 20 余剂后症状改善。

【首诊方药】　逍遥散合栀子豉汤加减 7 剂。

柴胡 10 g	当归 10 g	茯苓 10 g	炒白术 10 g
炒白芍 10 g	生姜 3 g	大枣 10 g	炙甘草 5 g
薄荷^后 5 g	焦栀子 10 g	淡豆豉 10 g	酸枣仁 10 g
龙骨^先 15 g	远志 5 g	磁石^先 30 g	

【诊治小结】　郁病是由于情志不舒、气机郁滞所致,相当于现代医学中的神经衰弱、焦虑症、癔症、情感性精神障碍的抑郁状态、围绝经期综合征等病证。《黄帝内经》中有"五气之郁说":木郁达之,火郁发之,土郁夺之,金郁泄之,水郁折之;《金匮要略》中有脏燥以甘麦大枣汤治之,梅核气以半夏厚朴汤治之的记载;《丹溪心法》提出了气、血、火、食、湿、痰六郁之说,并创制六郁汤、越鞠丸沿用至今;《临证指南医案》充分注意到精神治疗对郁病具有重要的意义,认为"郁证全在病者能移情易性"。本病病因多为情志内伤,病理基础为气机郁滞,病机为肝失疏泄、脾失健运、心失所养及脏腑阴阳气血失调,病位在心、肝、脾,其中郁病以气郁为先。本病初期多属实证,日久渐成虚证或见虚实夹杂之证。郁病初起,病变多以肝郁气滞为主,常常兼有血瘀之象,或饮食积滞,或气郁化火,或痰浊郁结,上述四个兼证多为实证。病久则易由实转虚,随其影响的脏腑及损耗气血阴阳的不同,从而形成心、脾、肝亏虚的不同病变,甚则影响至肾的虚损。在郁病的治疗上,理气开郁、调畅气机、怡情易性是其基本原则。实证首当理气开郁,并应根据是否兼有血瘀、痰结、湿滞、食积等而分别采用活血、祛痰、化湿、消食等法。虚则补之,或养心安神,或补益心脾,或滋养肝肾。虚实夹杂者,又当兼顾。

关于郁病的舌脉诊断上,在跟师及个人临证中,发掘了"肝郁线"的舌面表现,是以舌面两侧上出现的细长黏腻的唾沫线或竖条状浅痕,均可称作肝郁线,部分患者可于舌面一侧出现该线。只要见肝郁线,则必有肝郁证候。

郁病的治疗,当在治肝调畅气机的基础上,随症加减治之。患者郁病日久,阴血暗耗,肝失条达而疏泄失司,肝气横逆,眩晕、口干苦随之而起;脾虚运化无权故见神疲肢软,动则消气更甚,故多走即感疲劳;心失所养,心神不宁,故见寐差梦多;舌脉符合肝郁心脾两虚之证。治当以疏肝解郁、养血健脾、宁心除烦为主,方用逍遥散合栀子豉汤加减治之。逍遥散是为肝郁脾虚而设,栀子豉汤则是为虚烦不寐、内有瘀热而设,龙齿用以镇惊除烦,安神助寐,梅花、百合则用以理气、助寐、安神。经治症状改善,氟哌噻吨美利曲辛片的使用频次亦逐渐延长。

【李飞泽点评】　中医在郁病的治疗方面有巨大优势,本案患者通过治疗,使其对氟哌噻吨美利曲辛片的依赖性逐渐减弱,而且症状亦得到明显改善。作为治疗的手段,本病的治疗除了中药内服,精神调摄亦十分重要,切不可忽视了情志疏导、怡情易性等非药物治疗手段的运用。

梅核气｜病例 4

患者姓名:费某　　性别:女　　年龄:70 岁
就诊日期:2019 年 1 月 8 日　　发病节气:小寒

【脉案】 患者因"咽中有痰 1 月余"就诊。1 个月余来自觉咽中有痰,痰稠难咯,有耳聋、耳蒙感,自觉口干、口苦。平素胃纳可,夜寐安,二便调。查体:神清,精神一般,面色欠华,咽部略充血,扁桃体无肿大,颈部无肿大,心肺听诊无殊,腹软,四肢肌力肌张力正常。舌边尖红,苔薄白,边有齿痕,脉细弦。西医诊断:慢性咽炎。中医诊断:梅核气(气滞痰阻证)。治以理气、健脾、化痰。予黄连竹茹橘皮半夏汤加减。二诊时,前症好转,仍有口干、口苦,舌边尖红,苔薄白,边有齿痕,脉细弦。前方加柴胡 10 g,白芍 10 g,共 7 剂。用药 2 周,症状缓解。

【首诊方药】 黄连竹茹橘皮半夏汤加减 7 剂。

黄连 5 g	陈皮 10 g	姜半夏 10 g	竹茹 10 g
石菖蒲 10 g	远志 10 g	茯苓 15 g	枳壳 10 g
瓜蒌皮 10 g	辛夷 10 g	蔓荆子 10 g	黄芩 10 g
橘核 10 g	桑叶 10 g	桑白皮 10 g	生甘草 5 g

【诊治小结】 梅核气的概念基本等同于西医中的慢性咽炎,梅核气的出现,往往与痰证有关。梅核气患者有两个特点:一是脾胃不健运,二是多有肝郁。脾失健运,故而生痰,痰阻清窍,患者可有咽中如有物梗,耳聋、耳蒙感。患者见口干、口苦,肝郁脾土,症状未能减轻。治疗梅核气的经典处方,是《金匮要略》半夏厚朴汤,方中偏温燥,故李飞泽用黄连竹茹橘皮半夏汤加减。黄连竹茹橘皮半夏汤出自《温热经纬》,主治湿热呕吐,治以清胃化湿,理气降逆。此方于橘皮竹茹汤中去生姜之温,加黄连之苦寒,以降诸逆冲上之火,因患者口干、口苦,耳聋、耳蒙,故加用石菖蒲、瓜蒌皮、黄芩、橘核豁痰开窍。全方配伍有辛开苦降之意。

【李飞泽点评】 梅核气易复发,因胃气偏弱,气滞痰阻易反复出现,较难根治。肝郁症状的出现,与患者情绪、生活环境密切相关,后续可疏肝健脾稳固效果。

第三节　肺系病系列

咳嗽｜病例 1

患者姓名:吴某　　性别:男　　年龄:64 岁
就诊日期:2019 年 3 月 5 日　　发病节气:雨水

【脉案】　患者因"咳嗽1周"就诊，诉咽痒而咳，伴咳黄白相间痰，量一般，口干而黏；非刺激性呛咳，无发热，无咽痛，无气急胸痛，纳寐可，小便畅，大便尚调。苔薄黄稍腻，脉细弦。考虑肺热咳嗽，以桑菊饮加减治疗。治以疏风清热，宣肺止咳。7剂而诸证消。

【首诊方药】　桑菊饮加减7剂。

桑叶 10 g	桑白皮 10 g	菊花 10 g	桔梗 10 g
杏仁 10 g	黄芩 10 g	黄连 5 g	鱼腥草 30 g
金荞麦 30 g	浙贝母 10 g	前胡 10 g	紫菀 10 g
瓜蒌皮 10 g	竹茹 10 g	连翘 20 g	蝉蜕 10 g
薄荷^后 5 g			

【诊治小结】　本案方中加金荞麦、鱼腥草与连翘以清肺中之热，并予黄连助其泻热，浙贝母、瓜蒌皮、竹茹、前胡以清热化痰，黄芩、蝉蜕与薄荷轻宣利咽。杏仁和桔梗二药相须为用，一宣一降，以复肺脏宣降功能而止咳，是宣降肺气之常用组合；一以轻清宣散之品，疏散风热以清头目；一以苦辛宣降之品，理气肃肺以止咳嗽。诸药合伍，共奏清热宣肺、利咽止咳化痰之功。

咳嗽是由内外因引起肺气不清失于宣肃、迫气上逆而作发，分外感咳嗽与内伤咳嗽。外感咳嗽病因为外感六淫之邪，主要分风寒、风热及风燥三型；内伤咳嗽病多因饮食、情志等内伤因素致脏腑功能失调，内生病邪，其病理因素主要为"痰"与"火"，临床主要有痰湿蕴肺、痰热郁肺、肝火犯肺与肺阴亏耗四型。咳嗽的治疗应分清邪正虚实。外感咳嗽，为邪气壅肺，多为实证，故以祛邪利肺为治疗原则，根据邪气风寒、风热、风燥的不同，应在疏风的基础上，分别施以散寒、清热、润燥治疗。内伤咳嗽，多属邪实正虚，故以祛邪扶正，标本兼顾为治疗原则，根据病邪为"痰"与"火"，祛邪分别采用祛痰、清火为治，正虚则养阴或益气为宜，又应分清虚实主次处理。《素问·咳论》："五脏六腑皆令人咳，非独肺也。"故咳嗽的治疗，除直接治肺外，还应从整体出发注意治脾（脾为生痰之源）、治肝（肝与肺乃相克关系）、治肾（肾主纳气）等。外感咳嗽一般均忌敛涩留邪，当因势利导，使肺气宣畅则咳嗽自止；内伤咳嗽应防宣散伤正，注意调理脏腑，顾护正气。

临床上亦有二方用于咳嗽频率高。其一为《医学心悟》所载之止嗽散，书中述可治诸般咳嗽，谓"本方温润和平，不寒不热，既无攻击过当之虞，大有启门驱贼之势。是以客邪易散，肺气安宁"。本方功效为宣肺疏风，止咳化痰，主治外感咳嗽，症见咳而咽痒，咯痰不爽，或微有恶风发热，舌苔薄白，脉浮缓。本方性虽平和，但总属辛温之帖，故阴虚肺燥以致咳嗽或咯血者不宜使用。如肺热咳喘，须加贝母、知母、瓜蒌、黄芩之类，不宜单独使用。表邪重者，亦非本方所宜。其二为加味喉科六味汤，乃《喉科秘旨》之六味汤加木蝴蝶、紫苏叶、蝉蜕而成。所谓风燥伤津，咽喉失濡，喉痒呛咳，越咳越痒，越痒越咳，痰少难咯者，祛风润燥，宣肺祛痰，加味喉科六味汤主之。

【李飞泽点评】　咳嗽在临床上最为常见，且最为难平。中医治疗多以宣肺止咳、化痰止咳、润肺止咳等治之，少有活血化瘀疗法。若临证兼有瘀血征象者，亦可以活血类中药随症治之，特别是对于久咳患者，临床多有获效。《医宗必读·咳嗽》云："药不宜静，静则流连不解。"即此意也。首先，临证时不可见咳治咳，《黄帝内经》有云："五脏六腑皆令人咳，非独肺也。"是谓辨病位;其次,咳嗽多分外感或内伤,是谓辨病性;再次,往往伴随咽部不适、咳痰、汗出情况及中焦气机是否如常,是谓辨伴随症。遣方用药时务必综合考虑。本案以咳嗽咳痰为主症,三月季风温之邪外伤腠理,上犯于肺,致肺气不宣,气逆而咳;咽痒是为内有肺热,口干而黏是为肺热耗液炼之为痰,故治疗予桑菊饮为主方。

咳嗽 | 病例 2

患者姓名:赵某　　　性别:女　　　年龄:52 岁
就诊日期:2020 年 4 月 19 日　　　发病节气:谷雨

【脉案】 患者诉干咳、气急半月余,吸入热气则感上症加重,伴稍口干咽干,无气逆而咳,非刺激性呛咳,无咽痒咽痛,无流涕咳痰,无胸闷心痛,无恶风畏寒等,体温正常,有"过敏性皮炎"病史。胃纳一般,夜寐尚安,二便调畅。舌质偏红,苔薄黄,脉弦略涩。是为风热袭表,肺卫失宣而致。治以银翘散疏风清热解表以去浮邪,加杏仁以宣肺利气,而以喉科六味汤加减,治以祛风宣肺、润燥止咳。

【首诊方药】 银翘散合喉科六味汤加减 7 剂。

金银花 10 g	连翘 10 g	竹叶 10 g	芦根 10 g
桔梗 10 g	杏仁 10 g	蝉蜕 10 g	薄荷^后 5 g
防风 10 g	木蝴蝶 6 g	射干 10 g	桂枝 10 g
牛蒡子 10 g	黄连 5 g	黄芩 10 g	僵蚕 10 g
生甘草 5 g			

【诊治小结】 咳嗽在外感病中属于常见症状,多由外邪犯肺,使肺气壅遏不畅,肺失宣肃,上逆作声而致。临床大致为风热、风寒、风燥三因为患。风热所致之咳嗽多表现为咳嗽咳痰不爽,痰黄或稠黏,喉燥咽痛,常伴恶风身热,头痛肢楚,鼻流黄涕,口渴等表热证,舌苔薄黄,脉浮数或浮滑。风寒所致之咳嗽咳声重浊,气急,喉痒,咯痰稀薄色白,常伴鼻塞、流清涕、头痛、肢体酸楚、恶寒发热、无汗等表证,舌苔薄白,脉浮或浮紧。风燥所致之咳嗽多表现为喉痒干咳,无痰或痰少而粘连成丝,咳痰不爽或痰中带有血丝,咽喉干痛,唇鼻干燥,口干,常伴鼻塞、头痛、微寒、身热等表证,舌质红干而少津,苔薄白或薄黄,脉浮。在治疗上总以祛邪利肺为原则,根据邪气风热、风寒、风燥的不同,在疏风之治中分别兼以清热、散寒、润燥之法治疗。

对于治疗干咳、久咳者,症见喉痒呛咳,越咳越痒,越痒越咳,痰少难咯,推崇加味喉科六味汤(荆芥、防风、桔梗、甘草、薄荷、僵蚕、蝉衣、紫苏叶、木蝴蝶),并认为本方有祛风润燥、宣肺祛痰之效,临床治呛咳初起,抑或久咳而浮邪未尽,皆有奇效。

【李飞泽点评】 咳嗽的治疗应分清邪正虚实,外感咳嗽以祛邪利肺为治疗原则,而内伤咳嗽,多属邪实正虚,故以祛邪扶正,标本兼顾为治疗原则,根据病邪为"痰"与"火",祛邪分别采用祛痰、清火为治,正虚则养阴或益气为宜,又应分清虚实主次处理。本案以干咳、气急为主症,吸入热气为甚,热气入于肺络,与风热相合而邪更甚,故见吸入热气干咳气急加重;口干咽干是为液不养咽,津不濡喉之象,且久咳亦可损伤肺阴。舌红、苔薄黄是为风热之征,脉弦涩是为津亏燥邪之征,故采用宣肺解毒,养阴润肺之法治之。

咳嗽 | 病例 3

患者姓名:王某　　性别:男　　年龄:53 岁

就诊日期:2019 年 9 月 25 日　　发病节气:秋分

【脉案】　患者因"咳嗽、咽痒伴胸闷 4 个月"就诊。4 个月前出现咳嗽、咽痒不适,痰黏不易咯出,痰色灰白相兼,时有胸闷气短。当时未在意,症状持续 2 个月未见好转,于浙江省舟山医院呼吸科检查,胸部 CT 检查示两肺多发结节样高密度影,肺门淋巴结肿大。进一步住院检查:心肺听诊无异常,血常规、生化指标未见异常,无发热,无腥臭脓痰,无潮热盗汗。胸部 X 线检查示两肺多发结节灶,右侧胸膜增厚。经皮穿刺结果阴性。经过抗感染、化痰等治疗未见明显改善。8 月 25 日行 PET/CT 检查示双肺多发结节影,FDG 代谢异常增高,右肺上叶尖段及中叶慢性炎症。9 月 2 日转上海市胸科医院进一步诊治,实验室检查未见异常,查体未见明显异常。胸部 X 线检查示两肺野多发结节,两侧胸腔少量积液。9 月 7 日胸腔镜下右肺上叶楔形切除并活检,病理报告示(右肺)病变区肺泡塌陷,见大量淋巴细胞、浆细胞浸润,伴组织细胞反应,为炎症性病变。予继续抗菌治疗,并拟行激素治疗,患者拒绝使用激素,9 月 17 日回舟山就诊。刻下:消瘦,面色萎黄,阵发性咳嗽,色灰白相间,质黏,胸闷气短,纳呆,夜寐欠佳,二便调,舌淡红,苔白滑,脉沉细。西医诊断:多发性肺结节;中医诊断:咳嗽病(痰饮内伏,肺失宣降)。治以温肺化饮,化痰散结。予小青龙汤合葶苈大枣泻肺汤加减 10 剂。二诊:服用前药后咳嗽改善明显,痰色白、量多,胸闷气短存,胃纳可,二便调,舌脉同上,原方加减 14 剂。三诊:复查肺部增强 CT 示两肺散在结节影,对照原片,双肺结节减少明显。咳嗽缓解,痰少色白,面色稍润,略有口干,仍乏力,舌淡红,苔薄白,脉细。前方去干姜、细辛、葶苈子,加黄芪 30 g,防风 10 g,炒白术 30 g,14 剂。服法同前。四诊:两肺结节影大部分消失,咳嗽缓解,口干存,精神可,纳寐可,无其他不适。脉淡红,苔薄,脉细弦。予益气养阴,培土生金治疗。继续调养 3 个月,CT 复查正常。随访 4 个月未见复发。

【首诊方药】　小青龙汤合葶苈大枣泻肺汤加减 10 剂。

炙麻黄 12 g	桂枝 12 g	炒白芍 12 g	干姜 6 g
细辛 3 g	姜半夏 12 g	葶苈子 15 g	白芥子 20 g
制南星 30 g	桔梗 10 g	杏仁 10 g	野荞麦根 30 g
桃仁 12 g	大枣 12 g		

【诊治小结】　患者肺结节病诊断明确,综合脉症,考虑痰饮伏肺,肺失宣降,痰瘀内阻所致。《金匮要略》言:"膈上病痰,满喘咳吐……必有伏饮。"陈修园认为,伏饮可以用小青龙汤治疗。本案以小青龙汤温肺化饮,葶苈大枣泻肺汤泻肺气之闭,逐痰饮;而白芥子、杏仁、桔梗、野荞麦根为上海中医药大学附属龙华医院肿瘤科治疗肺结节的常用药,解毒化痰散结,加制南星、桃仁增强破结祛饮之功。

【李飞泽点评】　脾胃为生痰之源,肺为储痰之器,本案治疗既重视清肺、又不忘健脾。

在化痰散结基础上,予健脾养肺,以杜绝伏痰再生。

咳嗽 │ 病例 4

患者姓名:林某　　　性别:男　　　年龄:65 岁
就诊日期:2019 年 9 月 1 日　　　发病节气:白露

【脉案】　患者因"反复咳嗽、气喘 10 年余,加重 20 余天"就诊。10 余年前因咳嗽、气喘就诊于浙江省舟山医院,诊为"慢性支气管炎",此后咳嗽经常发作,未行规律治疗。20 余天前汗出吹风后咳嗽开始加重,8 月 15 日浙江省舟山医院行肺部 CT 检查无殊。刻下:咳嗽,有痰,痰黏、难咳出,时有气急,口干明显,夜寐欠安,每晚大约可入睡 6 小时,无明显畏寒、发热,胃纳可,眠差,二便无殊,舌边尖淡红,苔白腻,脉细弦。查体:神志清,精神可,两肺未闻及干湿啰音。西医诊断:慢性支气管炎急性发作;中医诊断:咳嗽病(肺脾气虚,肝气犯脾肺)。治以宣肺清热化痰,疏肝健脾。予三拗汤合桑菊饮加减 7 剂。二诊:咳嗽、气急较前明显减轻,夜寐欠安仍有,每晚入睡约 5 小时,其他无殊,神志清,精神可,胃纳可,眠一般,二便无殊,舌边尖淡红,苔薄白,脉细弦。中药前方加熟地黄 30 g,茯神 10 g,共 7 剂。服法同前。

【首诊方药】　三拗汤合桑菊饮加减 7 剂。

桑白皮 10 g	桑叶 10 g	菊花 10 g	桔梗 10 g
杏仁 10 g	黄连 5 g	黄芩 10 g	鱼腥草 30 g
金荞麦 30 g	浙贝母 10 g	瓜蒌皮 10 g	竹茹 10 g
炒白术 10 g	茯苓 30 g	炙甘草 10 g	紫苏子 10 g
陈皮 10 g	炙麻黄 10 g		

【诊治小结】　患者为老年男性,有反复咳嗽、气喘病史 10 年余,本次因咳嗽加重来门诊。咳嗽,痰黏,气急,口干,眠差,舌边尖淡红,苔白腻,脉细弦。无恶寒发热、鼻塞、头痛等表证,考虑内伤咳嗽。患者咳嗽病史 10 年余,久咳伤肺,肺气不足,宣降失司,固见反复咳嗽;金久虚,子盗母气,运化失司,痰湿内停于肺,加重肺之宣降,故见咳痰;脾气亏虚,气血生化乏源,土虚木郁,木火横逆,扇火,乘脾胃,伐肺金,故见口干,痰黏,夜寐差。故治疗上宣肺止咳,清热润肺化痰,健脾以培土生金。首诊方中桑白皮、菊花、桔梗、杏仁宣肺止咳;麻黄、紫苏子一宣一降,恢复肺之宣降之功能;《医学入门·咳嗽》言:"久咳者有痰者燥脾化痰,无痰者清金降火,或补中稍佐发散清火。"故予炒白术、茯苓、炙甘草、陈皮健脾燥湿化痰;同时本患者痰质黏不易咳出,伴口干,舌尖红,寐差,脉弦细。考虑心肝火旺,予黄连、黄芩、金荞麦、鱼腥草清心肝及肺火。痰火交蕴,予浙贝母、瓜蒌皮、鱼腥草、竹茹清热化痰。二诊时加熟地黄,一为壮水以涵木;二为治咳嗽,实则治肺,虚则治肾,熟地黄补益肺肾,促进肺气宣降之功。再加茯神以宁心安神标之治也。

【李飞泽点评】　治疗内伤咳嗽,要谨记:"五脏六腑,皆令人咳,非独肺也"(《黄帝内经》)的经典指导原则。临床上我们治疗咳嗽要不离于肺,亦不限于肺。

咳血 ｜ 病例 5

患者姓名：鲍某　　　性别：女　　　年龄：48 岁

就诊日期：2019 年 9 月 5 日　　　发病节气：白露

【脉案】　患者因"反复咳嗽、咳血 5 年，加重 2 周"就诊。5 年来反复咳嗽、少量白痰，时有咳血，为痰中带血，重则咳纯血。曾做 CT 检查示支气管扩张，肺结节。刻下：咳嗽，痰少，痰中带血，血鲜红，气急，乏力，消瘦，心烦不安，急躁易怒，口干、口苦，大便干，夜寐差，易醒，舌红，苔薄稍黄，脉弦细数。西医诊断：支气管扩张，肺结节；中医诊断：咳血病（木火刑金）。治以急则治其标，清肝泻火，化痰通腑，安络止血。予清肺汤合黛蛤散加减。二诊：服药后咳嗽减轻，痰中带血较前减少，仍存胸闷气急；大便通畅，口干、口苦仍存，夜寐欠佳，舌红，苔薄黄，脉弦数。原方去生大黄，加麦冬 10 g，侧柏炭 30 g，血余炭 15 g，共 7 剂。服法同前。三诊：咳嗽、咳血缓解，少量咳痰，色淡黄，痰中已无血液，胸闷气急好转。口干，夜寐差，多梦，大便偏干，胃纳可，舌红，苔薄，脉弦细。治疗宜滋阴柔肝，润肺安络。处方以前方为主，后期注重养阴柔肝，补益肝肾，润肺养络，调治 2 个月未见咳血发作。转而进入健脾疏肝、补肾扶正治疗。

【首诊方药】　清肺汤合黛蛤散加减 7 剂。

黄芩 10 g	生地黄 10 g	桑白皮 15 g	瓜蒌子 15 g
瓜蒌皮 15 g	青黛^包 6 g	海蛤壳^先 30 g	龙胆草 6 g
生栀子 10 g	仙鹤草 30 g	生大黄 10 g	炒麦芽 15 g
生甘草 6 g			

【诊治小结】　本案患者有支气管扩张病史，肺气虚损，损及肝肾，肝肾不足，肝郁化火，更灼烧肺络，故见咳血；肝火上攻，胆火不降，则口干口苦；火热炙盛，耗阴扰神，则大不寐；肺受火刑，肺金不足，大肠失润不降，故见大便干；舌红苔黄，脉弦数均为肝火上炎的表现。治疗宜清肝泻火，化痰通腑；待血止后需要治本，养阴柔肝，润肺和络。

【李飞泽点评】　支气管扩张属于中医"血症"的范畴，属于"咳血"类，内伤多见于情志过激、气郁化火所致。在正气虚损情况下，常可外感引动内伤。基本病机为邪气蕴结于肺，正气不能祛邪外出，蕴久化热，灼烧肺络而成，急着治其标，因此清热凉血止血是关键，待病情缓解后要重视肺、脾、肾的调养。

喉痹 ｜ 病例 6

患者姓名：芮某　　　性别：女　　　年龄：71 岁

就诊日期：2019 年 4 月 4 日　　　发病节气：春分

【脉案】　患者因"咽痛 3 天"就诊。3 天前感受寒凉后出现咽痛，鼻塞，脚冷，头部畏风，偶有咳嗽、少痰，左下腹时有隐痛，胃纳一般，夜寐尚安，大便偏干，舌红，苔薄黄腻，脉浮。查体：咽部充血红肿，扁桃体Ⅱ度肿大。血常规未见明显异常。西医诊断：急性咽喉炎；中医诊断：喉痹病（风热袭肺证）。治以清热疏风，利咽解表。处方予银翘散加减 5 剂。

复诊时咽痛鼻塞等症状已缓解,昨起尿频尿急感,尿常规检查示:白细胞(＋＋),红细胞(＋＋＋)。舌红,苔薄黄腻,脉弦。前方加清热利湿药,5剂。三诊:尿频尿急及上感症状均缓解,感左中腹隐痛不适,有糜烂性胃炎病史,舌红,苔薄黄,脉弦细,予葛根芩连汤、痛泻要方加减治疗。

【首诊方药】 银翘散加减5剂。

金银花10 g	连翘10 g	竹叶10 g	芦根10 g
荆芥穗10 g	防风10 g	薄荷[后]5 g	辛夷10 g
炒白术10 g	茯苓15 g	陈皮10 g	紫苏叶10 g
生薏苡仁30 g	炙甘草5 g		

【诊治小结】 银翘散为温病著名方剂,类似于桂枝汤之于伤寒论。《温病条辨》称本方为"辛凉平剂",用于温病初起,有辛凉解表、清热解毒之功。方中金银花、连翘清热解毒,轻宣透表,用为主药;荆芥穗、薄荷辛散表邪,透热外出,是为臣药,其中荆芥穗辛温,但温而不燥,且与金银花等辛凉解毒药物同用,则可增强发表之功;竹叶、芦根甘凉轻清、清热生津而止渴,为佐药,炙甘草又能调和诸药,兼为使药。全方辛凉解表与清热解毒药物共同组方,故可用于风热温邪诸证。患者表证为主,兼顾里证,目前表证解决,但余邪内扰,予葛根芩连汤、痛泻要方透邪,清邪兼健脾柔肝治疗。

【李飞泽点评】 本案表证兼有里证,表里具有者先解表证,后消里证。本案的治疗体现了这一分治原则。

喉痹 | 病例 7

患者姓名:罗某　　性别:女　　年龄:24岁
就诊日期:2019年4月4日　　发病节气:清明

【脉案】 患者因"晨起咽痛1月"就诊。1个月来晨起咽痛明显,伴咽痒,咯痰色黄,平素无明显咳嗽,无发热恶寒,无气急气促。近1个月来反复发作口腔溃疡3次。胃纳尚可,夜寐安,大便2～3日1次,不干,小便调。近半年月经量较前减少,月经周期正常,无血块及痛经。查体:神清,精神一般,咽红,悬雍垂长。肺部听诊呼吸音粗,无明显干湿性啰音。腹软无压痛反跳痛。舌质偏红体胖,苔薄白,脉弦数。西医诊断:咽炎;中医诊断:喉痹病(肺热壅闭)。治以清热宣肺。二诊:患者诉近日感冒后咽痛,咳嗽,咯痰,痰色黄,畏寒,汗出后畏寒缓解,纳寐可,大便烂。查体:皮肤潮红,咽红,扁桃体Ⅱ度肿大,舌质偏红,苔薄白,脉数。中药7剂症状缓解。

【首诊方药】 升麻桔梗汤加减7剂。

麻黄3 g	升麻10 g	射干10 g	玄参15 g
厚朴10 g	桔梗5 g	生甘草10 g	赤芍10 g
丹皮10 g	芦根20 g		

【诊治小结】 患者症见咽痛咽痒伴咽红,结合舌脉,肺热壅于肺之门户,故初诊以麻黄宣肺,升麻清热利咽,此处应用不是利用其升提作用。另升麻、射干对药也以清热解毒利咽

为主。桔梗汤(桔梗、甘草)主治风邪热毒客于少阴,上攻咽喉。全方以清热宣肺解毒利咽。二诊患者感冒后咽痛,冷后盖被汗出缓解,此处可理解为往来寒热,为少阳病,故而患者太阳、少阳合病,以柴胡桂枝汤调和营卫,和解少阳。但患者脉数舌红咽红,考虑三阳合病,加用石膏清里热。

【李飞泽点评】 "少阴病,二三日,咽中痛者,可与甘草汤;不差,与桔梗汤。"原方剂量甘草二,桔梗一,此方中用原剂量。也有加重桔梗剂量效果较好的说法,但口味会差,临床可试用。另"喉症忌表",但患者反复发作口腔溃疡,故可略用解表清热药,亦非忌表。

第四节　脾胃病系列

胃痞｜病例 1

患者姓名:钱某　　　性别:男　　　年龄:50 岁

就诊日期:2018 年 9 月 1 日　　　发病节气:处暑

【脉案】 患者近来饮酒后感胃脘部不适,时有嗳气,伴口干,双下肢乏力,无反酸呃逆,无恶心呕吐,无胸闷心痛等,小便畅,大便偏烂,纳寐尚可,舌淡红,苔白腻,舌中根部为甚,脉弦细。予香砂六君子汤加减。二诊:上症明显缓解,时有头部汗出,舌淡红,苔薄白稍腻,脉细。予前方加旋覆花、代赭石以下气消痞,配以浮小麦敛汗而治之。两诊而见效收功。

【首诊方药】 香砂六君子汤加减 7 剂。

炒党参 10 g	白术 10 g	茯苓 30 g	六一散[包] 10 g
制半夏 10 g	陈皮 6 g	木香 5 g	炙甘草 5 g
炒枳壳 20 g	佛手 10 g	降香 10 g	黄连 5 g
禹余粮 10 g	旋覆花[包] 10 g	煅赭石[先] 30 g	干姜 6 g
浮小麦 30 g			

【诊治小结】 本案患者久居海岛,脾胃素虚,兼之素喜饮酒,酒浆之品本易生湿蕴热,致中焦气机升降失常,发为胃痞。四肢乏力为脾气虚之象,便溏口干为内有湿浊之征,嗳气为气机不畅表现,舌脉符合"脾虚气滞夹痰湿"之证型。治当以健脾益气、化湿理气为主。二诊时患者上述症状明显缓解,然时有头汗出,盖酒气上行,携湿热蕴蒸头面所致。

脾脏与胃腑均居于中焦,为升降之枢、气血生化之源。中焦如沤,泌糟粕、蒸津液,共司水谷精微的纳运和吸收,清升浊降,纳运如常,则胃气调畅。若因表邪入里,饮食不节,痰湿阻滞,情志失调,或脾胃虚弱等因素导致脾胃损伤,致升降失司,胃气壅塞,即可发生痞满而致胃痞。胃痞的病机有虚实之分,实即实邪内阻,包括表邪、食伤、湿阻、气滞等;虚即中虚不运,责之脾胃虚弱。实邪之所以内阻,多与中虚不运,升降无力有关;反之,中焦转运无力,最易招致实邪的侵扰,两者常常互为因果。如脾胃虚弱,健运失司,既可停湿生饮,又可食滞内停;而实邪内阻,又会进一步损伤脾胃,终至形成虚实并见,寒热错杂的病理变化,是为痞证的病机特点。总之,胃痞的病位在胃,与肝、脾有密切关系。基本病机为脾胃功能失调,升降失司,胃气壅塞。治疗的关键还在调理中焦脾胃、理气消痞,同时实者分别施以泻热、消食、化痰、理气,虚者则重在补益脾胃;对于虚实并见之候,治疗宜攻补兼施,补消并用。

临床上胃痞多见虚实夹杂之证,其中实证多见湿阻型与气滞型;虚证以脾胃气虚为主,进一步发展则可致脾阳虚衰。胃痞病位在腑,腑以通为用,且脾胃为气机升降之枢纽。故治当以通畅气机为要。治表邪以泻热理气消痞、治食伤以消食导滞行气、治湿阻以燥湿化痰理气、治气滞以疏肝解郁理气;治脾胃虚弱当以健脾益气、升清降浊为宜。

【李飞泽点评】 所谓胃痞,当为痞满,乃满而不痛也,由正虚邪陷、升降失调为因,治当寒热并用、辛开苦降。可以君子汤类加减应用,亦可辨证使用仲景泻心汤类方。不可过于局限于一方而以治诸病之虞。治疗上当重视健脾醒脾、调畅气机,同时顾及胃阴养护。本案胃痞相当于西医"功能性消化不良",发生本病的根本原因是脾胃气机升降失常所致。治疗当以调畅气机为要。胃痞虽有分虚实之别,单临证中多见虚实夹杂之候,因此治疗上当以标本兼治,用药中应注意理气不可过用香燥,以免耗津伤液,对于虚证,尤当慎重。

胃痞 | 病例 2

患者姓名:姚某　　　性别:女　　　年龄:32 岁
就诊日期:2019 年 7 月 3 日　　　发病节气:夏至

【脉案】 患者诉时有心悸不适,环境嘈杂时加重,夜寐欠安,稍有头晕,胃纳一般,大便稀,口干口苦,苔黄腻,边有齿痕,脉细弦。拟诊心下痞(脾胃湿热),取参苓白术散中益气健脾化湿之品(炒党参、焦白术、茯苓、陈皮、怀山药、薏苡仁、砂仁),加佩兰、白豆蔻加强化湿之功,并辅以竹茹清热除烦,黄连与干姜寒热同调以和脾胃。二诊:心悸、夜寐改善,头晕不明显,时有嗳气泛酸,口气重,仍有咽中痰,苔薄黄腻,脉细小弦。予前方加枳壳、沉香曲理气抑酸。三诊:紧张后稍有心悸,偶有泛酸,苔黄腻,边有齿痕,脉细小弦。予前方加降香以理气化瘀。复 7 剂而愈。

【首诊方药】 参苓白术散合黄连竹茹汤加减 7 剂。

炒党参 10 g	焦白术 10 g	茯苓 15 g	六一散[包] 10 g
陈皮 10 g	怀山药 10 g	黄连 5 g	竹茹 10 g
干姜 3 g	薏苡仁 30 g	佩兰 10 g	砂仁[先] 3 g
白豆蔻[先] 3 g			

【诊治小结】 心下痞首见于《伤寒论》,又称为"胃痞",胃与心相邻为生。故本案虽有心悸之症,但其本在脾胃。口干苦是为内有胃热,大便稀是为脾虚寒,故以黄连与干姜相伍,寒热同用,相互促进,相互制约,辛开苦降,除寒积,清内热,开痞结,和脾胃。舌脉征象知脾虚胃热湿夹痰湿,故以益气健脾、除湿、清热之品治之。通过治疗,脾胃功能渐复,心悸之症亦除。

《伤寒论》对心下痞的定义为"脉浮而紧,而复下之,紧反入里则作痞,按之自濡,但气痞耳"。心下痞是胃脘满闷(胃脘部堵塞、胀满不通)的自觉症状,按之柔软不痛,其症状可表现为腹中气聚,攻窜胀痛,或时有条状物聚起腹部,摸之可散,脘胁时有不适。心下痞只是气机的壅滞,不是有形之邪的阻滞,所以和结胸证不同,结胸证是心下痛,按之石硬,属于水热互结的热实证。痞证是以心下痞为主证的一组征候。因胃在心下,与心相邻,故胃亦可影响心而出现心悸、心烦等心系表现。是为其症在心,而其本在脾胃,一如李飞泽所言:"五脏六腑皆可致悸,非独心也。"

心下痞的发生,多因伤寒表邪未解,误用下法,或内伤元气不足,痰湿郁热蕴结所致。关于心下痞的证治,《丹溪心法·痞》中有详尽的描述:"如禀受充实,面苍骨露,气实之人而心下痞者,宜白术、山楂、曲蘖、陈皮;如肥人心下痞者,乃是湿痰,宜苍术、半夏、砂仁、茯苓、滑石;如瘦人心下痞者,乃是郁热在中焦,宜枳实、黄连、葛根、升麻;如食后感寒,饮食不化,心下痞,宜藿香、草豆蔻、吴茱萸、砂仁。"本案患者为青年女性,素体不盛,为湿热痰浊所阻于中焦而发为心下痞,属上热下寒之证,故治以健运脾胃、清化湿热为法,方用参苓白术散合黄连竹茹汤加减。同时伍以干姜,与黄连成寒热同用、辛开苦降之势。

《伤寒论》中亦有关于心下痞的经典证治。①无形邪热,留扰中焦,使中焦斡旋失司,枢机不利而形成的心下痞称为热痞,方用大黄黄连泻心汤(三黄泻心汤)。②中焦有无形之热,下有肾阳虚,外有表阳不固,寒热错杂导致的心下痞,附子泻心汤主之。③半夏泻心汤、生姜泻心汤和甘草泻心汤都是针对痰气痞,此三泻心汤证皆是胃气虚,又伴有邪气的干扰。临床证候都以中焦气机壅滞的心下痞为主证,同时又有胃热气逆、胃气上逆的表现,或者呕吐,或者干噫食臭,或者干呕心烦不得安,同时又有脾寒气陷的表现,肠鸣下利。

【李飞泽点评】 三泻心汤虽病机相近,然应用之时亦有所侧重。半夏泻心汤证是伴有痰邪的干扰,即心下痞有呕;生姜泻心汤证是伴有水邪的干扰,即心下痞兼小便少、水肿等水邪征兆;甘草泻心汤证是伴有外来热邪的干扰,即心下痞兼腹泻。此三者在临证时应予以区分。

腹痛│病例 3

患者姓名:吴某　　　性别:女　　　年龄:66 岁

就诊日期:2019 年 3 月 21 日　　　发病节气:春分

【脉案】 患者因"反复腹痛、反酸 1 月"就诊。1 个月前无明显诱因出现腹部胀痛不适,时有反酸,无恶心、呕吐,偶有咳嗽,咯痰量不多,无胸闷、心悸小适。平素胃纳一般,大便不成形,小便调,舌边尖红,苔白腻,脉细弦。患者畏惧胃镜痛苦,暂未行胃镜检查。查体:神清,精神一般,面色欠华,颈部无肿大,心肺听诊无殊,腹软,右下腹压痛,无反跳痛,四肢肌力肌张力正常。西医诊断:腹痛待查胃炎;中医诊断:腹痛病(肝胃不和,湿热阻滞)。治以疏肝理脾。予厚朴半夏甘草人参汤合四逆散加减。二诊:反酸消失,上腹部偶有隐痛,喉中痰减少,自觉心下虚。查体:腹软,右下腹压痛减轻,未及明显包块。舌暗红苔黄而干,脉弦,继续予疏肝和胃之品,予四逆散加减。1 周后随访:腹痛、反酸未再发作。

【首诊方药】 厚朴半夏甘草人参汤合四逆散加减 7 剂。

姜半夏 10 g	厚朴 10 g	炙甘草 5 g	党参 10 g
柴胡 10 g	枳壳 10 g	赤芍 10 g	白花蛇舌草 30 g
地耳草 15 g	冬瓜子 30 g		

【诊治小结】 患者症见腹部胀痛,伴有反酸,泻下完谷不化,舌边尖红,苔白腻,脉细弦。李飞泽此考虑患者肝气犯胃,木乘脾土,脾失运化,故泻下完谷。治以四逆散疏肝理脾,《伤寒论》曰:"少阴病,四逆,其人或咳,或悸,或小便不利,或腹中痛,或泄利下重者,四逆散主之。"又患者肝气旺而脾气虚,以厚朴半夏甘草人参汤以行气散结,补脾燥湿。地耳草、白花蛇舌草以清热止痛。二诊患者胀痛转为隐痛,又自觉心下虚,结合舌苔转黄而干,恐有温药多而阳气耗散之意,故去姜半夏、厚朴,改党参为太子参,加佛手燥湿和胃止痛。佛手虽为温药,但无燥烈之弊。

【李飞泽点评】 "少阴病,四逆,其人或咳,或悸,或小便不利,或腹中痛,或泄利下重者,四逆散主之。"厚朴生姜半夏甘草人参汤证,证属虚中夹实,腹胀满一般多表现为上午轻,下午重,傍晚尤重,但胀满发作时不喜温按。病机以脾气虚弱为本,痰湿阻滞、气机不利为标,属虚实夹杂。腹胀若属实证,需用承气汤类,腹胀虚证,可用理中汤类。

腹痛 | 病例 4

患者姓名:贺某　　　性别:女　　　年龄:54 岁

就诊日期:2019 年 3 月 21 日　　　发病节气:春分

【脉案】 患者因"腹痛伴大便后肛门疼痛 2 月"就诊。2 个月前开始出现腹痛,表现为左下腹酸痛,胃部及右胁下隐痛,无恶心呕吐,伴大便后肛门疼痛,大便不干,性状如常,无里急后重,平素胃纳一般,小便调,夜寐安,舌质偏红体胖,苔白,脉弦数。查体:神清,精神一般,右前胸肝区压痛,心肺听诊无殊,腹软,右下腹压痛,无反跳痛,四肢肌力肌张力正常。辅助检查:2019 年 3 月肠镜未见异常。西医诊断:腹痛待查神经官能症? 中医诊断:腹痛(肝脾不和,胃肠湿热)。治以调肝脾,清湿热。予四逆散合乙字汤加减。二诊:腹部仍有隐痛,肛门处疼痛好转。查体:腹软无压痛。舌红苔白,多涎液,脉弦,前方加减 7 剂。三诊:左下腹隐痛有所好转,右胁下不适减轻,便后肛门痛轻微,舌质偏暗红,苔黄,脉弦,续以上方加减施治。

【首诊方药】 四逆散合乙字汤加减 7 剂。

柴胡 10 g	白芍 10 g	枳壳 10 g	炙甘草 5 g
制大黄 5 g	升麻 10 g	黄芩 10 g	当归 10 g
桔梗 15 g	杏仁 15 g		

【诊治小结】 患者症见腹痛伴大便后肛门疼痛,查体见右下腹压痛,舌质偏红体胖,苔白,脉弦数。患者右肝区疼痛伴有肛门痛,考虑患者肝气乘脾,脾气不舒,热邪郁于腹部,邪不得出,可见腹痛肛门痛。治以四逆散疏肝理脾,《伤寒论》曰:"少阴病,四逆,其人或咳,或悸,或小便不利,或腹中痛,或泄利下重者,四逆散主之。"此处又加用"乙字汤",乙字汤是治

疗痔疮的经典方,方中当归和血兼止痛,柴胡配伍升麻以升提举陷,大黄泻热通便。又加杏仁、桔梗宣肺,有提壶揭盖之效。二诊患者肛门痛好转,仍有腹痛,增加炙甘草剂量缓急止痛,又患者腹痛日久,加用泽兰、马鞭草活血散瘀,利水消肿。三诊患者胁痛好转,仍有腹痛,拟加川楝子与小茴香理气止痛,川楝子苦寒行气止痛,小茴香辛温驱寒止痛,两药寒热合用,可加强行气止痛之功。

【李飞泽点评】　乙字汤是治疗肛肠疾病的常用方剂,因结肠形似"乙"字而得名,主治各种痔疮、大便燥结、便秘、痔核疼痛,现代药理研究证实其有抗炎、通便、解热、抗菌作用。可联合乙字汤与补中益气汤、麻杏石甘汤等治疗肛肠疾患。

胃脘痛｜病例 5

患者姓名:陈某　　　性别:女　　　年龄:68 岁

就诊日期:2019 年 4 月 4 日　　　发病节气:春分

【脉案】　患者因"上腹疼痛 10 余天"就诊。10 余天来上腹疼痛时有发作,曾有发热,自觉腹痛与进食无关,平素急躁易怒,无恶心、呕吐,无腹痛、腹泻,胃纳一般,寐尚可,二便调,舌质淡红,苔薄白,脉弦。查体:神清,精神一般,腹软,上腹部轻压痛,无反跳痛。辅助检查:胃镜示多发性溃疡。西医诊断:胃溃疡;中医诊断:胃脘痛(肝气犯胃)。治以疏肝理气,和胃止痛。予四逆散合金铃子散加减。二诊:胃痛有所缓解,咽部不适,自觉脾气急躁。查体:咽红扁桃体Ⅱ度肿大,舌质淡红,苔薄白,脉弦。前方加减,继服 7 剂。三诊:胃痛基本消失,近 4 天来出现头晕,头昏沉,无视物旋转,无恶心呕吐,纳寐尚可,舌淡红苔白腻,脉弦,继予前法巩固治疗 7 剂。

【首诊方药】　四逆散合金铃子散加减 7 剂。

柴胡 10 g	枳壳 10 g	白芍 10 g	炙甘草 10 g
川楝子 10 g	延胡索 10 g	浙贝母 10 g	凤凰衣 10 g
木蝴蝶 3 g	鸡内金 10 g		

【诊治小结】　患者初诊见胃痛,因患者系老病患,平素脾气急躁,结合舌脉,为肝胃不和,肝气乘脾之症。予四逆散调和肝脾,川楝子及延胡索为金铃子散,善治肝郁化火,以疏肝泄热,活血止痛。次方中浙贝母取乌贝散之意,乌贝散中有海螵蛸、浙贝母、陈皮油三味药,主治肝胃不和所致胃痛,有抑酸止痛、收敛止血之功。此处浙贝母有化瘀散结消痈之用。凤凰衣与木蝴蝶是常用对药,章次公善用此对药治疗胃溃疡,能治疗溃疡不敛。二诊患者胃痛减轻,肝气不畅,去金铃子散,加香附、佛手、香橼加强理气作用,加紫苏叶行气和胃,解表散寒,加蒲公英消肿散结消扁桃体肿。三诊患者以头晕就诊,胃痛已除,脉仍弦。患者肝胃不和,舌苔腻,以内有痰浊,治以升清降浊,故以小剂量升麻、荷叶升阳补气。

【李飞泽点评】　根据现代药理研究,四逆散具有抗酸性胃溃疡的作用,海螵蛸、浙贝母等对有机酸治疗作用,白及、滑石等药有修复、保护受损黏膜的治疗作用,黄连、蒲公英、白花蛇舌草有抗炎、抗幽门螺杆菌、促进炎症吸收的作用,丹参、莪术、三七等具有增加胃黏膜血流量、改善血循环的作用。治疗溃疡病可中西医互参,适当选用以上药物。

胃脘痛 | 病例 6

患者姓名:钟某　　　性别:女　　　日期:39 岁

就诊日期:2019 年 12 月 10 日　　　发病节气:大雪

【脉案】 患者诉 2019 年 5 月因"胆囊炎、胆结石"在浙江省舟山医院行"胆囊切除术"。术后至今已消瘦近 5 kg,刻下:时感乏力,剑突下隐痛不适,并伴烧灼感,口干口苦,胃纳一般,夜寐安,二便尚调,舌质淡胖,苔薄黄稍腻,舌中、根部为甚,脉细弦。体检发现糖类抗原 72-4(Ca72-4)示 22.64 U/mL,总胆固醇 6.52 mmol/L,低密度脂蛋白 4.44 mmol/L。拟诊胃脘痛(脾虚湿滞),予香砂六君子汤加减。二诊:剑突下不适减轻,乏力感较前缓解,苔根部色黄厚腻,脉细,予前方加蚕沙、草果。三诊:症情稳定,舌淡,苔薄白,脉细,继续予前方 7 剂以巩固疗效。

【首诊方药】 香砂六君子汤加减 7 剂。

炒党参 10 g	茯苓 15 g	白术 10 g	炙甘草 5 g
制半夏 10 g	陈皮 10 g	木香 5 g	砂仁[后] 5 g
黄连 3 g	茵陈 15 g	怀山药 30 g	炒白扁豆 10 g
炒白芍 15 g	川楝子 10 g		

【诊治小结】 本案患者术后消瘦,症见乏力、剑突下烧灼隐痛,是为手术损伤元气,脾胃运化功能亦受伤,精微不布,而渐至消瘦;淡胖舌,黄腻苔,细弦脉,皆为脾虚湿滞之象,故以香砂六君子汤为主方,治以健脾化湿,怀山药、炒白扁豆健脾,茵陈、黄连清热祛湿,川楝子行气止痛,炒白芍养血柔肝,缓急止痛,以防川楝子过于辛燥。二诊时,剑突下隐痛及烧灼感均好转,乏力不适亦改善,唯苔仍黄厚腻,故以前方加蚕沙、草果以加强化湿降浊。至三诊时,患者诸症皆除,病情稳定,故以前方续服 7 剂以巩固疗效。

目前临床所用之香砂六君子汤组方,出自《古今名医方论》卷一引柯琴方,具有疏补化痰之功效,主治气虚肿满,痰饮结聚,脾胃不和,变生诸证者。李飞泽治疗胃系疾病如胃脘痛、湿阻、痞满、呕吐等证属脾胃气虚夹痰湿、痰阻气滞者,素喜以香砂六君子汤为主方,随症加减用之。

对于伴见大便稀溏者,多加用禹余粮,盖禹余粮其性涩善镇固,能收大肠之滑泄之故也。脾胃犯疾多与情志密不可分,且脾胃中焦土虚必有木旺之趋势,故常在益气健脾基础上应用疏肝行气之品,多加柴胡、绿萼梅、佛手、郁金等疏肝理气不伤正之品;若肝郁气滞明显者,加川楝子、制香附、炒枳壳等,然疏肝之品多辛燥,宜伤阴,故常佐用炒白芍以养血柔肝,缓急止痛。若伴见泄泻之症者,多联合痛泻要方以调和肝脾,补脾柔肝;伴见口干口苦、胃脘灼热感等热象表现者,加莲子心、黄连、连翘以清热泻火。对于存在泛酸、胃酸过多者,多加海螵蛸、瓦楞子以制酸。对于食积明显者,多加用焦三仙、莱菔子以消导化积,李飞泽以炒党参和莱菔子相配伍,各行其道,一补一消,使补而不滞,消而不伤正。中医有"脾阳根于肾阳"之说,治疗脾胃虚寒患者应在健脾益气温中的基础上,酌加温补肾阳之品,可起事半功倍的效果。而且慢性胃痛日久，由气及阳，可导致脾阳虚损，可选菟丝子、台乌药、补骨脂以温肾助阳以承脾阳。在胃镜中发现黏膜充血，考虑与炎症相关，处方用药中加入蒲公英、黄连可获奇效。在处方用药时，结合现代中药药理，可使疗效更佳，如在治疗慢性萎缩性胃炎时多加用五味子、焦六神曲；对于胃镜检查发现胃肠化轻中度者，多于方中加三七粉分吞治疗，以李飞泽经验，一般对于轻中度肠化生患者，短则3个月，长则半年时间的治疗，病情大多可达到逆转的效果。

【李飞泽点评】 香砂六君子汤为补气健脾之首方，全方药用平和，不伤正气，无过寒、过热、过燥、过腻之弊，对脾胃虚弱者尤宜。脾胃中焦疾病应用本方补虚、行气化痰治疗，或配伍消食导滞，或疏肝行气，或散寒温肾，或活血止痛，或化痰清热或兼而有之。

腹痛下利｜病例 7

患者姓名：芮某　　　性别：女　　　年龄：31 岁
就诊日期：2019 年 1 月 1 日　　　发病节气：冬至

【脉案】 患者诉咽痛、鼻塞、脚冷，头如风吹，左下肢时有隐痛，苔薄黄腻，脉细弦。予银翘散加减。二诊：咽痛已除，然二日前起感尿频尿急不适，查尿常规示白细胞（＋＋＋），尿潜血（＋＋），苔厚黄腻，脉细弦，予前方加石苇、萹蓄、瞿麦、六一散。三诊：尿频急明显改善，左中腹隐痛不适，大便稀烂而有灼热感，有肠糜烂病史，苔薄黄，脉细，予痛泻要方合葛根芩连汤加减。四诊：上症减而未止，苔薄微黄腻，脉细小弦，予前方倍炒白术、炒白芍剂量。五诊：近来症情稳定，腹痛减轻，大便转为正常，苔薄，边有齿痕，脉细小弦，动则汗出，前方加浮小麦，7 剂而安。

【首诊方药】 银翘散加减 7 剂。

金银花 15 g	连翘 30 g	竹叶 10 g	芦根 10 g
荆芥 10 g	防风 10 g	薄荷^后 10 g	辛夷 9 g
炒白术 10 g	茯苓 15 g	陈皮 10 g	紫苏叶 10 g
薏苡仁 30 g	炙甘草 5 g		

【诊治小结】 患者首诊以咽痛、鼻塞等感冒征象为主症，所谓急则治其标，故用银翘散加减治疗外感表证。二诊外感症减，而淋证又起，故以前方加上诸多清热利湿通淋之品治之。三诊时患者感冒、淋证悉除，而腹痛发，结合原有肠糜烂史，以痛泻要方柔肝止痛、葛根芩连汤解表清里，盖此症由外感而发。四诊腹痛减而未除，予倍炒白术、炒白芍以增止痛之功。纵观此案，诸般症状，渐次而发，观其病证，随症用药，而疴消身安。

葛根芩连汤见于《伤寒论》："太阳病，桂枝证，医反下之，利遂不止，脉促者，表未解也，喘而汗出者，葛根黄芩黄连汤主之。"用于桂枝汤证下后，利遂不止，脉促者，表未解也，喘而汗出者。本案患者先有咽痛，鼻塞，苔薄黄腻，是为外感风热表证，初以银翘散加减。次而出现尿路感染，是为素体虚弱之象，结合首诊脚冷、头如风吹之症，应属桂枝体质。二诊加诸苦寒清热之品，虽数症除，而蒲辅周曾言使用苦寒药太过犹如下法，故三诊出现便质稀烂、肛门灼热、腹中隐痛之症，此时患者正应葛根芩连汤证，故予此方，并合痛泻要方以柔肝止痛治之，利止痛消而身安。李飞泽三诊处方时，放一味干姜是为反佐之义，既制黄芩、黄连之苦寒，又温素体之虚寒。

临床上太阳中风病使用了抗菌药物，或错误使用苦寒药出现的利遂不止，就是桂枝汤证误下的表现。从《伤寒论》而言有以下三种情况需辨证区分：①表证已解，但是中焦阳气亦虚，此时应理中汤治疗；②太阳中风表虚误下，然表证仍未缓解，中焦阳气又虚，应使用桂枝人参汤；③太阳阳明合病，病由太阳转入阳明，便会产生大便下利，这就是葛根汤证。

对于下利的辨证，同样需要注意鉴别。葛根芩连汤治热利，葛根汤治寒利。因此葛根芩连汤证大便的颜色是鲜黄，肛门发烧，舌苔可能有些黄，可能有些作渴，还有喘而汗出。而葛根汤证大便的特点是水粪皆下，既有水，又有大便，而且没有肛门灼热，口也不作渴，舌质是淡红，舌苔是薄白。另外，还要和藿香正气散鉴别，藿香正气散的主症也是大便水粪皆下，但是有湿，舌苔白厚，可予区别。

在治疗腹痛下利中，痛泻要方亦起到十分重要的作用，本方以白术、白芍为主药，一补脾一柔肝，使用剂量要大方可奏效。《医方考》言："泻责之脾，痛责之肝；肝责之实，脾责之虚，脾虚肝实，故令痛泻。"故治宜补脾抑肝，祛湿止泻而用本方。

【李飞泽点评】 本案先发感冒，次而淋证，再而腹痛下利，看似病多繁杂，实乃因素体本弱、体偏阳虚。下利腹痛或有苦寒药后诱发之因，此时选择葛根芩连汤亦是方证相对应之治。同时，在治疗用药上，要重视药物剂量和剂量配比，并根据病情辨证的侧重不同，而有表里、寒热、阴阳、虚实的用药及剂量的侧重，此中奥妙，更需多研习经典，并在临证中细细体悟、琢磨。

泄泻 | 病例 8

患者姓名：孙某　　　性别：女　　　年龄：57 岁
就诊日期：2019 年 5 月 28 日　　　发病节气：小满

【脉案】 患者因"饭后泄泻"就诊，伴胃脘及脐下作胀，泄时则胃脘作痛，时有嗳气，泻后则舒，日行 2~3 次，自觉口干口苦明显；苔黄腻，舌边齿痕，脉细小弦。拟诊泄泻（脾虚湿滞有热），予香砂六君子汤合葛根芩连汤加减。二诊：泄泻已止，胃痛未发作，但胃脘作胀仍存，口干苦症状明显改善，苔白腻，脉细，予前方加厚朴、炒枳壳以加强理气止痛之功，7 剂而愈。

【首诊方药】 香砂六君子汤合葛根芩连汤加减 7 剂。

炒党参 10 g	白术 10 g	茯苓 20 g	陈皮 6 g
六一散[包] 10 g	姜半夏 10 g	葛根 10 g	黄芩 10 g
木香 6 g	白头翁 10 g	黄连 6 g	蚕沙[包] 10 g
草果 10 g	薏苡仁 30 g	禹余粮 10 g	干姜 6 g

【诊治小结】 本案以"饭后泄泻"为主症，并伴随一系列的胃脘不适表现。纵观脉证，属于本虚标实之证，既有脾虚运化功能失常、中焦气机不利的一面，又有脾与大肠湿热的一

面,故治疗上选择具有健脾益气除湿的香砂六君子汤和清热利湿止泻之功的葛根芩连汤,再辅以诸多除湿之品,则湿热去、泄泻止。方中一味干姜,加于诸多清热药之中,是为反佐之意,不至过于苦寒而伤及脾阳。二诊加厚朴、炒枳壳,则气机畅,脾运健,身自安。

泄泻病机的关键在于脾虚湿盛、脾失健运,《素问·阴阳应象大论》曰:"湿盛则濡泻。"《医宗必读》亦有"无湿不成泻"。故治疗上当以补脾虚、健脾运为本,兼顾化湿,或清热除湿,或温化水湿。其关键病位在脾与大、小肠。亦有外感致泻、伤食泻、气郁泻,治当同时解表、消食和中、调肝脾;对于久泻者,则需兼顾收敛固肠之品的使用,如诃子、五味子之品。

从脏腑辨证论治泄泻,临床上只能解决一部分的问题,实际上泄泻在临床上的表现更多的是寒热错杂之症。此时,李飞泽则多用《伤寒论》三泻心汤(即生姜泻心汤、甘草泻心汤、半夏泻心汤)、黄连汤与乌梅丸。

三泻心汤治泻是从脾胃中焦入手。其中半夏泻心汤用于寒热互结、胃气不和之肠鸣下利,为气病,伴见心下痞满而不痛,按之濡软,干呕或呕吐,口苦,舌苔黄腻,脉弦等。生姜泻心汤为半夏泻心汤减干姜用量、加生姜而成,具有和胃消痞,散结除痞之功,用于脾胃气虚、水气内停与入里之邪互结而致的肠鸣下利,为水气互见病,并见心下痞硬,食滞之干噫食臭,腹中雷鸣。甘草泻心汤即半夏泻心汤加重甘草的量而成,是为"塞因塞用"之义,本方偏重治胃虚之病,着重补胃,症见痞、呕、利,更见"水谷不化,心烦不得安",其功用益气和胃,消痞止呕。

应用黄连汤是基于胸中有热、胃中有邪气,其核心病机是"上焦有热"和"中焦有邪",从体质学说来分类,就是适用于桂枝体质的下利,类似于现代的"胃肠型感冒"。黄连汤与半夏泻心汤仅仅是一味药的出入,但方证有差异。半夏泻心汤有黄芩无桂,其人多内有伏热,唇舌多红,心下多痞,是黄芩证明显;本方有肉桂无芩,其人多有阳郁冲逆证,唇舌暗淡,多有心中悸而腹中痛,是桂枝证明显。乌梅丸亦是一张寒热并用的方子,主要作用方向在厥阴,尤其是从肝来调理,主要用于久泻的治疗。其症见手足凉、心中疼热、厥气上逆,同时出现便溏的厥阴病体征。

【李飞泽点评】　泄泻的证治可以从脏腑辨证、时方主之,亦可以从方证着手、经方主治。关键是要抓住辨证要点或者方证核心。特别是在使用经方时,要严格按照原方配伍组成和比例。例如,泻心类方中人参,若以党参替代,则必加大剂量至 20 g 以上,方可有人参之功效,务必谨记。同时在选择经方之时,亦需首先辨疾病所处哪一经病,再与其证对应选方。

脾虚便溏 ｜ 病例 9

患者姓名:蒋某　　　性别:男　　　年龄:73 岁

就诊日期:2020 年 3 月 18 日　　　发病节气:惊蛰

【脉案】　患者首诊诉 3 月 2 日发热曾去浙江舟山某医院发热门诊,排除新型冠状病毒肺炎后,经静脉输注头孢曲松钠 10 天,目前热已退,咳嗽稍有,无咳痰,无咽痛,大便偏烂,舌边尖红,苔薄黄稍腻,脉弦细。复查血 C 反应蛋白 43.9 mg/L。拟诊外感咳嗽(卫分证),

予桑菊饮加减。二诊:咳嗽明显改善,大便偏稀,日行5～6次,余无殊,舌淡胖,苔薄白稍腻,脉细。复查血常规示均正常,C反应蛋白6 mg/L。拟诊脾虚便溏,予参苓白术散加减。三诊:咳嗽已止,大便改善不明显,苔薄黄腻,脉细小弦,予前方去桔梗、杏仁,加石榴皮,倍禹余粮,续服14剂,便成形且日行1～2次而病愈。

【首诊方药】 桑菊饮加减7剂。

桑叶皮12 g	菊花10 g	桔梗10 g	杏仁10 g
黄连3 g	黄芩6 g	鱼腥草20 g	大青叶12 g
连翘12 g	炒薏苡仁30 g	丹参12 g	百部15 g
百合15 g			

【诊治小结】 本案首诊时以咳嗽为主症,C反应蛋白仍高,提示外感证未解。但来诊时经西医诊治热象已除,此时病已出气分而在肺卫,遣桑菊饮治以清解卫表、宣肺止咳。结合本方所治之证乃风热侵袭,肺卫失调所致。此时虽有便溏之症能,当急则治其标而先顾外感之证。二诊时血象恢复正常,唯余咳嗽偶作,故以便频质烂为主症,辨证属脾虚为要,施以参苓白术散加减。因湿邪不甚,故方中以健脾、收涩之品为主,并佐以杏仁、桔梗宣肺止咳。三诊咳嗽症除,而便频质溏之症无改善,故去杏仁、桔梗,而倍禹余粮,加石榴皮以加强收涩之功。复14剂,便质成形,频次如常而病愈。

慢性泄泻是临床常见病证,主要见于慢性非特异性溃疡性结肠炎、肠易激综合征及其他肠病。本病的施治当因地制宜,舟山属海岛地区,四周临水,故临证多见脾虚夹湿之证,常表现为舌体胖大,舌边齿痕,苔腻,大便溏薄或稀烂,质多黏。脾失健运,脾气不升,不能运化水谷精微,湿浊内生滞留,肠腑传导失司,通降不利,则水反为湿,谷反为滞,清浊相混而下,水走肠间遂成泄泻,其以脾为主脏,湿滞为主因。脾虚可致湿滞,湿滞可困遏中土,均影响脾的运化而致泄泻。若病久损伤阳气,则可见脾肾阳虚之证,多表现为五更泻,或晨起腹痛而泻,泻下完谷不化,饮冷食硬即泻,伴腰背腹冷喜按,脉细小弦。久泄在于脾气先伤,迁延不愈,脾失温煦,阳气不足,由脾气虚而发展至脾阳虚,脾阳久虚则损及肾阳,肾阳亦不振。随着现代生活节奏加快,压力成为人们日常不可避免之因,若脾胃素弱,土虚木乘,横逆乘脾,运化失常,亦成慢性泄泻之证。本证每逢抑郁恼怒,或情绪紧张之时,即发生腹痛泄泻,腹中雷鸣,攻窜作痛,腹痛即泻,泻后痛减,矢气频作,胸胁胀闷,嗳气食少,舌淡,脉弦。亦有进食辛辣,或湿蕴化热,而见湿热之象,此为慢病急发之证,表现为泻下急迫,或泻而不爽,粪味臭秽,肛门灼热,苔黄腻,脉滑数或濡数。

慢性泄泻是一种慢性疾患,治疗要有方有守,取效贵在个"守"字。治疗慢性泄泻以燥湿健脾,理气调中为主,佐以疏肝解郁,温补脾肾,涩肠止泻。特别是舟山地区多脾虚者,健脾施治更是治慢性泄泻之本,方用参苓白术散或异功散,药物可佐加党参、白术、茯苓、薏苡仁、炒白扁豆、怀山药等皆益气健脾之品。祛湿多选苍术、草果、白豆蔻、砂仁、六一散等。收涩多取禹余粮、赤石脂、石榴皮、诃子等。若以脾肾阳虚为主者,多合四神丸以温补脾肾,固涩止泻;若以肝郁所致者,则加痛泻要方抑肝扶脾,调中止泻。

【李飞泽点评】 临证慢性泄泻辨证脾虚者,大多兼有湿浊之证。若湿邪明显者,遣方时不宜过早使用收涩药,否则有留置湿邪于体内之虞。治宜健脾基础上辅以化湿除湿为主,待湿邪十去八九仍见便质稀溏者,方可稍佐收涩之品。经方赤石脂禹余粮汤用之即效。

肠痈│病例 10

患者姓名:李某　　　性别:女　　　年龄:28 岁

就诊日期:2019 年 9 月 7 日　　　发病节气:处暑

【脉案】　患者就诊诉 7 月 5 日至 12 日在舟山某医院因"阑尾周围脓肿"住院治疗,好转出院。首诊:右下腹痛时有发作,大便通畅,苔薄,脉细弦。拟诊肠痈(湿热瘀滞),予大黄牡丹汤合千金苇茎汤加减。二诊:7 剂症除,然近日劳累后右下腹隐痛又发作,余无殊,苔薄黄,脉细,予前方加蒲公英、红景天,复 5 剂而愈。

【首诊方药】　大黄牡丹汤合千金苇茎汤加减 7 剂。

桃仁 10 g	红藤 30 g	败酱草 30 g	夏枯草 15 g
炒白芍 30 g	炙甘草 6 g	浙贝母 10 g	芦根 30 g
冬瓜仁 10 g	白花蛇舌草 30 g	牡丹皮 10 g	瓜蒌 10 g

【诊治小结】　本案以右下腹痛为主症,西医诊断"阑尾周围脓肿"明确。以大黄牡丹汤去大黄、芒硝为主方,桃仁破血散结,牡丹皮凉血活血、化瘀消痈,瓜蒌排脓疗痈。去下药之因有二:其一乃病期为轻证,且素体偏虚,不耐攻伐;其二为大便本畅,下后恐易耗伤津液气血。脓肿成,是为瘀血聚而成块,乃用红藤以败毒消痈,活血通络,亦可以皂角刺替之;现代药理研究显示,白芍具有松弛平滑肌功效,与炙甘草共奏缓急止痛之功;败酱草、夏枯草与白花蛇舌草,三草合用,清热燥湿,解毒消痈;浙贝母、芦根清热化痰散结;诸药合伍,共奏清湿热、祛瘀滞、消痈止痛之功,7 剂而症除。二诊乃因劳累后复发,所谓劳则耗气,从侧面验证患者素体偏弱,不可攻伐之本性。继前方加蒲公英增解毒之力,红景天既补气又散瘀。复 5 剂后,诸症又除。

肠痈一症首见于《金匮要略》,内载大黄牡丹汤及薏苡附子败酱散,分别用于脓未成证治和脓成证治。两方在临床应用时各有侧重,前者治里实热证的肠痈,以未成脓者效果较好;后者治里虚寒证的肠痈,已成脓未溃者为宜。

《金匮要略》曰:"肠痈者,少腹肿痞,按之即痛,如淋,小便自调,时时发热,自汗出,复恶寒。其脉迟紧者,脓未成,可下之,当有血。脉洪数者,脓已成,不可下也。大黄牡丹汤主之。"本条论述肠痈脓未成的辨证和治法,可用大黄牡丹汤泻热逐瘀,散结消肿。大黄牡丹汤为用治阑尾炎之主方,一般多用于脓未成者。亦可适用于气滞血瘀,热结肠腑所引起的脐腹疼痛,或大便秘结。若腹痛高热,加黄连、蒲公英、野菊花以清热解毒;右少腹部出现肿块者,加当归、赤芍、紫花地丁等以增强活血化瘀之力;脓已成未溃或脓未成,加金银花、白花蛇舌草、败酱草、赤芍等以清热解毒散瘀;腹满气滞痛剧者,加木香、枳实、延胡索、厚朴、青皮、川楝子等以行气止痛;湿热重者,加金银花、连翘、红藤、败酱草等以增强清热利湿;湿重苔厚腻者,加佩兰、藿香、白豆蔻芳香化浊。方后注云:"顿服之,有脓当下,如无脓,当下血。"此乃告诫医者临证之际,肠痈不论有脓与否,凡属脉迟而有力或数而有力,大便秘结,小便短赤,舌红苔黄燥等里热实证者,均可使用本方,但对体虚且脓已成者,慎之。

"肠痈之为病,其身甲错,腹皮急,按之濡,如肿状,腹无积聚,身无热,脉数,此为腹内有痈脓,薏苡附子败酱散主之。"薏苡附子败酱散常用于急慢性阑尾炎、胸腹腔各脏器的化脓性疾患、结核性腹膜炎而见本方证者。血瘀者加桃仁、红花、全蝎、鸡血藤以活血化瘀;脓毒重者,加冬瓜仁、赤小豆、红藤、蒲公英以增强清热解毒之功;血虚者,加当归、白芍以养血生血;气虚者,加生黄芪、党参以益气补虚;气滞者,加木香、乳香、枳壳以通利气机;便秘者,加大黄通便;恶心呕吐者,加姜汁、左金丸止呕;有蛔虫者,加使君子、槟榔以驱虫。

【李飞泽点评】 肠痈的中医证治主要为清热解毒、活血化瘀、排脓消肿等疗法。临床上多用大黄牡丹汤及薏苡附子败酱散,后者具有排脓消肿、振奋阳气的功效,需注意方中重用薏苡仁排脓开壅利肠胃,轻用附子振奋阳气。大黄牡丹汤用于气血瘀滞、湿热郁结的里热实证者。临证需加以区分。

便秘｜病例 11

患者姓名:陈某　　　性别:女　　　年龄:51 岁
就诊日期:2020 年 1 月 7 日　　　发病节气:小寒
【脉案】 患者有习惯性便秘的病史,诉大便 3 至 4 日一行,排便不畅,质先见干硬,而后质软或稀,伴胃脘部作胀感,进食后尤甚,口干不适,偶有嗳气,夜寐安,胃纳尚可,小便顺畅,无腹胀腹痛,无口中异味,无反酸呃逆等,舌质偏暗,舌体胖大,边见浅齿痕,舌下脉络色黯,苔薄白,舌中、根部稍腻,脉细。观其舌脉之表现,是为脾虚湿滞兼有瘀滞之证属。治以益气健脾除湿。予香砂六君子汤加减,7 剂便秘改善。

【首诊方药】 香砂六君子汤加味 7 剂。

炒党参 10 g	茯苓 15 g	白术 10 g	炙甘草 5 g
制半夏 10 g	陈皮 10 g	木香 5 g	砂仁[后] 5 g
枳实 20 g	厚朴 10 g	火麻仁 15 g	熟地黄 30 g
玄参 30 g	麦冬 10 g	桃仁 10 g	杏仁 10 g

【诊治小结】 本案中香砂六君子汤加枳实、厚朴是有小承气汤之意;火麻仁、杏仁、桃仁,此"三仁"之药,皆有滑肠润下之功效,用于方中可助以润肠而通行则便,且桃仁又有活血祛瘀之功效,能祛瘀行血,所谓病久多由瘀兼致故也;熟地黄、玄参、麦冬则养阴而增液润肠,起增水行舟之意也。如此,则 7 剂已而能 1 至 2 日便顺行。

便秘的病因是多方面的,其中主要病因有外感寒热之邪,内伤饮食情志,病后体虚,阴阳气血不足等。本病病位在大肠,并与脾、胃、肺、肝、肾密切相关。脾虚传送无力,糟粕内停,致大肠传导功能失常,而成便秘;胃与肠相连,胃热炽盛,下传大肠,燔灼津液,大肠热盛,燥屎内结,可成便秘;肺与大肠相表里,肺之燥热下移大肠,则大肠传导功能失常,而成便秘;肝主疏泄气机,若肝气郁滞,则气滞不行,腑气不能畅通;肾主五液而司二便,若肾阴不足,则肠道失润,若肾阳不足则大肠失于温煦而传送无力,大便不通,均可导致便秘。治疗当分虚实而治,原则是实证以祛邪为主,据热秘、冷秘、气秘之不同,分别施以泻热、温散、理气之法,辅以导滞之品,标本兼治,邪去便通;虚证以养正为先,依阴阳气血亏虚的不同,主用滋阴养血、益气温阳之法,酌用甘温润肠之药,标本兼治,正盛便通。六腑以通为用,大便干结,解便困难,可用下法,但应在辨证论治基础上以润下为基础,个别证型虽可暂用攻下之药,也以缓下为宜,以大便软为度,不得一见便秘,便用大黄、芒硝、巴豆、牵牛子之属。

治疗便秘时,首先辨大便是否干结,大便干结者,属热,易治;大便不干而排出不畅者,属虚,难治,以健脾为主,久服方效。根据情况,用参苓白术散或补中益气汤时,可再酌加理气之品,理气药中,枳实最常用,有时也用枳壳,此二药均具有促进胃肠道平滑肌蠕动的功能。

李飞泽亦十分推崇大剂量生白术治疗便秘,因其健脾润下,通而不温燥,润而不滋腻,又可顾护中州,尤适用于老年人、虚证便秘为主。盖老年患者多津亏肠燥,而以白术增水行舟之意也。治疗老年性便秘,所谓脾胃之药,首推白术,尤需重用,始克有济。然后,分辨阴阳,佐之它药可也。重用白术,运化脾阳,实为治本之图。故用治便秘,以生白术为主,少则30~60 g,重则120~150 g,便干结者加生地黄以滋之,时或少佐升麻,乃升清降浊之意,若便难下而不干结,或稀软者,其苔多呈黑灰而质滑,脉亦多细弱,则属阴结脾约,又当增加肉桂、附子、厚朴、干姜等温化之味,不必通便而便自爽。

【李飞泽点评】 便秘表现为便次减少或便不畅难解,便不畅快包括粪便干燥排出不畅和粪便不干亦难排出两种情况。大便干结难下者,可使用大黄、番泻叶、芦荟等。大便不干却难以解下者,多属气虚或阳虚,上述药物是用有效,不用便秘更甚,久之则损伤脾阳而使病情加重。因此临证需加以区分。

第五节　肾系病系列

水肿 | 病例1

患者姓名:戎某　　性别:男　　年龄:56 岁
就诊日期:2019 年 12 月 28 日　　发病节气:冬至

【脉案】 患者诉眼睑浮肿,时有不自觉流泪,伴鼻塞感,稍感咽中不适,无口干口苦,无流涕咳嗽,无咽痒痛等,胃纳可,夜寐尚安,二便顺畅,舌质淡红,苔薄白腻,脉细小弦。体格检查:胸部 X 线片示两肺小结节,少量肺大泡,心电图检查示 ST 段改变,尿常规检查示少量蛋白;有"慢性咽炎"病史。拟诊眼睑浮肿,予苓桂术甘汤合柴胡桂枝汤加减。二诊:眼睑浮肿症状明显消退,咽不适症状仍存,舌淡红,苔薄微黄,舌根部稍腻,脉细,继续予前方7剂治疗。1周后上症复常,并复查尿常规示尿蛋白阴性。

【首诊方药】 苓桂术甘汤合柴胡桂枝汤加减7剂。

茯苓 30 g	桂枝 10 g	炒白术 10 g	炙甘草 6 g
黄芪 30 g	炒党参 10 g	防风 10 g	陈皮 10 g
柴胡 10 g	制半夏 10 g	炒白芍 10 g	生姜 10 g

| 大枣 10 g | 玉米须 30 g | 枸杞子 20 g | 百合 30 g |
| 黄芩 10 g | 菊花 10 g | | |

【诊治小结】 患者以眼睑浮肿为主症,伴流泪、咽不适之症。治疗主症当从水气病而治,患者口不渴、不欲饮、舌苔白腻等,可归结于太阴病里虚寒证,里虚寒则容易导致水饮中阻而见肌肤腠表水肿之证,因此以苓桂术甘汤温化水饮。而少阳循行经绕目过咽,鼻塞是太阳经表现,故以太阳少阳两感之柴胡桂枝汤治疗。该方是由小柴胡汤和桂枝汤之合方减半组成,柯韵伯谓之"双解两阳之轻剂"。经治,则主症渐愈。以苓桂术甘汤与柴胡桂枝汤,既治水肿之证,又解太少两感也。

在临证中,现代诊疗技术手段是"望闻问切"的延伸,并且是遣方用药的重要依据之一。本案眼睑浮肿考虑水气病为患,以苓桂术甘汤气化消肿;而尿常规检查示尿蛋白呈阳性的结果,可知其病位在肾,李飞泽在主方中辅以枸杞子益肾、黄芪补气消肿又兼能消尿蛋白之用;结合柴胡桂枝汤治以太阳少阳病证所见,疗效显著。经中药内服 1 周,眼睑浮肿消退明显,至半月疗程之后,复查尿常规中尿蛋白亦已转为阴性。苓桂术甘汤也是李飞泽治疗肢体浮肿最常用的经方之一。

苓桂术甘汤在《伤寒论》中主治痰饮,乃因中阳素虚,脾失健运,气化不利,水湿内停所致,此温化痰饮、补心脾、降冲逆之方。仲景云:"病痰饮者,当以温药和之。"故治当温阳化饮,健脾利水。临证可用治诸多水气病。脾虚者,加人参;痰多者,加陈皮、半夏;短气不得平卧者,加干姜、细辛、五味子;眩晕甚者,加泽泻;惊悸者,加龙骨、牡蛎。《医宗必读·痰饮》云:"水精四布,五经并行,何痰之有?唯脾土虚湿,清者难升,浊者难降,留中滞膈,瘀而成痰。"痰、饮、水、湿,同源而异流,皆属脾土虚弱、水液代谢失调之果。因停聚部位不同,体质强弱不同而表现各异。针对水饮得阳则化,得温则行之特点,温药和之为其治疗大法。凡阳气虚弱,水饮为患,临床表现面色黄暗或黧黑,心下逆满,气上冲胸,头闷眩晕,胸腹胀满,腹中辘辘,心悸短气,喘息咳嗽,痰多清稀,晨起睑肿,小便不利,小便清白,大便溏薄,口中和,舌胖大,舌质淡嫩,水滑苔,脉沉弦或沉迟,诊腹软弱,胃脘胀满,有振水音,或虚里动气者,皆可用本方治疗。

临床上各种原因所见浮肿,如心衰、慢性肾脏病及其他各种原因所致者,只要是证属脾阳虚衰、水湿不化之故者,皆可以苓桂术甘汤化裁或与他合而用之,往往能收到奇效。当然,除了苓桂术甘汤,亦可灵活使用五苓散、猪苓汤及其他苓桂剂类方剂,关键在于辨证。

【李飞泽点评】 仲景方的精髓在于方证对应,有是证用是方,一证一方,然其宗亦不离辨证施治。特别是现代诊断技术的不断发展,为中医辨证提供了很好的辅助手段,我们应该加以很好地运用,如把现代病理、现代药理运用到中医遣方用药之中,方是正道。

水肿 | 病例 2

患者姓名:朱某　　　性别:女　　　年龄:81 岁

就诊日期:2018 年 11 月 20 日　　　发病节气:立冬

【脉案】 患者有冠心病 20 余年,诉双下肢及脚肿发作 1 月余。伴心悸不适,活动则稍感气急,脚背部沉重感,后背发冷,晨起口苦明显,无胸闷,无恶心呕吐,无肩背放射痛等,纳寐尚可,二便调畅,舌质偏暗,苔薄白稍腻,脉弦细。考虑心气不足,痰瘀阻络。予益气通络汤加减,7剂后心悸明显改善,效不更方。

【首诊方药】　益气通络汤加减7剂。

黄芪30 g	附子[先]10 g	炒党参10 g	南沙参10 g
北沙参10 g	当归10 g	川芎10 g	赤芍10 g
丹参10 g	陈皮10 g	茯苓30 g	薏苡仁30 g
麦冬10 g	黄连5 g	五味子5 g	车前子[包]30 g

【诊治小结】　君主心官,至蚕气弱,耗损离火,心阳不充,相火亦衰,肾气亏虚,气化失常;病久入络,瘀血内生,三焦阻遏,水运失司,水湿潴留,溢于肌表,发为水肿。下肢浮肿,踝部尤甚,脚背沉重,伴时心悸,动稍气促,背膝发冷,晨起口苦,纳寐尚可,二便调畅;舌质偏暗,苔白稍腻,脉细而弦。治顾两端,虚实兼及,虚于心肾,当补气阳,辅以运脾,实则祛瘀,温通心络,稍佐阴药,依求阳意,生化无穷;诸药合伍,补气温阳,活血祛瘀,利水消肿。

本案以下肢肿、心悸为主症。水肿多责之于肺、脾、肾三脏,以肺失通调、脾失转输、肾失开阖,三焦气化不利所故。心悸之因,多由虚实两端,盖心虚失养、心被邪干所致。该患者为老年高龄,心肾阳气渐虚,虚从中成;且素有心血管疾病多年,病久入络,瘀血内生,而成邪实。综上所述,本病盖因阳气虚衰、兼脉络瘀阻,发于肾中气化失司、三焦受阻,水失健运,则溢于肌表而发为水肿;发于心中,则心失所养而发为心悸。故治疗上当以温补心肾之阳气为要,辅以活血通络。

以益气通络汤加减治之,方中去瓜蒌皮、薤白,加附子、黄连及诸多健脾除湿之品而成。方中黄芪与炒党参补心肾之气以助阳,所谓"气有余便是火",附子补火助阳,阳化气,利水湿;川芎、赤芍、丹参、当归以活血通络,既通心之脉络以安神定悸,又助通三焦调水道以利水湿;沙参、麦冬及五味子以阴中求阳之义,且药性薄润而不致助邪生湿;陈皮、茯苓、薏苡仁以健脾助运利水湿,协同车前子以利水渗湿;黄连味苦燥湿、专入心经,且于诸阳药中伍之,亦有预防火偏盛之虞。诸药合伍,共奏补气温阳,活血祛瘀,利水消肿之功。在李飞泽的经验方之中,组方大多兼顾阴阳平衡、虚实兼治、寒热共调。在李飞泽治疗心系疾病的诸多验方中:治疗心悸、怔忡、胸痹为主的"益气通络汤"、治疗心衰(慢性心力衰竭)的"益气振心汤",以及治疗心悸(快速性心律失常)的"补心平律汤"均有体现。阴阳平衡之义乃宗张景岳"善补阳者,必欲阴中求阳,则阳得阴助而生化无穷"之旨。虚实兼治乃因"心系之疾,多由两端,心虚失养,心被邪干"。寒热共调则由治未病之"未病先防,既病防变,预后防瘥",一如本方中配伍黄连之义所在。

【李飞泽点评】　本案中双下肢及脚肿系心源性水肿,心悸病位亦在心,故治疗当从心论治。遵心系之疾,多正虚邪实交织,虚以心之气阳为主,久则可损及阴;实以脉络瘀阻,或兼夹痰湿之邪,盖病久多有痰瘀之因,故以益气通络汤加减治之。全方从三个层面利水消肿:其一辅健脾助运药以利水湿;其二入附子既温心肾阳气,又温通经络以助阳化气利水湿;其三诸多化瘀之品以脉络通而水行。

水肿 | 病例 3

患者姓名:胡某　　性别:男　　年龄:76 岁

就诊日期:2019 年 9 月 7 日　　发病节气:处暑

【脉案】　患者诉面部及双下肢浮肿 2 月余,偶有头晕,无心悸胸闷不适,食肉则舒,时泛清水,二便无殊,时有下肢抽筋,有低钾血症史,舌质暗,苔薄黄腻,舌下脉络色黯,脉细代。曾在中国人民解放军第 413 医院就诊,考虑为"特发性水肿,动脉粥样硬化"。辅助检查:腹部超声检查示双肾结晶,前列腺增生;心电图检查示正常;血常规检查示正常;肿瘤标志物检查示正常;血甲状腺功能检查示正常;血生化检查示总胆固醇 1.75 mmol/L,低密度胆固醇 3.76 mmol/L;肝肾功能检查示均正常,血糖 4.75 mmol/L。考虑痰饮瘀血内阻,予苓桂术甘汤合血府逐瘀汤加减,7 剂心悸、水肿明显减轻。

【首诊方药】　苓桂术甘汤合血府逐瘀汤加减 7 剂。

桂枝 10 g　　茯苓 30 g　　白术 10 g　　炙甘草 5 g

当归 10 g　　生地黄 10 g　　桃仁 10 g　　枳壳 10 g

赤芍 10 g　　柴胡 10 g　　川芎 10 g　　牛膝 10 g

桔梗 6 g　　红花 5 g

【诊治小结】　本案以面部及下肢浮肿为主症。心下有痰饮,故见时泛清水;食肉则舒,盖肉食入胃则中焦运化力益甚,水饮亦随肉食而渐耗,水邪减则身亦舒;所谓"病痰饮水者,当以温药和之",治疗当以苓桂术甘汤为主方以温阳化饮,健脾利湿;患者舌脉瘀血征象明显,而血府逐瘀汤正治瘀血为患,饮水即呛为其十九适应证之一,而本病"时泛清水"与之相似,皆为水逆之症。本病属水瘀互结之证,故以本方去瘀血,利水消肿。本方借血府逐瘀汤中的牛膝与桔梗,牛膝引诸药性下行,桔梗引诸药力上行,使药性上下皆达,而去上下之水肿。故李飞泽以上药治本案水肿,7 剂而愈。

本案中苓桂术甘汤为治疗中阳不足痰饮病之代表方,临床应用以胸胁支满,目眩心悸,舌苔白滑为辨证要点。用于临床时可以随症加减。若痰多脉滑,可与二陈汤配合使用;若头眩较重,可加泽泻;若头面有烘热之象,可加白薇;若血压偏高,可加红花、茜草、益母草、牛膝;若脉见结代,则去白术而加五味子;若湿痰作咳,则去白术而加薏苡仁;若见惊悸不安,可加龙骨、牡蛎。血府逐瘀汤是由桃红四物汤(桃仁、红花、当归、川芎、生地黄、赤芍)合四逆散(柴胡、枳壳、甘草、赤芍)加桔梗、牛膝而成。方中以桃红四物汤活血化瘀而养血,防纯化瘀之伤正;四逆散疏理肝气,使气行则血行;加桔梗引药上行,牛膝引瘀血下行,使瘀血去而血脉通利。诸药相合,构成理气活血之剂,以活血化瘀而不伤正、疏肝理气而不耗气为特点,达到运气活血、祛瘀止痛的功效。

《伤寒论》治水病可谓层次分明,基本上分为三个层次:化水(饮)、利水、逐水。当水湿不甚,可采用温阳化气的方法治疗,就是通过使用温阳药或芳香药将水湿或水饮蒸化掉,茯苓甘草汤、苓桂甘枣汤基本属于这类方剂。若体内水湿较多,则需利水,五苓散、真武汤、猪苓汤属于这类方剂。若水湿泛滥太重,则要逐水此时宜十枣汤、大陷胸汤、牡蛎泽泻散。

【李飞泽点评】　苓桂术甘汤是由茯苓、桂枝、白术、甘草这四味药组成,具有化湿、渗湿、利水的功效,是治疗水气病的常用方剂。临床上可用于治疗证属脾虚水停型的消化系统、心脑血管系统、神经系统、内分泌系统等的疾病,其化水气、消痰饮的疗效奇佳。

水肿｜病例 4

患者姓名:唐某　　　性别:女　　　年龄:64 岁
就诊日期:2019 年 5 月 21 日　　　发病节气:小满

【脉案】　患者因"面浮肢肿 1 年"就诊。慢性肾炎病史多年,1 年来面部浮肿、肢体水肿反复发作,腰以下甚,按之凹陷不起,面色苍白,神疲乏力,腰酸肢冷,夜尿频作,大便欠畅,苔薄,质淡白,脉沉细无力。西医诊断:慢性肾炎;中医诊断:水肿病(脾肾阳虚)。治以健脾温肾。予四君子汤合济生肾气丸。二诊:服前药后面浮肿、下肢浮肿稍退,精神好转,神疲乏力症状减轻,夜尿稍减,大便仍欠畅,苔薄舌淡,脉沉细,前方加制大黄 10 g,7 剂。三诊:药后面浮肿、下肢浮肿明显减轻,精神可,夜尿稍减,大便较前通畅,苔薄稍润,脉沉细,前方加桑白皮 15 g,7 剂,服法同前。四诊:面浮肿、下肢肿渐退,余症渐安。余无明显不适,守前方再时进 7 剂而瘥。

【首诊方药】　四君子汤合济生肾气丸 7 剂。

炒党参 15 g	生白术 12 g	茯苓 12 g	生薏苡仁 30 g
沙苑子 15 g	枸杞子 15 g	菟丝子^包 30 g	桑螵蛸 12 g
益智仁 15 g	肉桂 6 g	炙桂枝 6 g	黄芪 15 g
肉苁蓉 15 g	猪苓 12 g	赤小豆 18 g	瓜蒌皮 12 g
瓜蒌子 12 g			

【诊治小结】　脾为中土,主运化水湿。若脾气虚弱,运化失常,水湿内生,水溢肌肤,则发为水肿。《素问·至真大要论》曰:"诸湿肿满,皆属于脾。"可见水肿与脾的运化功能息息相关。临床所见,脾虚引起的水肿常有神疲肢倦,脘腹胀满,纳食不振,小便短少,大便溏薄,苔白腻舌淡,脉缓或濡等症状。治疗宜用健脾化湿、行气利水之法,方用四君子汤、参苓白术散等,药用党参、白术、茯苓、猪苓、生薏苡仁、焦薏苡仁等。加黄芪以益气化湿,虽然无直接利水作用,但确能帮助脾胃的运化、吸收,促使脾胃功能恢复,从而间接起到化水之效。故健脾化湿之法应贯穿治疗肾性水肿的始终。加生薏苡仁、赤小豆二味健脾化湿。本案夹杂肾阳虚证。肾主水,肾性水肿表现为肾阳虚证,故温肾化气是治疗的关键"肾主一身之阳气",若肾阳不足,则可见面浮身肿,腰以下甚,按之凹陷不起;腰酸肢冷,面色苍白,脉沉细无力等症。故本案以四君子汤合济生肾气丸收效。

【李飞泽点评】　《景岳全书》曰:"所谓气化者,即肾中之气也,即阴中之火也,阴中无阳则气不能化,所以水道不通,溢而为肿""凡治肿者,必先治水,治水者必先治气"。此治疗水肿之精辟论述,具有重要的临床指导意义。

水肿｜病例 5

患者姓名:唐某　　　性别:女　　　年龄:81 岁

就诊日期:2019 年 1 月 1 日　　　发病节气:冬至

【脉案】　患者因"心悸胸闷伴双下肢浮肿半月"来诊,诉半月前劳累后出现胸闷不适感,休息后缓解,偶有心悸不适感,未予处理。近几日心悸感明显增多,时有胸闷,伴双下肢轻中度指凹浮肿,膝以下为主。稍感乏力,纳寐一般,小便量偏少,每日约 800 mL,大便尚调,舌淡红,有齿痕,舌下脉络迂曲,苔白稍腻,脉结代。有心律失常,室性早搏病史 10 余年,因无明显不适未予治疗。有高血压病史 30 余年,自服降压药,血压控制一般。辨证为心阳不振,水瘀互结。予五苓散加减。二诊:服中药第 4 日开始双下肢水肿明显消退,心悸感减轻,偶有胸闷气促,四肢酸痛,纳寐一般,二便尚调,前方加独活 10 g,又服 7 剂,病情基本好转。

【首诊方药】　五苓散加味 7 剂。

茯苓 30 g	桂枝 10 g	猪苓 10 g	泽泻 10 g
黄芪 30 g	炒白术 10 g	当归 10 g	川芎 10 g
赤芍 10 g	丹参 10 g	牛膝 10 g	土鳖虫 10 g
益母草 30 g	山茱萸 10 g	菟丝子 10 g	

【诊治小结】　本案初诊时患者心悸胸闷,双下肢水肿,结合舌脉,当为心阳亏虚,下焦水邪泛溢,阻碍胸阳,脉络瘀滞而发,故使用五苓散再合当归、赤芍、川芎、丹参、牛膝等活血化瘀通络之品,土鳖虫通经,益母草化瘀利水,山茱萸、菟丝子助下焦气化。二诊时患者好转,四肢酸痛为水气阻滞关节,予独活发散水邪通络止痛。

李飞泽在临证中,常在五苓散的基础上,加活血、补气之品。盖水饮、水湿之邪多伴随瘀血症见,水瘀常由气虚故也,多选择理血四药(当归、川芎、丹参、赤芍),或益母草、土鳖虫等利水活血同治之品,或以三棱、莪术等破血逐瘀之品;气虚则多加党参、黄芪等健脾除湿、补气利水之品。具体运用当视病情、舌脉征象而辨证选药。所谓湿邪,当以温药和之,故于方中酌加温补肾阳之品,往往可取得更好的效果,李飞泽常选择菟丝子、杜仲,若本案病位在下肢,则选牛膝以引药下行。

结合目前经方体质学说指导临床,五苓散体质舌淡或暗紫,舌体胖大,边有齿痕,舌面水滑(水舌),具体分为以下三种:①实胖型,多见中年男子,面多油光,腹形肥胖易疲劳,能食易泻或大便不成形;②虚胖型,面色黄白或暗,肌肉松软且汗多,身体困重易疲劳,下肢易肿,按之凹陷;③瘦弱型,脸色发黄,心下或脐下动悸,眼睑易肿,饭后肚胀有水声。

【李飞泽点评】　学习经方首先要熟读、背诵条文,其次还要参考借鉴历代医家的注释、注解来帮助自己认识和体悟。学习是需要继承和发扬的。无论是方证汤证的运用,抑或是脏腑病机的选择,还是经方体质学说的使用,须结合临床实践,不断总结得失,方能不断提高临证技能。

腰酸｜病例 6

患者姓名:钱某　　　性别:男　　　年龄:82 岁

就诊日期:2020 年 2 月 18 日　　　发病节气:立春

【脉案】　患者诉时有腰酸不适,平素怕冷,伴双脚抽筋,遇冷尤甚,遇热水泡洗则可渐渐缓解,无腰背部疼痛,无项背强直,无恶心呕吐,无肢端及颜面部浮肿,无肢体偏瘫等;胃纳尚可,夜寐一般,大便 1～2 日一行,能顺畅而解,质不硬,小便顺畅,夜间频次 2～3 次,无尿急尿痛及尿涩热感,舌质淡,舌下见散在瘀斑瘀点,苔薄白,脉细沉。结合患者舌脉征象,拟诊腰酸(肾阳虚衰),予金匮肾气丸作汤加减。7 剂症状大为改善。于他处原方复服 2 周而愈。

【首诊方药】　金匮肾气丸作汤加减 7 剂。

山药 10 g	熟地黄 30 g	牡丹皮 10 g	山茱萸 10 g
茯苓 15 g	泽泻 10 g	制附子^先 3 g	肉桂粉^后 3 g
伸筋草 30 g	狗脊 15 g	炒杜仲 15 g	川续断 10 g
炒白芍 30 g	鹿角胶^烊 6 g	当归 10 g	丹参 10 g

【诊治小结】　本案以腰酸为主症,伴脚抽筋、怕冷。该患者为高龄男性,阳气随年渐老迈而益弱,故见怕冷,遇冷更甚,遇热缓解;肾为先天之本,年迈肾亦愈虚,所谓腰为肾府,故见腰酸;肾阳不足之腰酸,选用金匮肾气丸。李飞泽以金匮肾气丸为主方治疗,并辅以狗脊、炒杜仲、川续断等温肾强筋骨之品,鹿角胶温补肝肾;炒白芍则作为反佐药,以防大剂温补之品用之而辛燥太过;加当归、丹参、伸筋草,则是舌下脉络见瘀斑瘀点,是为兼夹瘀血之征而用之,以为活血祛瘀通经络之用。本方源自张仲景的《金匮要略》,又名济生肾气丸。本方所治病证为肾阳虚及肾阳虚水肿,是由肾中阳气不足所致。肾中阳气,又称“少火”。而补足少火,宜用微补、缓补,不宜一味猛补,否则易产生“壮火食气”的现象。金匮肾气丸原方,以附子、桂枝为主药,各取少量,取“少火生气”之意,意在微微补火以鼓舞亏虚的肾中阳气,补命门之火,引火归原;再辅以熟地黄等六味药物滋补肾阴,促生阴液;如此配伍组方是本着阴阳互根的原理,阴阳并补,使得“阳得阴助,而生化无穷”,补阳效果更稳固、更持久。8 种药物精当配伍,使其具有温补下元,壮肾益阳,化气利水,消肿止渴,引火归原的功效。金匮肾气丸虽为温补肾阳之品,其桂枝、附子用量却大大少于滋阴之药,《医宗金鉴》:“此肾气丸纳桂、附于滋阴剂中十倍之一,意不在补火,而在微微生火,即生肾气也。”经言“壮火食气,少火生气”,此之谓也。为进一步治疗肾阳虚水肿,本方还配伍了牛膝、车前子以清热利尿,渗湿通淋,引血下行,治疗水肿胀满、小便不利、腰膝酸软等肾阳虚水肿症状。

临证时可借用王琦教授的体质学说中关于阳虚体质的描述来判定:“性格内向,手脚发凉,不耐寒冷,容易腹泻,胃脘、背部或腰膝怕冷。”符合上述特征者即可判定为阳虚体质。阳虚体质之人容易罹患痰饮、泄泻、水肿、阳痿等病症。阳虚体质调理的总原则是益气固本,若阳虚症状明显,则可以金匮肾气丸治疗。该方中补阳的主药附子、肉桂均取少量,而辅以大队补阴药:方中熟地黄能滋肾填精,山茱萸养阴涩精,山药补脾固精;以上三药配合能滋肾阴、养肝血、益脾阴而涩精止遗。泽泻能清泻肾火,并能防止熟地黄之滋腻作用,牡丹皮能清泻肝火,并能遏制山茱萸的温燥之性,茯苓淡渗脾湿,能助山药健脾之功效。方用少量附子、肉桂用意何在? 一是取“少火生气”,以鼓舞肾气,避免“壮火食气”;二是本着阴阳互根的原理,中医认为“孤阴不生,独阳不长”,“善补阳者必于阴中求阳,则阳得阴助,而生化无穷",本着"火不可亢,亦不可衰"的原理,故少用补阳之品,多用补阴之剂。

【李飞泽点评】 金匮肾气丸除可温肾阳,亦能补肾精。方中熟地黄用量依仲景之意须达至八两,是为峻补肾精之意。若脾虚明显者,佐以苍术、陈皮、生麦芽等运脾之品,其他补肾填精之品如巴戟天、菟丝子、覆盆子等亦可辨证选用。若以固摄肾精之用,临床上除山药、山茱萸二药外还可加用金樱子、炒芡实、桑螵蛸、覆盆子等固精涩气之品。

水气病 | 病例7

患者姓名:潘某　　性别:女　　年龄:63岁
就诊日期:2019年7月13日　　发病节气:小暑

【脉案】 患者因"眼睑及双下肢浮肿半月"来诊,诉半月前无明显诱因下出现眼睑及双下肢略肿,时感乏力,心悸不适,夜寐欠安,入寐约5小时,胃纳可,二便调畅,苔白腻,脉细弦。拟诊水气病,予苓桂术甘汤加味。二诊:上证稍减,寐欠安,苔薄腻,脉细弦。动态心电图检查及尿微量蛋白检查无殊;心脏超声检查示主动脉瓣钙化灶,二尖瓣、主动脉瓣少量反流,三尖瓣微量反流;尿常规检查示尿蛋白阴性,白细胞(3～5)/HP。前方加首乌藤、酸枣仁。三诊:上症改善明显,大便偏软,苔薄微腻,脉细弦。前方加怀山药,又续服半月,病情大好。

【首诊方药】 苓桂术甘汤加减7剂。

茯苓30g	桂枝10g	炒白术10g	甘草5g
黄芪30g	炒党参10g	麦冬10g	南沙参10g
北沙参10g	五味子5g	柏子仁10g	当归10g
益母草30g			

【诊治小结】 患者首诊时诉双下肢浮肿,时感乏力,心悸不适。心阳虚衰,坐镇无权,脾阳不足,水气上冲,阴来搏阳,水气凌心,则心悸而动,心脉失调则脉弦。治以通阳下气,利水宁心。方用苓桂术甘汤,并加黄芪、炒党参以补气行水,当归、益母草以活血利尿,南沙参、北沙参、五味子药性薄润防利水太过而伤阴之虞。二诊时上症稍减,仍有夜寐欠安,予首乌藤、酸枣仁养心安神助寐。三诊时患者上症已明显好转,又续服半月,病情基本缓解。

水属阴邪,必得阳的气化,才能生成津液滋养脏腑,对于水气为病,必然是在脏腑的阳气受阻,或本身阳气禀赋不足,才形成以水邪为病,包括《金匮要略》中的湿病、痰饮病等。治疗的总原则为"以温药和之",药用苓桂剂治疗。水属阴,水邪痰饮致病,是为人体阳虚而气化失司,水液代谢失常与瘀血相伴随,所谓水瘀互结亦有多见。故李飞泽处方时,常以苓桂剂为主方,并辅以活血之品,多选择当归、益母草等既可活血,又可利水;若瘀血征象明显者,则加用理血四药(当归、丹参、川芎、赤芍),或加土鳖虫、三棱、莪术等破血消瘀。在此基础之上,李飞泽亦加黄芪、党参等以补气助阳,盖水液运行全赖气之推动与运化功能。同时,养阴药物的应用配伍也是李飞泽处方的特点之一,常以麦冬、五味子、玉竹等药性薄润不碍湿之品作为反佐之品置于其中,是为防温化太过而致伤阴之虞,此亦治未病思想的运用体现。

苓桂术甘汤是温阳化饮的代表方。临床既可治脾虚水气上冲,又可治脾虚痰饮内停,故其应用范围非常广泛。无论何病,凡因心脾不足而导致水饮内停或上逆者,皆可使用。五苓散的利水作用较苓桂术甘汤强,临床见浮肿、小便不利、眩晕、心下悸等证者,可以考虑使用本方。五苓散证乃太阳表邪不解,循经入腑,正气不足(膀胱气化机能低下者),饮水过多,水停下焦,膀胱气化不利所致。茯苓甘草汤为脾不健运,水湿停潴所致,证治要点为心下(胃脘)漉漉作水声,四肢逆冷。茯苓桂枝甘草大枣汤乃因"发汗后,其人脐下悸者,欲做奔豚",其症在下焦,故以利小便治之。防己茯苓汤治卫阳不足,水湿郁于肌肤之皮水,系指"外证胕肿,按之没指,不恶风""身肿而冷,状如周痹"之证。茯苓泽泻汤用于反胃呕吐,渴欲饮水之症,此方专于利水,而兼补脾和胃。桂苓五味甘草汤辨证要点气上冲而面赤潮热、水饮停滞、头有如物裹或头昏眼花或意识蒙眬而呈现神态木然之态,因受惊或生气而作。

【李飞泽点评】　机体水液代谢障碍所导致的水气病是苓桂剂的主要适应证,水气上冲主要表现为水饮和水肿。"以温药和之"是治疗水气病的总纲,利水渗湿,化气行水是其治疗原则。在处方过程中,亦要兼顾全局,主症从方证,兼证依辨证,做到知犯何逆而随症治之。

水气病｜病例 8

患者姓名:乐某　　　性别:女　　　年龄:81 岁
就诊日期:2020 年 5 月 6 日　　　发病节气:立夏

【脉案】　患者诉心悸不适伴双下肢浮肿 1 周,背部稍畏寒,腰膝酸软,尿短难控制,口干眼干,稍有口苦,有便意但难解,胃纳尚可,舌质淡胖,苔薄白,脉细小弦。拟诊水气病(心脾阳虚),予苓桂术甘汤加味治疗。二诊:上症较前有所改善,夜寐一般,苔薄,脉细,予前方加黄芪 30 g,柏子仁 10 g,7 剂。三诊:心悸减而未止,双下肢浮肿明显减轻,尿短难控制的症状亦改善明显,背部畏寒略减轻,口干(轻度干燥综合征),苔薄,脉细小弦,予前方加芡实 20 g,金樱子 10 g,7 剂。四诊:偶有心悸发作,下肢浮肿不明显,尿短难控制症状明显改善,口干眼干不适改善,背部畏寒存,无口苦,二便尚调,苔薄白,脉细,予前方加干姜,7 剂,继续治疗。

【首诊方药】　苓桂术甘汤加减 7 剂。

茯苓 30 g	桂枝 15 g	炒白术 10 g	炙甘草 5 g
炒党参 10 g	麦冬 10 g	五味子 5 g	车前子[包] 30 g
炒杜仲 10 g	狗脊 20 g	炒薏苡仁 30 g	

【诊治小结】　本案以心悸、下肢浮肿为主症,并见背部畏寒、腰膝酸软、口干眼干、口苦、尿短诸症;结合舌脉征象,是为心脾阳虚之证。患者年迈,正气减亏,阳气渐虚,脏腑功能失司,是为心脾阳虚之征。阳虚心失其温煦,水饮不化而凌心,则见心悸;阳虚则水湿

不化,溢于肌表,则见肢肿;阳虚则寒,故见背冷;腰膝为肾所主,无以温煦,则见酸软之症;口干眼干伴口苦是为干燥综合征故也。李飞泽治以苓桂术甘汤主温脾阳,利水湿,辅以炒杜仲、狗脊之品温肾阳,炒党参、炒薏苡仁健脾,车前子加强利水之功。二诊时症状改善,予黄芪补五脏之气以助阳,柏子仁养心安神。三诊加芡实、金樱子以加强缩尿之功。四诊诸症皆明显改善,唯余背部畏寒,故以前方继续治疗以巩固疗效,并加干姜以加强温阳之功。

水气病指水液在体内运化输布失常,停积于身体某些部位的一类病证,在临床上可分为两大类:一类为有形的、实质之邪,病证可见水湿邪气的水肿病;一类为无形的、虚无之邪,症状不见水湿邪气的痰饮病。病多由肺失宣降,脾失健运,肾失开合,三焦水道不利,膀胱气化失司所致。

【李飞泽点评】 痰饮、水湿作为引起怪病的两大因素之一,临证亦可见诸多无形水饮之邪所致的病证,如渴不欲饮,或苦眩冒,或眩悸者,或脐下有悸,吐涎沫而癫眩者,或其人欲自利,利反快,虽利,心下续坚满者,皆可从水气病论治。经方中苓桂剂类方不管对有形或是无形的水湿之邪,皆有疗效。务必理解并掌握,方可在临证中得心应手。

肾衰 | 病例 9

患者姓名:孙某　　　性别:男　　　年龄:65 岁

就诊日期:2019 年 2 月 16 日　　　发病节气:雨水

【脉案】 患者因"乏力 1 年"就诊。患者有高血压、2 型糖尿病、糖尿病肾病病史。1 年来乏力,稍气急,双下肢略浮肿,胃纳可,稍有口干,夜寐安,大便调,夜尿多,舌红,苔薄黄腻,脉弦细。辅助检查:血生化检查示白蛋白 33.1 g/L,肌酐 238 μmol/L,尿素氮 20.78 mmol/L,尿酸 508 μmol/L。尿蛋白(++)。西医诊断:糖尿病肾病慢性肾衰竭;中医诊断:肾衰病(脾肾亏虚夹瘀)。治以健脾益肾,祛瘀解毒,化湿降浊。予加味解毒汤加减。二诊:乏力气急缓解,精神好转,血生化检查示肌酐 210 μmol/L,尿素氮 15.76 mmol/L,尿酸 459 μmol/L。尿蛋白(++)。前方加金樱子 10 g,芡实 10 g。

【首诊方药】 加味解毒汤加减 7 剂。

黄芪 30 g	土茯苓 30 g	稆豆衣 30 g	石菖蒲 10 g
萆薢 20 g	制大黄 10 g	当归 10 g	川芎 10 g
赤芍 10 g	丹参 10 g	积雪草 30 g	络石藤 30 g
海风藤 30 g	黄连 5 g	紫苏叶 10 g	白花蛇舌草 30 g
玉米须 30 g	怀山药 30 g	青蒿 10 g	

【诊治小结】 慢性肾病中后期,治疗上应攻补兼施,以攻为主,多健脾益肾,祛瘀解毒,化湿降浊,针对该病,李飞泽自拟"加味解毒汤",方中黄芪、怀山药补气消肿、健脾益肾;土茯苓、稆豆衣、白花蛇舌草解毒,降肌酐,当归、川芎、赤芍、丹参补血活血,积雪草、玉米须、石菖蒲、萆薢除湿降浊、利尿消水肿,制大黄既解毒又祛瘀。诸药合用,共奏补脾肾之本,祛痰瘀湿毒之效。若兼见热象,舌苔偏黄或黄腻,可酌加黄连、苏叶以清湿热;若肢体浮肿明

显,可加茯苓、车前子利水渗湿以消肿;若尿少明显,可加炒杜仲、沙苑子等温肾阳之品以助阳化气,若湿浊之邪更甚者,可加佩兰、白豆蔻以化湿降浊;若尿蛋白偏多,可加金樱子、芡实加强补肾固精之效。

尿浊 | 病例 10

患者姓名:邵某　　　性别:男　　　年龄:27 岁

就诊日期:2019 年 5 月 28 日　　　发病节气:小满

【脉案】　患者首诊诉黑眼圈已 2~3 年,伴眼睑下肤色偏黑,无明显不适,无腰酸背痛,近 3 个月通过饮食控制为主的减肥,体重从 204 斤减至 186 斤。二便尚调,苔薄,脉细弦。尿常规检查示阴性。尿微量蛋白检查示 α 微球蛋白 0.41 mg/dL,尿微量白蛋白 4.19 mg/dL,尿转铁蛋白<0.2 mg/L。血生化检查示尿酸 524 μmol/L,肌酐 362 μmol/L。予参芪二六汤加减。二诊:上症改善,苔薄,脉细弦,继续予前方治疗。

【首诊方药】　参芪二六汤加减 7 剂。

黄芪 30 g	女贞子 10 g	怀山药 10 g	丹参 10 g
土茯苓 30 g	山茱萸 10 g	熟地黄 10 g	牡丹皮 10 g
炒党参 10 g	墨旱莲 10 g	稽豆衣 30 g	绵萆薢 10 g
玉米须 30 g	积雪草 30 g		

【诊治小结】　本案以黑眼圈和眼睑下肤色黑为主症,其余症状皆无。黑色为肾之本色,眼睑周围为脾之所主,另外从尿常规、尿微量蛋白与血清肾功能检查中发现了端倪。治从脾肾两虚夹湿毒的角度出发,予以参芪二六汤加减主之,用以补益脾肾兼祛湿解毒。现代药理研究显示,本方具有确切的消尿蛋白的功效,方中土茯苓、稽豆衣亦有解毒降肌酐之功效。二诊黑眼圈及眼睑下肤色均较前改善,又 7 剂后复查相关指标复常,治疗有效。

李飞泽临证,收集疾病信息不止于望、闻、问、切所得,还把西医辅助检查作为中医四诊的补充和延伸,同时善于运用中医理论来指导发现现代医学诊病和治疗的方向。一如本案中患者主诉仅为眼圈周围及眼睑下肤色偏黑,余无诸症,李飞泽从中医五行理论中黑色为肾病所主之色的角度出发,有针对性地做了尿常规、尿微量蛋白(肾疾病尿微量蛋白检查)和血清肾功能检查,从而发现了患者的隐匿之疾。治疗上,李飞泽亦从黑色为肾之本色,眼睑周围为脾之所主的角度考虑,并从辨病思路出发,认为治疗当从补脾益肾兼祛湿毒的角度入手,方用参芪二六汤加减。从现代药理的角度而言,本方既治蛋白尿,又治血肌酐升高;从中医治本的角度而言,本方辨病与辨证相结合证治。

本病早期隐匿较难发现,初期可无任何表现,或仅表现为泡沫尿(蛋白尿),逐渐出现腰酸、虚劳、水肿等,终末期可以出现关格、肾衰。本病的基本病机是肺脾肾虚,运化失常,开阖不利,水湿停聚,湿热内生,进而气滞血瘀,积结成毒。日久不愈,正气日损,气化功能逐渐衰竭,体内精微物质失摄而漏出,水饮痰浊血瘀内停,则表现为正虚邪实或本虚标实之候。

李飞泽认为"虚、瘀、湿、毒"为本病的主要病机理论,并把本病主要分为三个阶段。初期的尿浊阶段,临床以蛋白尿为主要表现,治疗上应攻补兼施,重视补虚化瘀,祛湿解毒,治用参芪二六汤,全方以黄芪、炒党参为主药,合六味地黄丸去泽泻与二至丸为主方,并加络石藤、海风藤与积雪草而成,并可依据辨证随症加减。中期以血肌酐升高为主(肌酐值多在300 μmol/L 以内),此期治疗主要从补脾肾之本,祛痰瘀湿毒着手,方用加味解毒汤,亦可根据症情随症加减。后期以尿毒症期为主,此期可见虚劳诸症,出现尿少、水肿,甚至关格等症,本期多以脾肾阳虚为主要病机,治疗须从诸多的症状综合考虑,辨证施治。

【李飞泽点评】 中医不仅要继承好,更要在继承的基础上发扬和创新。传统的望闻问切是基于当时的社会文化背景产生的。在目前现代医学诊断学不断进步的今天,我们更要充分利用好各种先进的检查手段,作为中医四诊的延伸。同时在处方用药时,亦可充分结合中药现代药理的研究成果。

淋证 | 病例 11

患者姓名:刘某 　　性别:女 　　年龄:46 岁

就诊日期:2019 年 8 月 13 日 　　发病节气:立秋

【脉案】 患者因"尿频 20 余天"就诊。20 余天来无明显诱因出现尿频,每次量中等,色清,无尿痛,夜尿 3~4 次,腰酸痛时作,大便可,寐尚可,余无明显不适,苔薄,质淡,脉细。尿常规、腰部 CT 检查及双肾、输尿管、膀胱超声检查均无殊。拟诊淋证(肾阳虚损,膀胱气化不利),治以温肾强腰,佐以固摄,予右归丸加减。二诊:见药后尿频好转,腰酸明显好转,腰胀偶作,大便可,苔薄质淡,脉细,治宜温肾强腰,稍佐理气,前方加制香附 15 g,小茴香6 g。三诊:劳累后尿频,腰酸胀又作,神疲乏力,苔薄质淡,脉细弱,治宜温肾强腰,益气健脾,前方加减,继服 7 剂。

【首诊方药】 右归丸作汤加减 7 剂。

制附子^先 6 g	肉桂 6 g	生地黄 15 g	熟地黄 15 g
山茱萸 12 g	炒山药 15 g	枸杞子 15 g	炒杜仲 12 g
生黄芪 15 g	桑螵蛸 12 g	覆盆子 15 g	煅龙骨^先 30 g
煅牡蛎^先 30 g	芡实 15 g	炒延胡索 15 g	台乌药 6 g
生甘草 10 g			

【诊治小结】 本案除尿频、色清外,症见腰酸痛,苔薄,质淡,脉细。以虚为主,治疗上重在温补肾阳。遂用右归丸补肾强腰,用肉桂、制附子、生地黄、熟地黄、山茱萸、枸杞子、炒杜仲等味温补肾阳;配桑螵蛸、覆盆子、煅龙骨、煅牡蛎温肾而兼固精缩尿;芡实脾固涩;稍佐乌药温肾固涩,理气,并有引他药归肾经之效;甘草调和诸药,虽为肾阳虚而仍用生品,是因他药皆为温补之品,取其生品具有调和之性也。二诊时,因腰胀,加用香附、小茴香是为常理。三诊时患者因疲劳而症状复作,故在补肾的同时,加重补气之味,党参、黄芪、白术共用,并重用芡实而收功。

【李飞泽点评】 尿频为临床常见症状,有虚实之分。实者见尿频、尿急、尿痛,尿色黄,多因湿热为患;虚者尿频,量多正常,色清多见,常为脾肾亏虚所致。

<h1 style="text-align:center">淋证│病例 12</h1>

患者姓名:陈某　　　性别:男　　　年龄:87 岁

就诊日期:2018 年 7 月 14 日　　　发病节气:小暑

【脉案】　患者因"发现肉眼血尿 2 天"就诊,色红如洗肉水样,伴排尿热涩感,伴时有腰酸不适,无明显排尿疼痛,大便干燥难解,胃纳一般,夜寐尚安,舌红,苔黄偏腻,边见齿痕印,脉细数。急查尿常规示尿隐血(+++),尿红细胞(镜检)(+++)/HP。腹部超声检查示肾囊肿、左肾结晶;血膀胱肿瘤标志物示均阴性。拟诊淋证(下焦湿热),予石韦散合小蓟饮子加减。二诊:小便尿色转清,排尿无明显疼痛热涩感,余无殊,复查尿常规示尿隐血弱阳性,尿红细胞(镜检)(0~2)/HP,舌淡红,苔薄黄稍腻,脉细,予前方 7 剂以巩固疗效。

【首诊方药】　石韦散合小蓟饮子加减 5 剂。

石韦 30 g	萹蓄 10 g	瞿麦 10 g	六一散^包 10 g
制大黄 10 g	焦栀子 10 g	白茅根 30 g	生鸡内金 30 g
金钱草 30 g	海金沙^包 30 g	大小蓟^各 10 g	火麻仁 10 g

【诊治小结】　患者以肉眼血尿为主诉,虽有排尿涩热感与腰酸,但无明显的排尿疼痛,似为血证(尿血)。然超声检查结果提示肾脏结晶,现代检验结果佐证,纵观诸因,本病当属淋证,血淋为主,石淋为辅。故治以清热通淋,凉血止血之小蓟饮子合清热利尿、通淋排石之石韦散,合方治之而获效。

淋证的治疗总纲是清热解毒,针对淋证以膀胱湿热为主、热重于湿的病机,故治疗初起以清热解毒为主,兼以化湿。"治湿不利小便,非其治也",尤其下焦湿热,尿液不畅,故必佐以通利,如萹蓄、瞿麦、萆薢、车前草、茅根等。同时本病亦当调肝而行气以活血,盖足厥阴肝经"过阴器,抵小腹,夹胃属肝络胆",故本病与肝经密切相关。若临床上见尿频急,欲出不尽,或闭塞不通,排尿涩痛;小腹、两胁、腰部胀酸痛等症状,不必悉具,只要辨属肝气郁结证,常加橘核、郁金、荔枝核,使肝气调达,疏泄功能正常;活血药可选丹参、当归、红景天、益母草之类。叶天士《临证指南医案·淋浊》中指出:"每溺尿管窒痛,溺后浑浊,败精阻窍,湿热内蒸。"因此男子源于精巢之败精和女子起于胞宫的经带血之瘀浊亦是尿路感染缠绵难愈的重要原因,活血之法亦有消此弊端之益。

纵观淋证的全病程,膀胱气化失常是淋证发生的基本病机,因此治疗当不失气化之法。特别是疗程偏长者,或其体质本偏阳虚之症,李飞泽常于处方中稍佐肉桂以温阳化气利水,以恢复膀胱的气化功能,一般用量 3~6 g,兼可抵消黄柏、蒲公英等清热解毒药久用而致苦寒之弊。另外,小茴香、乌药也具有温肾行气以助膀胱气化的功用。隋代巢元方在《诸病源候论·淋病诸候》中亦有"诸淋者,由肾虚而膀胱热故也"的论述。气化之功依赖于肾,肾精足则肾气充,肾气充则膀胱气化正常、固摄有权、冲任通盛。故对于病久迁延不愈或本虚者,治疗当兼顾益肾固本,兼顾奇经,注重脾胃。药物选择有当归、枸杞子、菟丝子、覆盆子、补骨脂、淫羊藿、仙茅、茯苓等涵阴精固,升固肾气。此外,若热偏重,多配以竹茹降逆和胃、清热化痰;若湿偏重则用厚朴苦温化湿,半夏辛温运湿,陈皮、枳壳理气和胃,行气化湿。并常佐以炒山楂、砂仁、炒谷芽、炒稻芽、炒神曲等醒脾助运。

淋证有虚有实,初病多实,久病多虚,初病体弱及久病患者,亦可虚实并见。实证多在膀胱和肝,虚证多在肾和脾。淋证的基本原则以实则清利、虚则补益为要。

【李飞泽点评】 尿血与血淋都有血尿的表现,所不同的是尿血是尿而无痛感,而血淋则有排尿疼痛并伴或不伴腰腹疼痛。然临证遇见老年或反应迟缓者,不能正确反映其主观症状。此时借助于现代检查手段,来帮助我们辨病辨证施治。在传统舌脉证候辨证的基础上,充分利用现代诊疗手段为中医临床所用。因此,作为新时代的中医人,不仅要熟读四大经典,而且要掌握现代医学,更好地继承和发扬中医。

癃闭 | 病例 13

患者姓名:吴某　　性别:男　　年龄:72 岁
就诊日期:2019 年 5 月 22 日　　发病节气:小满

【脉案】 患者因"排尿不畅 5 天"就诊。5 天前始无诱因下排尿不畅,腰膝酸软,神疲气弱,面色㿠白,畏寒,四肢不温,小腹稍胀。小便淋漓不畅,时有排出难,大便溏,舌苔白,脉沉细。超声检查示前列腺肥大。西医诊断:前列腺增生;中医诊断:癃闭病(肾元虚弱,阳不化气)。治以温补肾元,佐助化气行水。予济生肾气丸加减。二诊:上药服后,诸恙已瘥,大便已实。惟尿后尚有余沥。原方去牡丹皮,加菟丝子 15 g,覆盆子 15 g,继服 7 剂,服法同前。

【首诊方药】 济生肾气丸加减 7 剂。

熟地黄 20 g	山茱萸 10 g	制附子^先 15 g	肉桂 9 g
怀山药 15 g	茯苓 12 g	泽泻 12 g	车前子^包 12 g
牡丹皮 9 g	川牛膝 15 g	补骨脂 15 g	胡芦巴 24 g
台乌药 6 g			

【诊治小结】 癃闭,既可为病,又可称一证,有小便淋沥、点滴而出,亦有小便不通,闭而不出者。本案因患者年老、肾元虚衰而致小便不利。故投以济生肾气丸加减,以温肾化气而愈。正如王子接在《绛雪园古方选注》中所述:"肾气丸者,纳气归肾也。熟地黄、山茱萸、怀山药补足三阴经,泽泻、牡丹皮、茯苓补足三阳经。脏者,藏精气而不泄,以填塞浊阴为补;腑者,如府库之出入,以通利清阳为补。复以肉桂从少阳纳气归肝,复以附子从太阳纳气归肾。""济生"再复以牛膝导引入肝,车前导引入肾,"分头导纳,丝丝不乱。独取名肾气者,虽曰乙癸同源,意尤重于肾也。"李飞泽辨证准确,用药精当,收效良好。

【李飞泽点评】 临床治疗癃闭,脏腑虚实要定位准确,辨证精准,其不离肾与膀胱、亦不限于肾与膀胱。涉及津液代谢输布途径的任何一环,都有可能,如肺、脾、三焦等。

癃闭 | 病例 14

患者姓名:董某　　性别:男　　年龄:41 岁
就诊日期:2019 年 6 月 11 日　　发病节气:芒种

【脉案】　患者因"玉茎勃起困难1年余"就诊。阳事不佳,玉茎不起1年余,伴腰酸、头晕耳鸣,神疲乏力,尿余沥不尽,畏寒,大便溏薄。平素生活不规律,喜饮冷饮、油腻之品,熬夜,工作压力大,舌苔薄,质淡,脉细滑。辅助检查无殊。西医诊断:勃起功能障碍;中医诊断:阳痿病(脾肾阳虚)。治以健脾温肾。予右归丸作汤加减。二诊:药后精神有所好转,腰酸、头晕耳鸣稍瘥,尿多不净,畏寒,大便溏仍然,阳事不起,舌苔薄,质淡,脉细滑,治宜原法进出,前方加煨葛根20 g,煨诃子10 g,7剂,服法同前。三诊:药后腰酸,头晕、耳鸣已瘥,有晨勃,尿不尽,畏寒,大便先干后溏,苔薄质淡,脉细滑,仍拟健脾温肾壮阳为法,并加炒党参、炒白术以加强健脾之力。四诊:药后阳事不佳稍好,勃起不坚,时间较短,尿多不尽,畏寒,舌脉如前,守前法,前方加巴戟天15 g,炙鳖甲(先煎)24 g,7剂,服法同前。五诊:尿不净,畏寒,阳事不佳好转明显,大便先干后溏,舌脉如前,治宜原法进出。六诊:药后阳事渐佳,同房时间较前延长,尿不净,畏寒不著,大便略干,舌淡苔白,脉沉细。前方加紫河车8 g,蜂房9 g,14剂,服法同前。

【首诊方药】　右归丸作汤加减7剂。

熟地黄24 g	炒当归15 g	山药15 g	山茱萸12 g
茯苓12 g	炒山楂12 g	肉桂9 g	炙桂枝10 g
枸杞子15 g	杜仲15 g	桑寄生24 g	沙苑子15 g
胡芦巴24 g	芡实24 g	淫羊藿24 g	阳起石先24 g

【诊治小结】　本案辨证为脾肾阳虚,药用熟地黄、山药、山茱萸、炙桂枝、肉桂、枸杞子、杜仲等味温肾壮阳为主药。三诊之后,因患者服药后仍有大便先干后溏,说明脾虚明显故又用炒党参、炒白术等味以加重健脾之力,并用胡芦巴等味温阳,并配蜈蚣、桑螵蛸、蜂房等虫类药物和炙鳖甲、紫河车等血肉有情之品,以增强补肾壮阳之力,后守方服用而愈。

【李飞泽点评】　阳痿古称"筋痿",历代医家多认为由劳伤、肾虚所致,如《重订严氏济生方·虚损论治》云:"五劳七伤,真阳衰惫……阳事不举。"除此之外,目前常见因生活不规律,喜饮冷饮,喜食油腻之品而致伤胃,同时熬夜、工作压力大、思虑过度而伤脾肾,故临床治疗也有从肝、脾、肾等入手。

脱发 ｜ 病例 15

患者姓名:余某　　　性别:女　　　年龄:36岁

就诊日期:2019年8月17日　　　发病节气:处暑

【脉案】　患者因"头发易脱落6年余,加重3个月"就诊。6年余来无明显诱因下出现头发易脱落,时有头晕。近3个月来病情加重,自行清点脱发数量,每天少时50余根,甚则100余根,遂多处就诊,服补钙、补肾养血等药2个月未见明显效果。现发量稀疏,头晕,乏力,腹胀恶心,夜寐不安,口苦时作,腰酸时作,舌红苔白腻,脉濡细。血常规、微量元素检查无殊。血压:110/65 mmHg。西医诊断:女性型脱发;中医诊断:脱发病(虚实夹杂)。治以先清后补。予平胃散作汤加减。二诊:头晕明显减轻,精神好转,脱发稍好,恶心口苦已除,夜寐亦转佳,腰酸仍有,舌红苔白略腻,脉濡,既效守前法,前方加菟丝子20 g,制何首乌

30 g,7 剂,服法同前。三诊:头晕、脱发较前好转,精神一般,夜寐仍多梦,腰酸明显,舌红苔白,脉细,治宜滋肝补肾,养血生发,方用神应养真丹加减。四诊:见脱发、腰酸明显减轻,头晕已瘥,神可,夜寐已安,舌红苔白,脉细,前方去合欢皮花,加桑椹 20 g,7 剂,服法同前。

【首诊方药】 平胃散作汤加减 7 剂。

制苍术 12 g	炒白术 12 g	茯苓 30 g	厚朴 12 g
陈皮 12 g	姜半夏 12 g	炒薏苡仁 30 g	郁金 12 g
蒲公英 20 g	生甘草 6 g	生侧柏叶 30 g	北秫米 30 g
合欢花 10 g	合欢皮 15 g		

【诊治小结】 本案患者症见脱发,头晕,乏力,腹胀,腰酸时作等虚证,又兼见恶心,夜寐不安,口苦时作,结合舌脉乃为虚实夹杂之证。治疗时应先清后补,先从健脾化湿入手,待湿化邪去再用补肾养血生发之剂可收佳效。故先用制苍术、炒白术、茯苓、炒薏苡仁健脾化湿,尤以茯苓一味重用,既能健脾又能安神而生发;厚朴、陈皮、郁金行气化湿;姜半夏、北秫米配合欢花、合欢皮和胃安神,胃安则夜寐则佳,寐佳则发亦生也;蒲公英与生侧柏叶相配,既能使湿热之邪退又兼有生发之功;生甘草调和诸药。二诊时邪气稍退,腰酸仍显,加菟丝子、制何首乌补肾生发,乃为常理。三诊后邪退,脾胃已安改用神应养真丹加减以滋肝补肾,养血生发。方中用当归、川芎、白芍、熟地黄为四物汤,功能补血活血;配以菟丝子、制何首乌、女贞子、墨旱莲、白首乌、龟板补肾生发,尤以白首乌一味,又名隔山消,与制何首乌相配补肾生发疗效甚佳且生用亦有良效;羌活化湿,天麻平肝,木瓜和胃,三者配入方中,能使全方补而不腻,补中有清;配入生黄芪,意为气旺则血生,而发为血之余,故气生而发生矣;夜寐仍多梦,用合欢花、合欢皮、酸枣仁安神;乌药引诸入肾,而共助补肾生发之功。

【李飞泽点评】 脱发一症临床甚为多见,中医认为原因不外虚实两端,虚证者则多责之为肾虚、血虚;实证脱发常由湿邪、血热引起者为多。但临床、湿、瘀等也不少见。

虚劳｜病例 16

患者姓名:陆某　　性别:女　　年龄:49 岁

就诊日期:2018 年 9 月 16 日　　发病节气:白露

【脉案】 患者因"腰酸 10 余天"来诊,时感乏力,伴间歇性头部疼痛,双手麻木;胃纳可,夜寐尚安,二遍调畅,舌偏暗,舌体胖大,舌边见浅痕,苔薄白,脉细。有"右肾错构瘤"病史。尿常规检查示尿隐血(＋＋),红细胞(镜检)(2~3)/HP,尿蛋白阴性。拟诊虚劳(脾肾两虚夹瘀),予参芪二六汤加减治之而获效。

【首诊方药】 参芪二六汤加减 7 剂。

黄芪 30 g	炒党参 10 g	女贞子 10 g	山药 10 g
丹参 10 g	茯苓 10 g	山茱萸 10 g	熟地黄 10 g
牡丹皮 10 g	墨旱莲 10 g	桑枝 10 g	桂枝 10 g
红景天 20 g	炒杜仲 30 g	狗脊 20 g	

【诊治小结】　肾于居腰之两侧,是故腰者肾之府也,乃肾之精气所溉之域。肾虚而见腰酸之症;头刺痛、手麻木均为瘀血所致;脾主四肢,中州虚则运化失司而见乏力,舌体胖大边有齿痕,是为脾虚之象;尿常规中见隐血,是为离经之血,溢于脉外故见,结合舌暗,当从兼有瘀血证论治。纵观脉证,当属虚劳之病,证属脾肾两虚夹瘀,治宜补益脾肾,兼活血通络,予参芪二六汤加减治之。1周后自觉症状改善,自觉无明显不适症状,并于当地某医院复查尿常规提示指标均正常。本案获效而治验。

本案证治以肾之虚劳为要,盖年过半百,肾气自半,肾脏功能逐渐衰退,日久不复为其病机,是为"精气夺则虚"的具体表现。治疗当以《素问·三部九候论》中"虚则补之,损则益之"为法。虚劳之疾,其病性在于气血阴阳的虚损,病位可见于五脏六腑,其中尤以脾、肾两脏最为重要。盖肾为人之先天之本,脾胃为后天之本。涉及肾之虚劳相关的病证,有禀赋不足、劳倦过度、年迈体虚这三大原因。然其多伴随血瘀、热毒、湿浊之邪,而其病本皆为肾虚所致。故治疗此类病证,应多在补肾的基础上,不忘对后天之本脾胃的顾护,同时根据辨病辨证结果辅以活血化瘀通络、清热解毒、化湿降浊等法,随证治之。参芪二六汤全方是六味地黄丸合二至丸,再加炒党参、黄芪及诸活血祛湿药而成方。全方以补益脾肾之虚为主,辅以活血祛瘀、除湿降浊。

在应用补益这个基本原则治疗虚劳的时候,要注意以下两点:①重视补益脾肾在治疗虚劳中的作用。若为纯滋补之药,则需要顾护脾胃,于方中加运脾之品,以免滋补之品过于滋腻而生碍脾健运之虞。②对于虚实兼杂之证,当在补虚的同时,亦要兼顾祛邪,使补虚不留邪,祛邪不伤正。

【李飞泽点评】　《难经》有云:"损其肺者,益其气;损其心者,调其营卫;损其脾者,调其饮食,适其寒温;损其肝者,缓其中;损其肾者,益其精,此治损之法也。"在临证中,同时要让现代检验手段为中医辨证所用,依据辨证结果灵活用药,验方毋拘泥于一病,一如本案之应用。

第六节　气血津液病系列

汗证｜病例1

患者姓名:王某　　　性别:女　　年龄:47岁
就诊日期:2018年5月2日　　　发病节气:谷雨
【脉案】　患者因"双下肢汗出近2月"来诊,诉近2个月来无明显原因下出现双下肢汗出,以下肢下段至脚后跟之间为甚,伴口干口苦,纳寐可,二便无殊,双下肢无浮肿,舌边红,苔薄微黄腻,边有齿痕,脉细弦。患者去年曾双下肢汗出,经服中药好转;发现血压偏高1年余(血压140/96 mmHg)。拟诊汗证(阴虚火旺),予当归六黄汤加味治之。经治痊愈。
【首诊方药】　当归六黄汤加减7剂。

当归 10 g	熟地黄 10 g	生地黄 10 g	牛膝 10 g
黄芩 10 g	黄连 5 g	黄柏 10 g	黄芪 20 g
狗脊 10 g	续断 10 g	杜仲 10 g	浮小麦 30 g
瘪桃干 10 g	炒土鳖虫 10 g		

【诊治小结】 患者年近知命,肾气自半,阴液减亏,虚生内火,热邪迫津外泄,汗液外泄失常,发为汗证。口干为阴虚津亏之象,阴虚火旺,肝胆受之,则见口苦;舌红,苔薄微黄腻,脉细弦,均为阴虚见火之象,故治以当归六黄汤为主方治之;患者汗出日久,常可伤阳,齿痕舌,兼见细脉,故加用狗脊、续断于杜仲以温阳,又宗张景岳"善补阴着,必于阳中求阴,则阴得阳升而泉源不竭"之义;浮小麦、瘪桃干以助敛汗之功效。炒土鳖虫和以杜仲对症治疗患者偏高之异常血压。经治服药 1 周,患者汗止而获效。

汗证以虚者多见,临床表现多见自汗和盗汗。自汗多属气虚不固,然实证也或有之;盗汗多属阴虚内热,然气虚、阴虚、湿热也间或有之。《景岳全书》中有"自汗、盗汗亦各有阴阳之证,不得谓自汗必属阳虚,盗汗必属阴虚也"。

汗证的发生与五脏相关。心主血、汗乃心之液,由精气所化,不可过泄。汗为心液,肾主五液,故汗出皆由心肾虚致之。所以在心内为血,在外就是汗。出汗的症状是反映人体阴阳失调邪正相争的象征。汗液属阴,如人体的正气不足,阳气不固,则阴液失去约束而汗液外泄。汗与心有关;又肺主皮毛,这个皮毛就是医书所讲的营卫,所以汗又与肺有关;汗走肌表,脾主肌肉,所以汗与脾有关;而心为火,肾为水,人体正常,必要心肾相交,交通上下,所以汗也与肾有关。肝肾同源,那么汗也与肝有关。因此,汗证的治疗亦应辨证施治方可获效。

【李飞泽点评】 汗证的辨证不可拘泥于"气虚致自汗,阴虚致盗汗"之说,当宗张景岳"自汗、盗汗亦各有阴阳之证"之义。根据舌脉征象随证治之,当为正道。关于本案当归六黄汤的剂量,当宗《兰室秘藏》"黄芪量倍,余六味各等分"。汗证除常规治法,亦有从瘀论治,当从王清任治瘀之法,以血府逐瘀汤主之。敛汗最强之品当属麻黄根,盖其根上之麻黄发汗力最,一收一散同属一株。

汗证 | 病例 2

患者姓名:王某　　性别:男　　年龄:55 岁
就诊日期:2019 年 5 月 18 日　　发病节气:小满

【脉案】 患者因"夜间有汗伴睡眠差 2 个月"就诊。2 个月来无明显诱因出现夜间全身有汗,伴睡眠差,夜间易醒,日间神疲乏力,动辄易汗出,胃纳一般,大便偏干,小便调,神清,精神软,面色不华,舌苔薄质红,脉细。辅助检查:白细胞减少(2.77×10^9/L),余无殊。西医诊断:多汗症;中医诊断:盗汗病(营卫不和,气虚不固)。治以益气固表,安神止汗。予桂枝汤去姜合玉屏风散。二诊:盗汗已瘥六七,夜寐好转,多梦,精神舌脉如前,前方加合欢花、合欢皮各 12 g,共 7 剂,服法同前。三诊:盗汗已瘥,惟夜寐欠安,多梦,白细胞 4.15×10^9/L,舌苔薄,质光红,脉弦细,治宜原方加减,去炒党参,加太子参 18 g,煅龙骨 30 g,再服

7 剂,盗汗愈。

【首诊方药】　桂枝汤去姜合玉屏风散 7 剂。

炙桂枝 10 g	红枣 15 g	炒白芍 12 g	防风 15 g
白术 18 g	生黄芪 30 g	炒党参 18 g	百合 15 g
青蒿 12 g	九节菖蒲 15 g	山茱萸 12 g	白薇 12 g
酸枣仁 12 g	煅牡蛎^先 30 g	制玉竹 24 g	北秫米 20 g
生甘草 10 g			

【诊治小结】　本案虽为盗汗,从舌脉来看均似阴虚之证,然患者神疲,面色不华,气虚不固之症显矣,故宜舍脉从症,从调理营卫而治之。用桂枝汤去姜合玉屏风散使其交通阴阳,去姜是防其辛散,气虚得补则营卫自固。酸枣仁、百合安神止汗,青蒿、白薇、制玉竹清虚热,山茱萸、煅牡蛎增加强收敛止汗之力,北秫米安神,调理脾胃更助其药力。

【李飞泽点评】　自汗、盗汗是指由于阴阳失调、腠理不固,而致汗液外泄失常的病证。《三因极一病证方论·自汗论治》对自汗、盗汗作了鉴别,"无问昏醒,浸浸自出者,名自汗;或睡着汗出,即名盗汗",一般而言,自汗多从气虚、阳虚而治,盗汗则宜从血虚、阴虚入手。而治疗任何疾病都应辨证论治,不能拘泥于固有的思维当中,临证时最主要的是抓住病因病机。

汗证 ｜ 病例 3

患者姓名:周某　　性别:女　　年龄:71 岁
就诊日期:2019 年 9 月 11 日　　发病节气:白露

【脉案】　患者因"汗出淋漓 1 月余"就诊。患者有癌痛病史,长期口服盐酸羟考酮缓释片控制疼痛,目前剂量 80 mg,每 12 小时口服 1 次。1 月余前开始出现多汗,昼夜汗出,活动后加剧,曾内服中药,五倍子敷脐,未见明显改善。近日汗出明显,淋漓不尽,遍及全身,浸湿衣服,夜间则湿透被服,神疲,乏力,气短,动则明显,头晕,口苦口干,心烦懊恼,夜寐不安,小便短赤,大便频,略溏,舌红苔腻,脉弦细。血常规检查正常,生化指标基本正常,肝肾功能未见明显异常。否认结核病史。西医诊断:多汗症;中医诊断:自汗(湿热内阻,元气不足,营卫失和)。治以调和营卫,清热化湿,益气固表,予柴胡桂枝龙骨牡蛎汤加减。二诊:上药服完后汗出明显减少,尚有微微汗出,未湿透衣被,乏力神疲较前减轻,大便次数减少,质软,夜寐较前稍改善,舌红,苔薄稍腻,脉弦细,原方白芍加倍,加山药 30 g,去牡丹皮,7剂。三诊:汗出基本正常,胃纳可,夜寐较前进一步改善,乏力神疲明显好转,舌红苔薄,脉弦细,治以益气养阴,调和营卫,前方加葛根 20 g,继服 7 剂,以善其后。服药后精神可,纳寐可,二便调,汗出止。

【首诊方药】　柴胡桂枝龙骨牡蛎汤加减 7 剂。

柴胡 20 g	黄芩 10 g	桂枝 10 g	白芍 10 g
姜半夏 10 g	党参 30 g	黄芪 30 g	大枣 10 g
黄连 10 g	炙甘草 6 g	浮小麦 30 g	牡丹皮 20 g

煅龙骨^先 30 g　　煅牡蛎^先 30 g

【诊治小结】　汗为心之液。《素问·评热病论》曰:"人之所以汗出者,皆生于谷,谷生于精""汗者,精气也"。《素问·阴阳别论》对汗出机制进行分析:"阳加于阴,为之汗。"吴鞠通对这一病机做了进一步阐述:"汗也者,合阳气阴精蒸化而出者也""汗之为物,以阳气为运用,以阴精为材料"。张锡纯言:"人身之有汗,如天地之有雨,天地阴阳合而后雨,人身阴阳合而后汗。"

患者为癌症晚期患者,正气亏虚为必然,出现异常汗出,实则为口服盐酸羟考酮的副作用。患者形体虚胖,气虚之体,加之长期口服阿片类药物,导致湿热内积,邪热蕴蒸津液外泄,故见汗出淋漓。治疗需要调和营卫,清热化湿,益气固表。故选柴胡桂枝龙骨牡蛎汤加减。患者口苦,咽干,头晕,纳差,小柴胡汤证据,以小柴胡汤和解少阳;加黄连清热燥湿;牡丹皮清热凉血止虚汗;桂枝汤调和营卫;加黄芪、浮小麦益气固表止汗。汗止之后增强益气养阴善后之药。

【李飞泽点评】　正常汗出是阴阳调和的表现,异常汗出有虚实之分。虚者有"气虚自汗,阴虚盗汗"之说,亦非尽然,临床要仔细辨别。

口疮｜病例 4

患者姓名:张某　　　性别:女　　　年龄:41 岁
就诊日期:2019 年 6 月 4 日　　　发病节气:小满

【脉案】　患者来诊诉口腔溃疡,伴腰酸、头晕,听力下降,咽中不适,有痰色白,偶有口干,大便量少,苔薄黄腻,脉细弦。予知柏地黄汤合四君子汤加减。7 剂而愈。

【首诊方药】　知柏地黄汤合四君子汤加减 7 剂。

知母 10 g	黄柏 10 g	熟地黄 10 g	怀山药 10 g
山茱萸 10 g	牡丹皮 10 g	茯苓 15 g	泽泻 10 g
炒党参 10 g	炒白术 10 g	陈皮 10 g	火麻仁 10 g
黄连 5 g	桔梗 10 g	牛蒡子 10 g	金果榄 10 g
薄荷^后 5 g			

【诊治小结】　本案口腔溃疡多因虚火上炎所致。患者高龄,年迈体虚,先后天天之本俱已不足。结合腰酸、头晕及听力下降之症,并结合苔黄、细弦脉,是为肾阴虚而致虚火上炎;口干、大便少,皆为津液亏虚所致。又兼患者咽不适,伴白痰,是为脾虚生痰之意。故以知柏地黄汤补肾阴,降虚火,四君子汤使脾健运而痰不生,并辅以诸多利咽、润肠通便之品而治之,7 剂而愈。

口腔溃疡民间多以"上火"为其因,而《素问·至真要大论》亦有关于"诸痛痒疮,皆属于心(火)"的记载,以此而定,口腔溃疡的辨证和治疗可以从"火"出发,临证当应区分实证(火)和虚证(火)。在治疗口腔溃疡、祛除火邪的过程中,不能一味使用黄连、黄芩、大青叶等苦寒的清热药物,对于阴虚引起的虚热患者,此类药物不仅不能祛除病因,反倒还会伤及脾胃,耗损正气,导致疾病迁延不愈。现代医学认为,本病的发生与免疫力下降有关,中医理论也认为本病与正气不足有一定的关系,所以治疗的关键还在于内治。内因不除,单纯外治则不能从根本上剔除溃疡的病因。结合患者的症状及舌苔、脉象特点,口腔溃疡主要从心、肝、脾、肾四个脏器入手,调理寒热虚实。

临床上一般将口腔溃疡分为以下几种证型。①脾胃蕴热型:本型一般伴随有发热,面红,口干口臭,便秘尿黄等症状,舌红苔黄脉滑,治以清热泻火,凉血止痛。②心火上炎型:本型的溃疡多发生于舌尖,色红,灼热疼痛,伴有心烦,口干,失眠,小便短赤等症,舌红苔黄脉数,治以清心降火,凉血利尿。③肝郁蕴热型:本型以女性多见,溃疡常伴随月经周期发作,发生于月经到来之前或者月经期间;有时还与情绪变化密切联系,常伴有心烦易怒,胸胁胀闷,口苦咽干,失眠,月经前期会出现乳房胀痛,月经周期不规律等。舌红有瘀斑,苔黄腻,脉弦,治以疏肝理气,清热凉血为主。④阴虚火旺型:本型患者的本质是阴虚,火邪为表象,多因阴虚导致阳气偏亢引起的虚火。针对此类虚火,单采用苦寒之剂,损伤脾胃的运化功能,溃疡迁延日久,反复发作,久而不愈。此类溃疡的特点是反复发作,轻度灼痛,伴有口燥咽干,口渴不欲饮,头晕耳鸣,心悸健忘,失眠多梦,手足心热,腰膝酸软等症状,治以滋阴降火。这一证型的口腔溃疡发病率较高,临床实践中,根据患者的体质特点,如果患者体质较差,卫阳不固,表现出气虚症候,可采用四君子汤随症加减;如阴虚症状明显,可采用甘露饮随症加减。

在临床上,亦常见口腔溃疡,伴随大便溏泻的胃中有热、肠中有寒的上火下寒症,其症寒热错杂,此时应用甘草泻心汤治疗疗效显著,胡希恕认为治"惑",即口腔溃疡,用此方加减都可以治愈。

【李飞泽点评】 中医治病,不管是方证治疗,还是脏腑辨证,最主要的还是看疗效。临床上口腔溃疡多见上热下寒之症,此时应用甘草泻心汤最为适宜,偏热者可加石膏,伴随心烦者可加生地黄。若为单纯里热、上热明显的口腔溃疡者,则应选用三物黄芩汤。经方有奇效,但亦需审证求因、方证相应。

口疮 | 病例 5

患者姓名:陈某　　　性别:男　　　年龄:54 岁
就诊日期:2020 年 3 月 7 日　　　发病节气:惊蛰

【脉案】 患者首诊诉半年前无明显诱因下出现舌上扁平苔藓,口腔黏膜及舌左侧白色附着物明显,此后反复发作,近 3 个月来加重,食冷、烫、硬食物后舌疼痛明显,偶有嗳气,无泛酸,胃纳一般,寐安,二便尚调,舌红,苔黄腻,脉弦滑。拟诊口糜(气阴两虚兼有湿热),予参苓白术散加减。二诊:上症改善,疼痛减轻,舌红,苔白腻,脉弦细,予前方去山香圆叶、生地黄、熟地黄,加重楼、青蒿、草果。三诊:舌部灼热疼痛减轻,左舌边白色附着物减少,舌红,苔白腻,脉弦细。予前方加紫草、牡丹皮、赤芍。四诊:舌灼热、疼痛感明显好转,以两侧颊部减轻为主,舌红,苔白腻,脉弦,予参苓白术散合甘草泻心汤加减。五诊:进食多则胃不适,时嗳气,无泛酸,舌部灼热、疼痛感仍存,舌红,苔腻,脉弦细,予前方去赤芍,加枳壳,并改生甘草 15 g,炙甘草 10 g。六诊:舌灼热、疼痛明显减轻,左颊部白色网状物明显减少,右颊部略减,左舌边改善不明显,舌质红,苔白腻,脉弦细。

【首诊方药】 参苓白术散加减 7 剂。

炒党参 15 g	黄芪 30 g	炒白术 10 g	茯苓 15 g
猪苓 15 g	六一散^包 10 g	当归 10 g	怀山药 15 g
黄芩 10 g	炒薏苡仁 10 g	黄连 6 g	苍术 10 g
皂角刺 10 g	山香圆叶 10 g	当归 10 g	生地黄 10 g
熟地黄 10 g	白花蛇舌草 30 g		

【诊治小结】 本案属病久伤及气阴,而中焦素虚,湿蕴生火而发为口疮,初以益气养阴、清热化湿为法治疗。参苓白术散健脾化湿、当归六黄汤滋阴降火,21 剂则心火去大半矣而舌痛灼热缓解,是为泻阴火而祛邪。继以辛开苦降治其本,上去火、中消痞,修复受损之黏膜为主而治之。六诊,舌灼痛及黏膜征均大为好转。方中甘草生炙同用,以炙则补气,生则泻火。

口疮与心、肾、脾、胃密切相关,多由脏腑积热上攻,或气虚或阴虚虚火上泛,或脾胃虚弱,湿滞中焦,郁而化热上蒸所致。临床多见上热下寒之证,症见上有口疮,中有胃痞,下有便溏之症,治疗当寒温并用,攻补兼施,可用甘草泻心汤治疗。若伴见口干口苦,苔腻,体壮者,可佐加生大黄、金银花;若苔白腻,口臭,便溏,体弱者,可佐加藿香、佩兰、生薏苡仁;若口舌干甚,可加生石膏;若烦热甚者,可加生地黄。生、炙甘草同用,乃因脾虚之人往往气郁而生内热,因此以炙者补气、生者泻火。若见里热甚、上热明显的口糜,则宜清热生津,盖里热明显亦示伤津耗液明显,治当三物黄芩汤,方中以黄芩、苦参苦寒清热的同时,重用生地黄与茜草凉血清热,生津增液,则热去津液生而口糜愈。

治疗口疮亦可从调理升降的角度入手,李东垣认为"脾胃一虚,则阴火下溜",其"阴火"乃指脾胃内伤、升降失常、湿热困阻中焦,上熏于心,致心火不降而旺于上,治当"于脾胃中泻心火之亢盛",可予补脾胃泻阴火升阳方。若气虚盛,加山药、薏苡仁、炒扁豆之类;若湿盛,加草果、砂仁、白豆蔻之类。

总之,李飞泽治疗口糜之证,总不离脾胃,清上热、消中满、温下寒为法,治以苦辛开降。小儿鹅口疮、口腔扁平苔藓、口腔糜烂、复发性口腔溃疡、舌炎等黏膜类疾病,皆可以甘草泻心汤证治。

【李飞泽点评】 口疮临床多见,经方甘草泻心汤是治疗本病的要方。应用本方要注意甘草剂量一般 15 g 以上,本人喜生炙同用,既不至于超《中华人民共和国药典》(2020 年版)使用,又能泻火且补中焦脾气而两相兼顾。同时大剂量甘草有类固醇样作用,对黏膜修复有较好的治疗作用。

舌痛 | 病例 6

患者姓名:张某　　性别:女　　年龄:71 岁
就诊日期:2020 年 3 月 28 日　　发病节气:春分

【脉案】　患者首诊诉时有舌痛、口干,大便先硬后烂,纳寐尚可,舌质红,苔薄,脉细小弦,迟脉兼沉。拟诊舌痛(上热下寒),予甘草泻心汤加减。二诊:舌痛明显减轻,大便偏烂,夜寐尚安,夜间口干,舌质偏红,苔薄微黄腻,脉细略沉,予前方加禹余粮 10 g,干姜剂量由 6 g 增加至 9 g。三诊:舌痛已除,大便成形,口干不适较前明显减轻,精神尚可,纳寐可,舌淡红,苔薄,脉弦细,予前方 7 剂巩固疗效。

【首诊方药】　甘草泻心汤加减 7 剂。

生甘草 15 g	半夏 10 g	黄连 5 g	黄芩 10 g
大枣 10 g	炒党参 10 g	干姜 6 g	赤芍 10 g
紫草 10 g	炒白术 10 g	怀山药 15 g	

【诊治小结】　患者以上有舌痛口干、下有便溏为主症来诊,本病可以"上热下寒为病本,苦辛开降除其根"一言概括,方以甘草泻心汤主之。方中以半夏、干姜祛饮和胃,以党参、大枣补中健胃除痞,用黄芩、黄连清上热,并以大剂甘草缓急安中;因其脾虚证明显,故加入炒白术、怀山药以加强健脾之功;赤芍、紫草以加强清上热之功。二诊时,患者大便烂,下寒证明显,故增加干姜剂量,并予禹余粮以对症治疗。三诊时,患者症状基本缓解,予前方以巩固疗效,是为效不更方。

"心开窍于舌""舌为心之苗",从官窍与五脏对应看,舌属心,在五行中,心与火相对应,因而舌痛常由火而致。盖心火上炎,灼伤舌络,常致舌质红,甚则出现舌痛症状。舌尖痛多为心火上炎型,舌两边痛多为肝胆火盛型,舌根痛多为肾虚型,整个舌体肿大麻木伴味觉失灵多为痰湿郁火型,舌痛兼有口腔异味臭气者多为胃火型,疼痛多在中部。对于实火所致的疼痛,分型辨治如下:痰火阻络型治以涤痰清火通脉,用温胆汤加减;胃热型治以清胃解毒,用泻黄散合黄连解毒汤加减;肝火内炽型治以泻肝胆实火,清肝胆湿热,用龙胆泻肝汤加减;肝郁化火型治以疏肝解郁降火,用丹栀逍遥散加减。

对于实热证舌痛,可通过"清火"的治疗方法之后,症状得以缓解,但临床中亦有相当一部分患者的症状经过"清火"治疗后反而出现舌痛症状加重,因而舌痛诊治不可一味"清火"。除上述实热证型外,临床亦常见肝气郁滞、心脾两虚、脾虚湿阻等证型,甚至也可见到脾肾阳虚的病例。治法除清火外,亦有扶阳、补脾、疏肝之法的不同。

除单纯的实证或者虚证之外,如本案中寒热夹杂的病例在临证中亦不少见,此时可选择甘草泻心汤加减使用。甘草泻心汤乃仲景治痞经典方,其论述可见于《伤寒论》及《金匮要略》。在《伤寒论》中为治脾胃虚弱,湿邪阻遏而见脾胃运化失常,升降失司所设,为半夏泻心汤加重甘草剂量而成。在《金匮要略》中,甘草泻心汤是主治因湿热虫毒内蕴脾胃而发的狐惑病。随着现代药理研究的深入,发现甘草泻心汤有促进胃黏液分泌、增强机体免疫力等作用,对黏膜疾病有特效,目前已拓展运用于消化、免疫、内分泌等多种疾病。甘草泻心汤所治之证,不仅限于治疗消化免疫类系统疾病,其所治病机为湿热之邪困于脾胃,蕴结于中焦而出现上热下寒之证。临证之时,病机属湿热之邪困于脾胃,蕴结于中焦者,症见口腔黏膜疼痛、口干口苦,并见大便稀溏者,皆可随证施治。

【李飞泽点评】　舌痛、口糜、口疮等类似于西医的灼口综合征,经方在这方面有特效。对于里热、上热明显的实热型舌痛,可予三物黄芩汤施治;若见上热下寒的舌痛,则可施以苦辛开降之法,方用甘草泻心汤;若见阴虚火旺病位在胃者,可施以白虎加人参汤或竹叶石膏汤治之。

手足心热｜病例 7

患者姓名:张某　　　性别:女　　　年龄:33 岁

就诊日期:2019 年 6 月 11 日　　　发病节气:芒种

【脉案】　患者诉手足心发热发烫 10 余年,但遇冷则腹胀、矢气,夜寐欠安,无口干口苦,二便无殊,胃纳可,舌质偏红,苔薄白,舌边有齿痕,脉细小弦。拟诊手足心热(阴虚火旺),予知柏地黄汤加减。症状改善。

【首诊方药】　知柏地黄汤加减 7 剂。

怀山药 10 g	熟地黄 30 g	牡丹皮 10 g	山茱萸 10 g
茯苓 15 g	泽泻 10 g	知母 10 g	黄柏 10 g
黄连 5 g	地骨皮 10 g	鳖甲^先 10 g	

【诊治小结】　患者手足心热,然遇冷不舒反腹胀矢气,且病程长达 10 余年,是为肾阴亏虚,虚火外炎之征;遵循《黄帝内经》"诸寒之而热者,取之阴"之意,乃遣知柏地黄汤为主方用以滋肾阴、降虚火,并辅以地骨皮、鳖甲加强滋阴清热之功。以熟地黄易生地黄,与具有"坚阴"之功的黄连相伍,既可加强滋阴降火之功,又可潜阳以助寐,7 剂而安。

手足心热是临床常见的症状,属"内伤发热"范畴。手足心热不仅是自觉症状,而且也是具有客观指标的他觉症状。手足心热多见于阴虚内热,但也可见于患者自觉发热而体温并不明显高的其他内伤发热,即不仅见于虚热,也可见于实热。本病病症名首见于《丹溪心法》,并指出火郁汤主之。手足心热源于张仲景所著《金匮要略·血痹虚劳病脉证并治第六》曰:"虚劳里急,悸,衄,腹中痛,梦失精,四肢酸疼,手足烦热,咽干口燥,小建中汤主之。"本条即论述阴阳两虚的虚劳证治。阴虚生热,则衄血,手足烦热,咽干口燥。《素问·调经论》中指出"阴虚则内热",可见手足心热是阴虚生内热的主要症状之一,属内伤发热范畴。

导致内伤发热的原因很多:正气不足,精血津液耗损,阳气虚衰,房事不节,瘀血内结,痰浊郁伏,情志久郁不畅,均可导致阴阳气血虚损,逆乱而罹患种种内伤热病。

手足心热的分证论治,古籍中多从阴虚、瘀热入手,然其他很多原因亦可导致本症状,属"内伤发热"范畴,具体可分为以下五型:①瘀血阻络,日久化火可致手足心热。瘀血内阻,久郁化火,治以逐瘀通经,方可选用膈下逐瘀汤加减。②脾气不足,中焦亏虚可致手足心热。本型即"烦热则张",且发热往往与脾胃虚弱,纳运失健症状并见。治疗当"甘温除热",通过补中益气,不仅促使脾胃功能恢复,且发热症状也随之而愈,方可用补中益气汤加减。③心火亢盛,火热内炽可致手足心热。本型属单纯的里实热证,临床可见心胸烦热,夜不成寐,面赤口渴,舌红苔黄甚者舌体红肿,糜烂疼痛,小便短赤,大便干燥,脉数有力等症。治以清心泻火,方可用导赤散加减。④食积阻滞,积久化热可致手足心热。食积不消,积久化热临床亦较常见,尤其儿科更是如此。盖小儿形体娇嫩,脏腑之气未充,脾胃本自脆弱,加之小儿饥饱不能自制,故常易罹患饮食之伤。若食之过多,脾胃受累,则运化不及而停滞,日久可致发热,其发热的表现既可出现于午后,也可见于夜间,还可呈现手足心热。临床常用消食导滞,通腹泻热之法,不仅可以使停滞之积食祛除,同时亦可使伴见的各种热象消退。方可选保和丸加减。⑤湿热交蒸,经络闭阻可致手足心热。本型治以清热利湿,通痹活络。以二妙散合白虎汤加桂枝汤加减。

【李飞泽点评】 手心热,多见于两种情况。一是指手三阴经是动所生病症,如心包脉所生病诸症中均可有掌中热;二是指肾阴虚的见症,临床多见手心热或五心烦热。足心感觉发热,多因肾虚所致。对手足心热的治疗中,多从阴阳失和、肝郁发热、湿热熏蒸、脾气虚弱、食积阻滞等方面论治。然临床亦有脾肾虚寒亦可致手足心热,其病机是脾肾阳虚,脾的运化功能减退,血液化生无源,所以可继发血液亏虚之病理形成。治以温补脾肾,养血调经之法。

湿疮 | 病例 8

患者姓名:郑某　　性别:女　　年龄:30 岁

就诊日期:2018 年 6 月 24 日　　发病节气:夏至

【脉案】 患者首诊诉每至梅雨季节则皮肤瘙痒,湿疹发作明显,伴有口腔溃疡,偶感口干口苦;纳寐可,二便调畅,经行正常,舌质偏红,苔薄黄,脉细。拟诊湿疮(湿热夹瘀),予血府逐瘀汤合清热燥湿之品。二诊:症状减轻,舌边尖稍红,苔薄稍腻,脉细,予前方加苍术 10 g,以加强燥湿之功。三诊:皮肤瘙痒症状减轻,口腔溃疡仍有,余无殊,舌质淡红,苔薄,脉细,予前方加黄芪 30 g,以敛疮生肌,固本健脾。四诊:症情平稳,无皮肤湿疹发作,无口腔溃疡,予前方 7 剂以巩固疗效。

【首诊方药】 血府逐瘀汤加减 7 剂。

当归 10 g	生地黄 10 g	桃仁 10 g	红花 5 g
枳壳 10 g	牛膝 10 g	川芎 10 g	柴胡 10 g
赤芍 10 g	炙甘草 5 g	桔梗 10 g	苦参 10 g
白鲜皮 10 g	地肤子 10 g	茯苓 30 g	防风 10 g
车前子^包 30 g	车床子 10 g	薏苡仁 30 g	白蒺藜 10 g
荆芥 10 g			

【诊治小结】 八八生人,血气相对旺盛,虽有脾虚本相,尚能自调,故经行如常。然梅季多雨水,脾虚之人更易招致湿邪侵袭,使脾为湿困,水湿停滞,湿蕴致热,发于肌肤腠理,湿热浸淫而成湿疮。本案虽无瘀血征象,然投血府逐瘀汤以合清热燥湿之品治之奏效。盖其遵李中梓《医宗金鉴》中"治风先治血,血行风自灭"之理,此谓"治病必求于本"之意。经治,患者症情逐步改善而获良效。

中医认为湿疮发病原因乃先天禀赋不耐,后天失调养;饮食不节,过食醒发动风之食物,炙煿厚味,浓茶烟酒,辛辣刺激之品,伤及脾胃;生湿停饮,使脾为湿困,水湿停滞,或因外感淋雨涉水,久卧湿地。使内外湿邪相搏久而化热,湿热蕴结,充于肌肤腠理,浸淫肌肤而发病,湿热化火可发为急性湿疹,常表现热重于湿,湿热蕴结肌肤则多为慢性湿疹,常表现为湿重于热。湿邪郁久亦可化燥伤阴致脾虚血燥。

用辛温药物时应辨证准确,因该类药物辛散走窜,使用不当会使皮疹扩散周身,而加重病情。应用苦寒之品,应注意顾护脾胃,勿使克伐太过,子病及母,避免脾气虚弱而形成顽癣。有湿者应先利湿,未利湿而用辛散之品可导致皮疹扩散周身。湿疹早期,治疗上多以辛散药物为主,可使表邪外透,又避免克伤脾胃;中期,应注意健脾利湿;晚期,应注意益气养阴,以避免复发。

对部分顽固瘙痒,用疏风、散风、搜风诸品,痒感不减反增者,可酌加安神平肝熄风之品,如酸枣仁、柏子仁、合欢皮、首乌藤、石决明、生龙骨、生牡蛎、代赭石等,常能获得良效。

本案中血府逐瘀汤不仅活血,还有行气之功,既行血分瘀滞,又解气分郁结;而且本方祛瘀与养血同施,则活血而无耗血之虑,行气又无伤阴之弊,使气血和调。用于此处正合“治风先治血,血行风自灭”之意。黄芪、薏苡仁、茯苓益气健脾除湿,苍术燥湿运脾,车前子清热利水渗湿;白蒺藜、白鲜皮、苦参、地肤子、车床子燥湿祛风止痒;荆芥、防风祛风透疹。

【李飞泽点评】 湿疮的治疗,不应拘泥于清热利湿,活血、散风、养阴等药亦可随症加减应用。一般来说,病程短者,湿热流窜肤腠是其主要方面,治当利湿、清心、活血导赤。病程长者,湿热化燥,伤阴耗液是主治的方向,治当养血、疏风、化湿。对于湿疮的治疗,在遣方用药中辅以理血活血的中药,往往能获奇效。

燥痹 | 病例 9

患者姓名:顾某　　　性别:女　　　年龄:54 岁
就诊日期:2018 年 11 月 23 日　　　发病节气:小雪

【脉案】 患者“干燥综合征”1 年。刻下:自觉口干、眼干、大便偏干,偶有头蒙作胀,多思多虑,胃纳可,时有嗳气、泛酸,有“食道反流”病史。舌质暗红,苔薄黄,脉弦涩。西医诊断:干燥综合征;中医诊断:燥痹(气阴两伤兼热毒)。自拟方益气养阴,清热解毒。7 剂缓解。

【首诊方药】 自拟方 7 剂。

黄芪 30 g	南沙参 10 g	北沙参 10 g	天冬 10 g
麦冬 10 g	石斛 10 g	白花蛇舌草 30 g	炒白术 10 g
太子参 10 g	陈皮 5 g	茯苓 15 g	蒲公英 30 g
竹茹 10 g	黄连 5 g	生甘草 6 g	怀山药 10 g
七叶一枝花 10 g			

【诊治小结】 燥痹为病,肺脾受邪,伤气耗阴,口眼便干,偶头蒙胀,舌暗而红,苔质薄黄,脉感弦涩;病发日久,且多思虑,肝气郁结,久则化热。属气阴伤,兼有热毒,治以润燥,补气阴虚,清热毒邪。

《素问·阴阳应象大论》中有“燥胜则干”的论述,目前临床上多将干燥综合征列入“燥痹"范畴,其发病原因不外乎六淫致燥和燥邪内生,基本病机以气阴两虚为主,伴或不伴热毒、痰瘀、虚热,亦有阴损及阳之证。燥痹犯病,多为虚实夹杂之证、本虚标实之候。本病主要涉及肺、脾、肾三脏,亦与心、肝两脏密切相关。肺居上焦,喜润恶燥,燥邪伤肺,阴津受戕则见口干;肺与大肠相表里,大肠津亏则无以行舟,而大便燥结;肝主疏泄而藏血,喜柔而恶燥,久思多虑暗耗肝阴,木失滋荣致肝阳偏亢,而肝开窍于目,肝阴不足,目失濡润,故见眼干、头蒙作胀之感;舌质暗红,苔薄黄,脉弦涩,均为"肺脾气阴两伤,兼有热毒"之证。本案属气阴两伤兼热毒,治疗当以补养气阴为主,辅以清热解毒,方中黄芪、太子参与炒白术以补气,南沙参、北沙参、天冬、麦冬、石斛滋阴增液而润燥;茯苓、怀山药以健脾补肺,同时茯苓作为淡渗之品,稍佐于方中,以防大剂量滋阴润燥太过之虞;白花蛇舌草、蒲公英、七叶一枝花清热解毒;陈皮、竹茹、黄连三药为《温热经纬》中"黄连竹茹橘皮半夏汤"之意,取其清胃理气降逆之功以治嗳气、泛酸之症,因本案痰湿不显,故弃半夏不用;甘草作为药中国老,起调和诸药之用。

李飞泽从《素问·至真要大论》中提出的"燥者濡之"及"燥化于天,热反胜之,治以辛寒,佐以苦甘"之治则出发,指出益气养阴、滋阴润燥为燥痹的基本治疗大法。若有热毒内蕴之象,则酌加蒲公英、白花蛇舌草、金银花、黄芩、栀子以清热解毒;若夹痰湿,可选择瓜蒌皮、制半夏、橘红、贝母等润肺化痰之品;若兼瘀血阻络之象,可选择当归、赤芍等活血通络之品。李飞泽亦十分顾护阴血,一如张景岳"治燥者,非独养阴,亦当养血"的论点,常于方中加入当归、阿胶或白芍以养血敛阴润燥。

【李飞泽点评】 目前"干燥综合征"多归属于"燥痹"的范畴,治疗上以补气养阴增液为主。在辨证的基础上,辅以清热、活血、化痰之品。在遣方用药之时,要注意以下两点:其一燥痹多久病,所谓"燥胜则干",干日久伤阴亦伤血,故辨证时尤需注意是否存在血虚之征;其二燥痹全方多由诸多滋阴增液润燥药,故需稍佐渗湿之品,以制濡润太过之虞,其中亦体现处方求平求和之义。

内伤发热 | 病例 10

患者姓名:鲍某　　性别:女　　年龄:47 岁

就诊日期:2019 年 8 月 20 日　　发病节气:处暑

【脉案】 患者首诊诉腰部外伤后,5 月余来时有低热,近 3 日正常,时感乏力,纳寐可,二便尚调,舌尖红,舌质略暗,苔少,舌根部为甚,脉细弦。有脑梗死病史,碳 14 呼气试验示幽门螺杆菌阳性,糖类抗原 72-4 偏高。拟诊内伤发热(气阴两虚兼痰瘀),予参苓白术散作汤加减。二诊:上症改善明显,舌质暗红,苔少,脉细,继续予前方 7 剂而病除身安。

【首诊方药】 参苓白术散作汤加减 7 剂。

太子参 10 g	炒白术 10 g	炒白芍 10 g	茯苓 15 g
六一散[包] 10 g	麦冬 10 g	南沙参 10 g	北沙参 10 g
红景天 20 g	怀山药 10 g	黄连 5 g	炒白扁豆 10 g
藿香 10 g	佩兰 10 g		

【诊治小结】 本案起病较缓,病程较长,老年患者,以反复低热、乏力为主症,结合舌脉征象,乃气阴两虚兼夹痰瘀之证。所谓年老体弱,正气亏虚,苔少是为中焦脾胃虚弱之象,脾虚则生痰湿,郁而化热,且阴虚亦生内热,故而发生低热。痰浊与瘀血又往往相伴而生,且舌暗亦提示内生瘀血。方用参苓白术散加减以补气健脾,除湿散热,兼清瘀血;方中又加藿香、佩兰、六一散以去除中焦湿气,麦冬、南沙参、北沙参以养阴清虚热;方中以太子参易党参,乃取其既益脾气,又有滋阴清热之功。二诊时,患者自觉症状改善明显,遂予守原方不变。复7剂后,低热未再发作,乏力感亦基本消失。

内伤发热起病缓慢,病程较长,多为低热,或自觉发热,表现为高热者较少。不恶寒,或虽有怯冷,但得衣被则温;常兼见头晕、神疲、自汗、盗汗、脉弱等症。一般有气、血、水湿壅遏或气血阴阳亏虚的病史,或有反复发热的病史。内伤发热大致可归纳为虚、实两类。由肝经郁热、瘀血阻滞及内湿停聚所致者属实,其基本病机为气、血、水等郁结壅遏化热而引起发热。由中气不足、血虚失养、阴精亏虚及阳气虚衰所致者属虚,因气属阳的范畴,血属阴的范畴,此类发热均由阴阳失衡所导致。或为阴血不足,阴不配阳,水不济火,阳气亢盛而发热;或因阳气虚衰,阴火内生,阳气外浮而发热。内伤发热一般起病较缓,病程较长,或有反复发热的病史。临床多表现为低热,但有时也可以是高热,亦有少数患者自觉发热或五心烦热,而体温并不升高。一般发热而不恶寒,或虽感怯冷但得衣被则冷感即减轻或消失。发热持续,或时作时止,或作有定时。发热的同时多伴有头晕,神疲,自汗盗汗,脉弱无力等症。因内伤发热主要由于气、血、水湿的郁滞壅遏或气、血、阴、阳的亏损失调所导致,故在发热的同时,分别伴有气郁、血瘀、湿郁或气虚、血虚、阴虚、阳虚的症状。治疗上宜实火宜清,虚火宜补。并应根据证候、病机的不同而分别采用有针对性的治法。属实者,宜以解郁、活血、除湿为主,适当配伍清热;属虚者,则宜益气、养血、滋阴、温阳,除阴虚发热可适当配伍清退虚热的药物外,其余均应以补为主。补中益气汤是甘温除热的代表方剂,血府逐瘀汤是瘀血发热的代表方剂,三仁汤是湿郁发热的代表方剂。对虚实夹杂者,则宜兼顾之,正如《景岳全书·火证》所说:"实火宜泻,虚火宜补,固其法也。然虚中有实者,治宜以补为主,而不得不兼乎清……若实中有虚者,治宜以清为主而酌兼乎补。"切不可见发热便用发散解表及苦寒泻火之剂。内伤发热,若发散易于耗气伤阴,苦寒则易伤败脾胃及化燥伤阴,而使病情缠绵或加重。

【李飞泽点评】 由情志不舒、饮食失调、劳倦过度、久病伤正等引起的发热称为内伤发热,临床多表现为低热。气滞、血瘀、湿停,郁结壅遏化热,以及气、血、阴、阳亏虚,阴阳失衡发热,是内伤发热的两类病机。前者属实,后者属虚。在治疗上,实热宜泻,虚热宜补,并应根据证候的不同而采用解郁泻热、活血化瘀、利湿清热、甘温除热、益气养血、滋阴清热、引火归原等治法,对兼夹出现者,当分清主次,适当兼顾。

痹病｜病例 11

患者姓名:陈某　　性别:女　　年龄:51 岁
就诊日期:2019 年 7 月 20 日　　发病节气:大暑

【脉案】 患者因"全身多关节反复疼痛 1 年"就诊。双侧肘关节、手关节、膝关节等多处关节反复疼痛 1 年余,确诊为"类风湿性关节炎",多处求诊治疗,服用布洛芬、泼尼松及雷公藤片,疼痛反复发作,关节有变形之象。刻诊:精神不振,疲劳乏力,面色暗滞,全身关节疼痛,右腕、左膝、指关节痛甚,手指关节肿大、略变形,形寒怕冷,小便偏黄,苔薄微黄腻,舌暗,脉弦滑。尿常规检查示蛋白(++),管型(+),肾功能检查示尿素氮 8.9 mmol/L,肌酐 928.9 mmol/L。西医诊断:类风湿性关节炎;中医诊断:寒痹病(风寒湿痹,痰瘀互结)。治以祛风散寒,除湿蠲痹,化痰逐瘀。予黄芪桂枝五物汤加减 7 剂。二诊:考虑痹从肝肾亏虚,痰瘀痹阻持续服药治疗 1 个月,病情逐渐稳定缓减,尿常规检查示白细胞少,管型少,蛋白(+),但面色无华,腰酸乏力,苔淡白腻,舌淡有齿印,脉弦细,辨证属气血不足,脉络痹阻,久病肝肾亏虚,治宜益气血,补肝肾,前方加减,继续服用。三诊:持续服上药加减方 1 个月余,两膝、腰部及周身其他关节均无疼痛,病情继续趋好,尿蛋白微量,管型少许,但阴雨天则膝关节时有酸痛不适,怕冷喜温。药证相合,再投原方加减,以资巩固。

【首诊方药】 黄芪桂枝五物汤加减 7 剂。

桂枝 10 g	赤芍 10 g	白芍 10 g	炒苍术 10 g
知母 9 g	黄柏 10 g	细辛 5 g	制南星 6 g
威灵仙 15 g	防己 10 g	鬼箭羽 10 g	广地龙 10 g
生黄芪 20 g	桑寄生 15 g	鸡血藤 15 g	生薏苡仁 30 g
炒延胡索 12 g	鹿衔草 15 g		

【诊治小结】 痹病是由风、寒、湿、热等外邪侵袭人体,闭阻经络,气血运行不畅所导致的以肢体关节及肌肉酸痛,麻木,重着,屈伸不利,甚或关节肿大灼热等为主症的一类病证。《素问·痹论》云:"风寒湿三气杂至,合而为痹。"本案患者关节已改变,久痛不已,肾功能亦有损害,治宜先祛邪为主,用桂枝、炒苍术、威灵仙、细辛祛风散寒胜湿;广地龙入络搜风剔邪;鸡血藤、赤芍、白芍、鬼箭羽养血活血,祛瘀通经;桑寄生补肝肾,强筋骨,祛风湿;制南星、广地龙化痰通络;生黄芪扶正祛邪;知母、黄柏清热化湿;生薏苡仁健脾利湿,全方共奏去痹祛邪,扶正固本之功。随着关节症状的好转肾功亦相应改善。

【李飞泽点评】 痰瘀阻滞乃痹证的特征性表现,提示病属痼疾,宜痰瘀同治,虫类药以走窜入络,搜剔逐邪,以增强药效。

痹病 | 病例 12

患者姓名:粟某　　性别:男　　年龄:68 岁

就诊日期:2019 年 10 月 15 日　　发病节气:寒露

【脉案】 患者因"腰背痛 2 年"就诊。2 年来腰背痛时有发作,劳累后明显。1 年前因摔伤入院,检查发现"多发性骨髓瘤",未行放化疗,对症治疗后腰背痛仍有发作,欲求中医诊治。刻下:腰背痛较重,骶骨部位窜痛,伴下肢无力,行动受限,精神不佳,纳可,眠可,二便可,舌淡紫,苔白,脉缓。西医诊断:多发性骨髓瘤;中医诊断:骨痹病(肾虚血瘀)。治以补益肾气,活血通络。予自拟方。二诊:服前方后,腰背部疼痛感减轻,腰腿酸困较明显,舌淡紫,苔白,脉沉缓,原方酌加补肾通络药,再服 14 剂。三诊:服前方后,腰背部疼痛、酸困感均明显减轻,精神可,纳可,眠可,二便可,舌淡紫,苔白,脉沉缓。治疗半年余,患者腰背疼痛明显减轻,可独自步行,一般情况良好。

【首诊方药】 自拟方 14 剂。

肉苁蓉 10 g	熟地黄 10 g	巴戟天 10 g	白芍 10 g
骨碎补 10 g	生黄芪 30 g	鸡血藤 30 g	砂仁[后] 10 g
鹿衔草 18 g	川芎 10 g	天麻 10 g	六神曲 10 g
葛根 18 g	怀牛膝 10 g	炙甘草 6 g	

【诊治小结】 本病多发于老年人,患者年老体弱,素体亏虚,肾精不足,肝肾亏虚,精髓无以化生,筋骨失养而发病。本案患者即属于此,故治以补益肾气,活血通络。方用肉苁蓉、熟地黄、巴戟天、骨碎补、鹿衔草、怀牛膝滋补肾精;生黄芪、白芍、鸡血藤、天麻、川芎益气养血;砂仁、六神曲、葛根和胃理气,调和诸药。随症加减治疗半年余,患者病情明显好转,炙甘草满意疗效。

【李飞泽点评】 多发性骨髓瘤在中医学历代文献中并未出现过,但根据临床症状,可将其归属于中医学"骨痹""腰痛""骨蚀""虚劳""痿痹"等范畴,多由先天禀赋不足,脏腑亏虚,病邪入脏内搏于骨,以致毒入骨髓,瘀毒内结,精髓不生,致气血亏虚。中医临床工作中,若遇到疾病,一时难以找到与其相对应的中医病症,不妨从症状出发,由舌象脉象入手,运用六经辨证、八纲辨证等方法,对症治疗。此案治疗得当,收效良好。

痹病 | 病例 13

患者姓名:朱某　　性别:男　　年龄:54 岁

就诊日期:2019 年 10 月 22 日　　发病节气:霜降

【脉案】 患者因"左小腿红肿热痛 1 月"就诊。1 个月前患无明显诱因出现左小腿红肿热痛,浙江省舟山某医院检查示左小腿蜂窝组织伴皮肤溃疡、双下肢静脉曲张、左下肢静脉血栓形成、心房颤动。为行进一步治疗遂来就诊。刻下:左下肢红肿,略感疼痛,纳寐可,二便调,苔薄腻,脉细促。查体:神志清,精神可促。左小腿红肿,局部皮色暗,皮温高,有触痛。西医诊断:①左小腿蜂窝组织伴皮肤溃疡;②双下肢静脉曲张;③左下肢静脉血栓形成;④心房颤动。中医诊断:痹病之脉痹(湿热下注,痰瘀内阻)。治以清热凉血利湿,活血化瘀。予五味消毒饮加减。二诊:左下肢红肿疼痛减轻,左中耳炎,常有脓液,听力下降,口干明显,二便调和,舌质淡红,苔薄腻,脉细促,前方野菊花增至 30 g,加石菖蒲 10 g,茯苓 30 g,7 剂。服法同前。三诊:上述症状好转,前方生黄芪增至 50 g,加连翘 20 g,7 剂,服法同前。

【首诊方药】 五味消毒饮加减 7 剂。

金银花 15 g	蒲公英 30 g	野菊花 10 g	紫花地丁 30 g
当归 10 g	牡丹皮 10 g	赤芍 10 g	桃仁 10 g

| 川牛膝 10 g | 怀牛膝 10 g | 红花 5 g | 路路通 10 g |
| 生黄芪 30 g | 皂角刺 10 g | | |

【诊治小结】 孙思邈认为本病"皆久劳,热起盛,为湿凉所折,气节筋中"所致。患者正气损伤,气伤则运行不畅,气不畅则不能推动血脉运行故血行缓慢,加之血脉局部受损,更宜致使脉络闭塞不通。所以在病机上表现为气血凝滞、脉络闭阻,临床症状表现为"热气盛为湿气所折"的湿热相搏的特点。患者左下肢红肿疼痛减轻,口干明显,舌质淡红,苔薄腻,脉细促,为湿热内阻之象,脉络曲张为血瘀之象,故治疗上予五味消毒饮清热利湿解毒凉血。当归、牡丹皮、赤芍、桃仁、川牛膝、怀牛膝、红花、路路通活血通络止痛;生黄芪配皂角刺补气托毒。二诊加野菊花至 30 g,石菖蒲 10 g,茯苓 30 g,增强解毒利湿之功。三诊黄芪增量,加连翘,增强补气托毒之功。

【李飞泽点评】 补气托里消毒是中医治疗痈疽疔疖的毒盛脓将成之时常用方法,其中大剂量黄芪常常与养血、滋阴、解毒药物配合使用。

燥证｜病例 14

患者姓名:姜某　　　性别:女　　　年龄:40 岁
就诊日期:2019 年 11 月 25 日　　发病节气:小雪

【脉案】 患者因"口眼干燥 3 年余"就诊。3 年余前出现明显口干舌燥,双目干涩不适,口渴多饮,饮水不解渴,乏力神疲,四肢肌肉酸痛不适,外院诊断为干燥综合征。遂来寻求中医药治疗。刻下:消瘦,皮下紫斑,口干舌燥,口渴多饮,饮水不解,双目干涩,视物模糊,反复低热,急躁易怒,关节酸痛,倦怠乏力,胃纳差,大便干,舌红苔剥,脉细数。辅助检查:白细胞 4.5×10^9/L,红细胞沉降率 55 mm/h,IgG 26 g/L,抗 SSA(+),抗 SSB(+)。西医诊断:干燥综合征;中医诊断:燥证(阴虚内燥)。治以滋阴清热。用张锡纯滋阴清燥汤加减。二诊:药后口舌干燥稍缓解,仍双目干涩,低热未见发作,大便通畅,胃纳较前改善,舌红苔薄,脉细数,守原方 10 剂,服法同前。前方为主治疗 4 个月,患者口干舌燥,眼干症状明显改善,复查血常规及免疫指标基本正常。

【首诊方药】 张锡纯滋阴清燥汤加减 10 剂。

怀山药 60 g	滑石^包 30 g	生甘草 10 g	生地黄 30 g
知母 30 g	豨莶草 30 g	生栀子 15 g	火麻仁 30 g
黄精 15 g	葛根 30 g	白芍 20 g	炒麦芽 15 g
黄芪 30 g	麦冬 10 g	五味子 10 g	丹参 30 g

【诊治小结】 刘河间言:"诸涩枯涸,干劲皴揭,皆属于燥。"本案阴精内虚,燥热内盛。采用张锡纯治疗温病的滋阴清燥汤加减。方中怀山药、滑石为君,张锡纯言:"山药色白入肺,味甘归脾,液浓益肾……能滋阴又能利湿,能滑润又能收涩,是以能补肺,补肾兼补脾胃,在滋补药中诚为无上之品""滑石色白味淡,质滑而软,性凉而散"。善清燥热,二药相合,滋阴退热,相得益彰。佐白芍味苦微酸,性凉多液,最善滋阴养血,退热除烦。甘草调阴阳,补脾胃。加生地黄、黄精、知母、火麻仁增液润燥;葛根升津养筋肉;豨莶草、生栀子、丹

参利血脉;炒麦芽健脾胃。诸位药合用,功在滋阴润燥,清热除烦,后加黄芪、麦冬、五味子益气养阴,以善后。

【李飞泽点评】 肾主水,脾为气血津液生化之源,肺为水之上源,联合脾气输布津液。故临床干燥综合征的中医辨证除气血津液外,病位常常涉及到肺、脾、肾,还有三焦。选方用药要有所区别。

瘿瘤病 | 病例 15

患者姓名:王某　　　性别:男　　　年龄:65 岁

就诊日期:2019 年 10 月 12 日　　　发病节气:寒露

【脉案】 患者因"声音嘶哑 2 月余,加重半月"就诊。10 年前行右侧甲状腺癌手术。2 月余前因声音嘶哑、偶有气短,就诊于浙江省舟山某医院,查甲状腺彩超示左侧甲状腺占位。穿刺活检,病理回报:(左侧)甲状腺乳头状癌。未行手术治疗。近半月来声音嘶哑加重,自觉乏力,偶有气短,遂来诊。刻下:神清,精神欠佳,声音嘶哑,周身乏力,气短,纳差,寐欠安,大便干,小便可,舌暗红,苔薄黄,脉弦细。高血压病史 5 年余,未规律服药。查体:神清,精神尚可,左侧颌下可触及多个大小不等肿大淋巴结,表面不光滑,质硬,活动度差。左侧甲状腺Ⅰ度肿大,表面不光滑。西医诊断:甲状腺癌,高血压病;中医诊断:瘿瘤(气虚血瘀)。治以益气扶正,解毒散结。予自拟方。二诊:服用前方 1 周后声音嘶哑较前改善,效不更方,原方继服 14 剂,2 周后声音嘶哑明显缓解,患者拒绝手术治疗,继续中医治疗。

【首诊方药】 自拟方 7 剂。

生黄芪 30 g	太子参 15 g	川芎 10 g	桔梗 6 g
玄参 15 g	夏枯草 15 g	生牡蛎^先 30 g	连翘 15 g
金银花 30 g	海藻 15 g	昆布 15 g	煅蛤壳^先 15 g
重楼 10 g	郁金 10 g	鸡内金 15 g	焦麦芽 10 g
猫爪草 15 g	生大黄 10 g	姜黄 10 g	

【诊治小结】 患者年已花甲,癌毒久蕴,正气不足,声音嘶哑,周身乏力,气短,舌暗红,苔薄黄,脉弦细为气虚血瘀之象,纳差为胃失和降所致,纵观患者正气虽亏,但仍耐攻伐,故治以益气扶正,解毒散结。以生黄芪、太子参益气健脾补虚,海藻、昆布、煅蛤壳、夏枯草、生牡蛎以散结,猫爪草、连翘、玄参、金银花、重楼以清热解毒,生大黄、鸡内金、焦麦芽以助运化而和胃兼以通腑,姜黄、川芎、郁金以理气活血而助散结之功,少佐桔梗为舟楫之药载诸药上行。全方攻补兼施,以攻邪为主。

患者正气虚而不甚,故治之可攻邪为主,兼以补虚;瘿瘤为病,每兼肝郁,肝郁则扰神,故可少佐养阴柔肝之品;为防攻伐太过,不可忘助运护胃,故多以鸡内金以助运。

【李飞泽点评】 对寻求中医治疗的恶性肿瘤患者,个别患者除肿瘤本身以外没有特殊症状,可从八纲辨证出发,常由气血入手,这个思路有助于指导临床。

第七节　妇科病系列

绝经前后诸症｜病例 1

患者姓名:陆某　　　性别:女　　　年龄:47 岁

就诊日期:2018 年 6 月 17 日　　发病节气:芒种

【脉案】　患者因经行紊乱,偶有痛经,经色偏黑就诊,诉时有潮热感,口干口苦,平素性情急躁,胃纳欠佳,夜寐欠安,入睡 5～6 小时,大便 2～3 日一行,舌暗,舌体胖大,边见齿痕,苔薄白,舌下脉络色黯曲张,脉弦细。拟诊绝经前后诸症(肾虚夹瘀),予血府逐瘀汤和二仙汤加减。二诊:上症仍存,舌暗,舌边浅痕,舌下脉络色黯,脉细,予前方改熟地黄 30 g,加黄连 5 g 续服。三诊:本次经行无殊,纳可,夜寐 5～6 小时,二便尚调,舌稍暗,苔薄白,脉细,予前方加酸枣仁、柏子仁以巩固疗效。

【首诊方药】　血府逐瘀汤合二仙汤加减 7 剂。

淫羊藿 10 g	巴戟天 10 g	知母 10 g	黄柏 10 g
仙茅 10 g	熟地黄 15 g	桃仁 10 g	枳壳 10 g
当归 10 g	炙甘草 5 g	赤芍 10 g	柴胡 10 g
川芎 10 g	牛膝 10 g	桔梗 6 g	红花 5 g
制半夏 10 g	厚朴 10 g	梅花 10 g	

【诊治小结】　女近七七,肾气渐衰,天癸枯竭,冲任脉虚,精血不足,致阴阳失衡;乙癸同源,肾精不足而肝失所养,疏泄失常,肝郁气滞见性急痛经;肾阴亏损,阳不潜藏,脉失濡养而寐差。舌暗、舌下脉络色黯及经行色黑,为有瘀血征之象。故治以温肾填精,活血调经,并泻肾火、疏肝气而调冲任。方用血府逐瘀汤和二仙汤起效。

"绝经前后诸症"可以归属到西医"围绝经期综合征"的范畴,本病是以肾虚为本,肾之阴阳平衡失调,影响到心、肝、脾,并常常兼夹气郁、瘀血、痰湿等病机表现,从而出现诸多证候。妇人经断前后,肾虚而天癸渐竭,肝藏血以其为用,然经、孕、产、乳,数伤于血,易致血瘀与气郁。脾胃为后天之本,岁增年高则中州渐虚,运化失常,湿浊内生而见痰湿之象。因此多见肾阴虚。肾虚之候有偏阴虚,或阳虚,或阴阳俱虚,治当有滋肾阴、温肾阳及阴阳并补之别。同时根据兼证的不同,治以疏肝解郁、活血化瘀、健脾化湿以调经的不同治法。对于肾阴虚为主者,取育阴以涵阳之左归丸为主治疗;肾阳虚者取温肾填精之右归丸治之;临证中尤以肾中阴阳俱虚者为甚,常以二仙汤主之,盖以其组方之中虽有滋阴清热之药却不妨碍祛寒之效,虽有温阳祛寒之药却不影响清热之功。阴阳俱虚者亦有寒热的偏甚:其中热偏盛者,多归属于阴虚火旺之象,多责之于阴虚心肝火旺,治当兼顾心肝以滋阴降火;对于寒偏盛者,重在脾肾阳虚,治当顾及脾肾之阳的温补。

本案主证为肾阴阳俱虚,故以二仙汤为主治疗,用以温肾阳、补肾精、泻肾火、调理冲任;同时患者伴有明显的瘀血征象及肝郁征象,配以专治瘀血内阻、气机郁滞之血府逐瘀汤以活血化瘀,行气疏肝,同时辅以梅花、厚朴加强疏肝解郁之功;加制半夏以宣通阴阳、开胃健脾。经过治疗,患者经行恢复正常,然仍有夜寐欠安之症,故在原方的基础上,以熟地黄30 g,配以交通心肾、引诸药入心之黄连组成对药以达潜阳助寐之效;酸枣仁与柏子仁合用,则酸收敛神、安神助寐。两组治疗寐差之对药以对症治疗。

【李飞泽点评】 中医能从根治疗绝经前后诸症,特别是调理脏腑,尤以调整肾阴阳失调疗效显著。本病多见寒热错杂之征,或有肾阴虚、肾阳虚的偏损,治疗以补肾阴,或补肾阳,或阴阳并补。同时伴有血瘀、气滞、痰湿等兼夹证,遣方用药时当要有所兼顾。

本案患者二诊时,自觉症状改善不甚明显,然而通过辨证认为遣方用药对证无虞,继续前方不变续服治疗,遂于下一次经行复常。个人从中体会,只要辨证准确,处方用药总可起效。

绝经前后诸症 | 病例 2

患者姓名:吴某　　　性别:女　　　年龄:54 岁
就诊日期:2020 年 2 月 4 日　　　发病节气:立春

【脉案】 患者因"更年期综合征后停经 10 个月"来诊,诉时有心烦、心慌,胸部隐隐作痛,稍伴胸闷不适,入寐而汗出,夜寐欠安,入睡约 4 小时,胃纳尚可,二便调畅。体格检查提示糖化血红蛋白偏高、血脂异常、幽门螺杆菌阳性。舌质偏暗,苔薄黄腻,脉细小弦。拟诊绝经前后诸症(瘀血阻滞),予血府逐瘀汤合栀子豉汤加减。二诊:夜寐好转,盗汗仍存,胃脘稍胀感,苔薄,脉细,予前方加茯神 10 g,改枳壳 20 g。三诊:心慌不适明显改善,夜间胸部隐痛仍时有发作,心烦盗汗及胃胀症除,夜寐尚安,予前方去焦栀子、淡豆豉及浮小麦,加延胡索 20 g,复 7 剂而愈。

【首诊方药】 血府逐瘀汤合栀子豉汤加减 7 剂。

当归 10 g	熟地黄 30 g	桃仁 10 g	枳壳 10 g
炙甘草 5 g	赤芍 10 g	柴胡 10 g	川芎 10 g
牛膝 10 g	桔梗 6 g	红花 5 g	黄连 5 g
柏子仁 10 g	麦冬 10 g	南沙参 10 g	北沙参 10 g
大枣 10 g	焦栀子 10 g	淡豆豉 10 g	五味子 5 g
浮小麦 30 g			

【诊治小结】 本案诊为绝经前后诸证,以虚烦不寐为主要表现,并见胸闷、盗汗之症。仲景方"栀子豉汤"乃治虚烦不得寐之方,而结合患者舌脉征象,是以瘀血为患,而血府逐瘀汤十九大适应证又兼具治疗不寐之功效。故李飞泽遣上二方为主方,并辅以南沙参、北沙参、浮小麦、大枣益气养阴、收敛止汗,麦冬、五味子助阴敛阳,柏子仁养心除烦助寐。二诊夜寐好转,因胃胀,故倍枳壳剂量以加强理气之功,茯神宁心安神。三诊寐安且心烦盗汗、胃胀症除,故去栀子豉汤、浮小麦,因夜间胸部隐痛,而加延胡索以加强活血、利气、止痛之

功,复7剂而愈。

绝经前后诸症是指妇女在绝经期前后,围绕月经紊乱或绝经出现明显不适证候如烘热汗出,烦躁易怒,潮热面红,眩晕耳鸣,心悸失眠,腰背酸楚,面浮肢肿,情志不宁等。本病的发生与妇女绝经前后的生理特点密切相关。七七之年,肾气渐衰,天癸渐竭,冲任二脉逐渐亏虚,月经将断而至绝经,在此生理转折时期,受身体内外环境的影响,如素体阴阳有所偏衰,素性抑郁,宿有痼疾,或家庭、社会等环境变化,易导致肾阴阳平衡失调而发病。本病之本在肾,常累及心、肝、脾等脏,多表现为气郁、血瘀、肾虚、心神不安等。女子之经、孕、产、乳无不以血为本,以气为用。

气血不和乃本病之本,若有月经色暗,见血块,且舌质暗,舌下脉络色黯曲张,或见瘀斑瘀点,脉兼弦象者,可予血府逐瘀汤为主方以理气活血,调和气血之用;而先天之本肾之虚损乃是本病之根,女子七七天癸竭,常先阴血亏虚,渐损及阳,而至阴阳俱虚之象,此时予以二仙汤用以补肾扶阳,滋肾养血。而临床多见肾虚夹瘀者,故二方合用证治本病,临证效果明显。心烦不寐者,辅以栀子豉汤养心安神助寐,若见盗汗者,辅以当归六黄汤或牡蛎散养阴敛汗;若见潮热甚者,辅以六味地黄丸滋肾益阴,育阴潜阳;若情绪改变明显者,可佐加玫瑰花、合欢花、月季花、代代花、郁金等疏肝理气之品;若肾阳虚明显者,则以右归丸为主温肾壮阳,填精养血。

【李飞泽点评】 绝经前后诸症的证治,要把握肾虚为本的原则,注意肾的阴阳虚衰以及心肝脾的失调。治则以平调肾中阴阳为主,涉及他脏者,则兼而治之。同时在诊治的过程中,要重视情志因素的关键性。在药物的选择上,清热不可过用苦寒,驱寒不宜过于温燥,可不妄用克伐。

经行乳房胀痛 | 病例3

患者姓名:魏某　　性别:女　　年龄:29岁

就诊日期:2018年1月4日　　发病节气:冬至

【脉案】 患者1个月前来月经之前出现胸部作胀,无胸痛气急,无头痛眩晕,无恶心呕吐等;月经期间症状消失,经量适中,经色偏暗,见少量暗褐色血块,无痛经。平素多思善虑喜叹息,体检发现有"乳腺增生"。初来就诊,见舌质偏暗,舌体胖大,苔薄白,舌下脉络曲张色黯,脉细小而弦。拟诊经行乳房胀痛(瘀血为主,肝郁脾虚),予血府逐瘀汤加减。经治,自觉症状改善,症情平稳。2周前无明显诱因下出现颈部酸楚不适,无项背强直,无肢端麻木,无头痛眩晕等,予前方加葛根、狗脊以除痹消酸。1周后复诊,颈部不适症状明显好转,遂以前方去葛根、狗脊续服。再来诊患者诉诸症已消。纳寐可,二便调。

【首诊方药】 血府逐瘀汤加味5剂。

桃仁10 g	红花5 g	当归10 g	地黄10 g
蜜甘草6 g	柴胡10 g	川芎10 g	桔梗10 g
牛膝10 g	枳壳10 g	益母草30 g	赤芍10 g

昆布 10 g	鹿角 10 g	茯苓 15 g	牡蛎^先 30 g
菟丝子 30 g	浙贝母 10 g	薏苡仁 30 g	炒白术 10 g

【诊治小结】 本案以经前胸部作胀为主证就诊，伴有月经色暗及暗褐色血块，平素多思善虑喜叹息，舌体胖大，苔薄白，舌下脉络见瘀血征，脉细小而弦。患者为青年女性，平素思虑太过，致气机不畅，肝郁气滞；兼长期居于海岛水湿之地，脾虚失运，湿浊内生。久则气滞湿阻，无以行血，留滞成瘀，痰瘀互结于乳腺，而成乳腺增生之证。肝郁气滞，转机不利，遇经前冲脉气血充盛，郁滞更甚，令乳络不畅；且脾虚失运生痰，经前冲气偏盛，冲隶阳明，胃脉过乳，冲气挟痰湿阻络，故见乳房胀痛。血府逐瘀汤作为理血剂之名方，应用广泛，只要符合瘀血内阻、气机郁滞的舌脉征象，均可取效。该患者辨证符合主证气滞血瘀分型，故拟方"血府逐瘀汤"为基础以主行气活血之功，并加用薏苡仁、炒白术及茯苓以健脾益气，昆布、牡蛎及浙贝母以软坚散结，益母草、鹿角以活血调经；且妇人经乳之疾，痰瘀多伴生而见，故选药以茯苓、浙贝母之类而中。对症治疗一段时间之后，患者除自觉不适症状基本消失外，瘀血证的舌脉表现也得到了明显改善，亦佐证方证相符即取效。期间患者颈部不适，加用葛根与狗脊，一寒一热，偏性互消，而取其除痹缓急之势，症除即撤。

关于妇人经、带、乳、阴之疾，李飞泽习用血府逐瘀汤加减治之。盖女子以肝为本、以血为用，妇人之疾多由气血，或其虚，或其受邪。血府逐瘀汤以活血化瘀为主，然方中亦有行气之功，既行气又活血，是为解肝郁、化瘀血之良方。李飞泽临床用之，随症加减，效佳。

【李飞泽点评】 妇人乳疾多责之于肝脾，始于肝郁，继而血瘀，或兼痰结。只要症见舌暗、舌下脉络色黯曲张或见瘀点瘀斑、脉弦，或月经色黯和/或见血块，伴或不伴情志不畅的表现，均可以血府逐瘀汤为主方随症加减使用。在遣方用药的同时，要兼顾对兼证的处理，选择的药物最好能顾及与主证的关系。兼证病情一旦缓解，兼证用药必须中病即止。正所谓，师傅领进门，修行在个人。中医一道，其中精髓，还需多多临证，细细体悟。

第四章

李飞泽医论医案精选

第一节 李飞泽"治汗取心"经验辑要

《素问·阴阳别论》曰:"阳加于阴,谓之汗。"汗为中医学五液之一,由阳气蒸化津液出于体表而成。若汗出异常即为汗证,究其病机不外乎阴阳失调,腠理开阖失常。历代医家都对汗证有着详尽研究,通过汗出部位、时间等将汗证分做自汗、盗汗、头汗、偏身汗出等,对汗证的病机及治疗常从卫表不固、阴虚内热、湿热内蕴等角度立论,亦有医家从瘀血论治。李飞泽悬壶30余载,兼听博采,融各家学说于一炉,学术思想独特精炼。笔者从旁侍诊,有幸学习对汗证的认识。汗证虽原因各异,但心病所致尤多。临证中也常见素有心病经治疗后主证不显而仍有汗出者,或心之气血阴阳受损、脉络瘀阻而以汗出为主诉者;现代医学也常见如冠心病、心力衰竭等心脏病患者在有胸闷气短症状的同时伴有汗出。李飞泽认为此类汗证源于心病,从心论治可获良效。现将其从心论治汗证的诊疗经验总结如下。

一、心气不足,惊悸汗出

治疗此类心气不足之汗出,方用益气养心、固表敛汗之开心玉屏汤加减,此方系李飞泽临证自拟经验方,由人参、茯苓、远志、石菖蒲、黄芪、防风、白术、浮小麦、瘪桃干组成。方中人参、茯苓、远志、石菖蒲取自开心散,开心散出自《备急千金要方》,为补气安神、宁心定志之名方;黄芪、防风、白术取自玉屏风散,功能益气实卫以敛汗;另加浮小麦、瘪桃干共奏养心敛汗之功。若兼有惊悸恐怯,夜多异梦,可加茯神、琥珀、龙齿等。

二、心血亏虚,神疲汗出

八珍汤主之。《类经》曰:"心主血,汗者血之余。"指出汗血同源、五脏化液、心与汗的内在联系。心主血,脾统血;心藏神,脾主思。长期过度的疲劳、思虑致心脾气血暗耗,心失濡

作者:孙有朋、李飞泽、陈琳,原文发表于《浙江中医杂志》2020年4月第55卷第4期。

养则无力敛汗,而致汗出异常。心脾气血耗伤又可见胸闷心悸,头晕乏力,不寐多梦等。李飞泽针对此类心源汗证常使用八珍汤加减。其中,熟地黄、白芍、当归、川芎补血养心;人参、茯苓、白术、甘草四君子补脾益气,使气旺则血生。若汗出较重、神疲乏力者,可加浮小麦、黄芪等实卫止汗之品;心悸不适者,加炒党参、麦冬、南沙参、北沙参等益心气,养心阴;心神不宁者,加酸枣仁、茯神、首乌藤等宁心敛汗。

三、心阴耗伤,虚热汗出

当归六黄汤合生脉散主之。《温病条辨》有云:"汗之为物,以阳气为运用,以阴精为材料。"临床发现,患者热病之后或久病致心阴耗伤,虚热内生,蒸迫津液可致汗证。心阴耗伤,无以荣养,则盗汗心烦,不寐梦多,甚则心悸不适。针对此类证属心阴不足所致汗出的患者,若虚热之象不显或较轻者,可以生脉散为主加减,但若热象亦存,则再合当归六黄汤后加减。生脉散益心气、敛心阴以止汗,当归六黄汤是治疗阴虚内热盗汗的效方,汗出较多者,可加麻黄根、浮小麦等收涩敛汗;潮热严重者酌加清虚热之品。若兼见其他脏腑之变,则应酌加相关药物,如腰膝酸软者增加枸杞子、山茱萸、山药等。但亦应注意,虽盗汗多为阴虚,但并非绝对,若兼见面色无华、气短神疲等,则为心血亏虚、血不载气、气失固摄所致,临证则应以补益气血为主。

四、心阳不振,失固汗出

桂枝加龙骨牡蛎汤主之。《临证指南医案·汗》有云:"夫心为主阳之脏。"素有心病证属心阳虚者,年事已高心阳不足者,或他病迁延损及心阳者,其心阳无力固摄、营卫失调故见汗出,汗为阴津,汗出阳随津脱则阳虚更甚。心阳不振可伴见胸闷心慌,温煦无力则内生痰饮,阻抑气机,可伴见纳差、浮肿等。据《难经》"损其心者,调其荣卫"之原则,治疗此类汗证可用调营卫、温心阳、固敛汗之桂枝加龙骨牡蛎汤加减。方中桂枝汤为仲景调营卫、温心阳第一方,龙骨、牡蛎味涩性平,可重镇安神,收涩敛汗。若汗出较重者,可再酌加宁心敛汗之品。若汗出兼见时寒时热、周身酸楚,亦多属营卫不和,临床上见于病毒性心肌炎等,治疗上也可选用此方。

五、心脉不利,瘀滞汗出

血府逐瘀汤主之。《金匮要略》有云:"血不利则为水。"瘀血致汗理论最早见于王清任的《医林改错》。血行不畅,瘀阻血脉,壅滞于胸,蒸蒸溢于腠理孔窍而为汗。血瘀胸中,气血瘀滞,则可见胸闷气促等。若因瘀致汗者,再予补气养血、滋阴固表等补益滋腻固涩之物后,则使气血瘀滞更甚,汗出加重。李飞泽临证中针对此类汗出常用血府逐瘀汤加减。方中桃红四物汤养血活血,祛瘀通经,柴胡、桔梗、枳壳疏肝行滞、调畅气机。气血通调,津不外溢,则汗出可止。

六、验案举例

管某,女,56岁。2019年1月26日就诊。主诉:心悸、盗汗1月余。患者1月前无明显诱因下感心悸气促、夜间汗出,至内科门诊就诊,查动态心电图示房性早搏 4 781 次,房性心动过速 64 次,部分 ST 段压低。心脏彩超未见明显异常。血生化及甲状腺功能等均未见明显异常。西医诊断为心律失常,予普罗帕酮片及冠心丹参滴丸口服对症治疗。2 周后心悸较前好转,盗汗反见加重,常醒后内衣尽湿,为求进一步治疗,遂来就诊。刻下:患者夜间盗汗,醒后自止,时有心悸不适,无喘息气促,无胸痛咯血等,夜寐不佳,纳食一般,口苦口干,二便如常,舌偏红,少津,苔薄微黄,脉细弦。证属心阴不足,治以养阴清热,宁心敛汗。处方:炒党参、南沙参、北沙参、麦冬、当归、熟地黄、生地黄、茯神、黄芩、黄柏、鲜石斛、甘松各 10 g,五味子 5 g,黄连 3 g,茶树根 30 g,黄芪、炒酸枣仁各 15 g,共 7 剂,每日 1 剂,水煎服。二诊时患者盗汗减轻,心悸不适好转,偶有心烦,夜寐不佳,舌偏红、苔薄,脉细弦。改熟地黄 30 g,黄连 5 g,加地骨皮、龙齿各 10 g,首乌藤 30 g,琥珀 4 g,续服 2 周。三诊时患者盗汗明显好转,偶有心悸不适,纳寐尚可,二便调,加浮小麦 30 g,增强固表敛汗之效。依前方法继续治疗 2 周后,盗汗止。按:初诊时患者服用抗心律失常药物心悸减轻,但心阴已伤,盗汗不止、汗出津伤、夜寐不佳耗伤阴液,如此往复则心阴亏更甚,盗汗加重。予生脉散合当归六黄汤佐以养心安神之品,甘松、茶树根是李飞泽结合临证经验及现代药理用于治疗心悸的常用对药。二诊时因患者夜寐仍不佳,增加熟地黄、黄连用量,此二药为李飞泽治疗不寐经验对药,熟地黄滋阴,黄连坚阴,使心阴得复,阴阳相交;龙齿、琥珀、首乌藤功能安神助寐;地骨皮清虚热除烦。三诊时患者明显好转,予前方加浮小麦巩固疗效,对症则效佳。

第二节　李飞泽从心—络—肾论治缓慢性心律失常的临证经验

李飞泽是浙江中医药大学教授,硕士研究生导师,浙江省名中医,第六批全国老中医药专家学术经验继承工作指导老师,浙江省中医药重点专科心血管科带头人。从事中医内科与中医药防治心脑血管疾病研究的临床、教学和科研工作 30 多年,特别是对心系疾病有独到的诊疗特色,擅于撷古融今、衷中参西、博采众长,创立了很多效方验方。往来迟缓者是为迟脉,《脉理求真》谓:"凡代涩结伏,皆属迟类。"迟脉证归属现代医学各种缓慢性心律失常,如窦性心动过缓、窦性停搏、病态窦房结综合征、传导阻滞等以心率减慢为特征的疾病。李飞泽治迟脉证从心—络—肾出发,并以心肾相关及心络一体论述,现将经验介绍如下。

一、着眼络脉,重在心肾

《素问·痹论》曰:"病久入深,营卫之行涩,经络时疏,故不通。"皆因络脉形细小、数量多、走势迂曲,受邪病久,易血行迟缓或血运受阻而成瘀。因此《灵枢·经脉》中有"经脉者,

---

作者:陈琳、李飞泽、李洁、康法宝,原文发表于《浙江中西医结合杂志》2020 年第 30 卷第 4 期。

所以能决死生,处百病,调虚实,不可不通"的论断。由此亦可看出络脉致病因以通为用,而心主血脉,心络受邪,必有血脉瘀滞之故。《难经·九难》中有"迟者,藏也"及"迟则为寒"的记载,《伤寒论》亦有"迟为在藏"的描述,至《脉诀汇辨》对迟脉有更详尽的说明:"迟脉属阴,象为不及;往来迟慢,三至一息……以阳气伏潜,不能健行,故至数迟耳。"均提示迟脉证病位在脏,盖因阳气虚弱之故。脉由心所主,而心乃阳中之太阳,以阳气为用,起鼓舞血脉之职;肾中元阳,是为先天之火,是五脏阳气之根本,能助力推动、温煦心阳。若迟脉证成,必由心肾阳虚而成阴证、虚寒之证。李飞泽认为,络脉是心肾相济的桥梁。络脉通,则心肾之阳气互通互济;络脉滞,则通道受阻,虚邪则生。因此,李飞泽以心—络—肾相关性的视角为出发点,认为迟脉证的病机应从"迟由二因,心虚失养,心被邪干"立论,其中"心虚"应包含心阳之虚和肾中元阳之虚,"邪干"则以瘀血阻滞心络为主。治疗上当以温补心肾之阳祛瘀通络振心。

二、通络温窦,迟脉证治

国家中医药管理局依据临床实践把迟脉证主要分为阳气亏虚、气阴两虚和心气不足三型;病始多为轻证,常见气虚型,治疗多以益气养心为主,常用李飞泽自拟之益气通络汤治疗。病程进展,可呈现气阴两伤之证,此期可用炙甘草汤益气养阴复脉。病程日深,可出现心肾阳气虚衰之证,治当以温补心肾之阳。同时,本病又易兼夹痰浊和/或瘀血证候,治疗当兼顾化痰、祛瘀之法。而临床上更多见的是虚实夹杂之证,即阳虚血瘀型的迟脉证。通络温窦汤是李飞泽所创,主要用于治疗阳虚血瘀型迟脉证,全方由桂枝、鹿角胶、淫羊藿、土鳖虫、全蝎、地龙六味药组成。

三、验案举隅

患者,男,76岁,2016年1月12日初诊,主诉:胸闷乏力半个月余。现病史:患者半个月余前因劳累出现时有胸闷、心悸不适,伴气短乏力,走楼梯时更明显。动态心电图提示平均心率54次/分,>2.0 s的停搏1 313个,最长停搏时间3.6 s,室性早搏216个,有21阵室性二联律,心房颤动1 429 min,有交界性逸搏,伴见二度房室传导阻滞。现症见精神软,平素怕冷喜暖,时腰酸,纳寐一般,二便尚调;血压116/60 mmHg(1 mmHg = 0.133 kPa),呼吸稍促,颈软,颈静脉无充盈,心界不大,心率57次/分,律不齐,心音低钝,腹软,腹水征阴性,肝脾肋下未及,双下肢无浮肿;舌暗,舌体胖大,边见细齿痕,苔白厚腻,舌下脉络色黯曲张,脉结弱。有冠心病、心房颤动史20多年,有2型糖尿病史10余年。中医诊断:迟脉证(阳气虚衰,痰瘀阻络)。治以温通心阳、化湿,予通络温窦汤加味:桂枝15 g,鹿角胶9 g,淫羊藿、地龙各10 g,全蝎3 g,土鳖虫、薤白各10 g,石菖蒲15 g,红景天、苍术、甘松各10 g。14剂,水煎,1天1剂分早晚2次温服。2016年1月19日二诊:胸闷、心悸较前有所好转,感乏力气短,精神稍软,血压120/62 mmHg,心率56次/分,律不齐,心音低钝,余无殊。舌暗,舌体偏胖,苔薄白,舌中根部稍厚腻,舌下脉络色黯曲张,脉结细。证属阳虚络瘀兼夹痰湿之迟脉证,继续予前方7剂,煎服同法。2016年1月26日三诊:胸闷心悸气短明显改善,稍感乏力不适,精神一般,心率60次/分,律不齐,心音低钝,肺腹无殊,双下肢不肿;舌稍暗,苔薄白,舌边散在瘀点,舌下脉络色黯,脉迟细。复查动态心电图提示平均心率

58次/分,>2.0 s的停搏132个,最长停搏2.7s,室性早搏6个,心房颤动1 290 min。中医诊断:迟脉证(心肾阳虚夹瘀),治以温补心肾,活血通络,前方去石菖蒲、苍术、甘松,7剂,继续治疗。2016年2月2日四诊:自觉无明显胸闷,偶心悸,一般活动下无明显乏力不适,腰酸缓解;血压130/66 mmHg,心率66次/分,律不齐;舌淡胖色稍暗,舌边散在瘀点,舌下脉络色黯,脉迟细。复查动态心电图提示平均心率65次/分,>2.0 s的停搏0次,共有心房颤动985 min。辨证同前,继续予前方7剂巩固疗效。按:本案为高龄患者,阳气渐弱,本有宿疾,多夹痰瘀,又劳而耗气,心失濡养而发为迟脉证。怕冷喜暖为阳虚之证;舌暗,舌体胖大,边见细齿痕,苔白厚腻,舌下脉络色黯曲张,脉结弱,皆为心肾阳虚、心络瘀滞夹痰湿之象。故李飞泽处以通络温窦汤治疗,并加薤白、红景天以增强温通之功,石菖蒲、苍术以除湿化痰,甘松抗心律失常。二诊患者症状较前改善,原方案治疗有效,辨证患者阳虚为本的基础上,兼夹痰湿之征,故继续前方治疗。至三诊时,患者自觉症状有明显好转,且复查动态心电图亦明显好转,室性早搏基本消失,舌象提示无痰浊征表现,化燥除湿之品多易耗伤气阴,谨遵"毒药攻邪,中病即止"之古训,去石菖蒲、苍术;且患者室早消失,故方中同时去甘松。四诊复查动态心电图长停搏消失,治疗有效,继续前方以巩固疗效。

综上所述,李飞泽擅长运用现代诊疗手段来验证中医治疗的有效性。在临床应用通络温窦汤治疗迟脉证疗效显著的基础上,李飞泽通过对动物造模诱发缓慢性心律失常的实验研究,从现代医学的角度验证了该方的有效性,以及迟脉证从心—肾—络论治的可行性。并且在进一步的临证中,李飞泽根据"异病同治"的原则,发现通络温窦汤对阳虚血瘀型冠心病、心绞痛亦有确切的疗效,进一步拓展了该方在心系疾病中的应用范畴。同时李飞泽特别指出,迟脉证临床上虽多从温补诊治,但亦有报道从清热化痰的角度论治的案例,先贤张景岳亦有"见迟不可以概言寒"的灼见。

第三节　李飞泽治疗慢性荨麻疹的经验小结

荨麻疹又称为风团,是一种临床上易见的过敏皮肤病,是皮肤及黏膜小血管扩张或者渗透性增高而出现的一种局限性水肿。临床上表现为大小不等的风团块,骤然出现又迅速消退,剧烈瘙痒,愈后可不留痕迹。可晨起或晚间加重,亦可毫无规律,临床上将风团反复发作大于6周的不明原因的特发性荨麻疹定义为慢性荨麻疹。荨麻疹对健康及面容产生不良影响,尤其是给患者带来精神上的痛苦和医疗费用负担。目前西医治疗该病主要是抗过敏和对症治疗;对于急性荨麻疹,常用抗组胺药、维生素C、钙剂等降低血管通透性,伴腹痛者给予解痉药;脓毒血症或者败血症引起者使用抗生素控制感染;伴有休克、喉头水肿及呼吸困难者予拟交感神经药物及激素等对症治疗;对于慢性荨麻疹以抗组胺药治疗为主。

作者:罗毅卿、李飞泽,原文发表于《陕西中医药大学学报》2016年5月第39卷第3期。

一、病因病机

现代医学认为,荨麻疹的致病因素复杂多样,如食物、药物、生物制品等都可导致,同时精神因素、外界寒冷刺激等因素也可诱发,多数荨麻疹还无法找出其确切原因。皮肤发生风团有免疫和非免疫介导两种方式,免疫性包括介导和补体系统介导,非免疫性可直接由肥大细胞释放剂引起或由于花生四烯酸代谢障碍所致。本病当属中医学"隐疹""风疹块"范畴。其病名最早见于《素问·四时刺逆从论》:"少阴有余病皮痹隐疹。"有关荨麻疹的病因病机在《诸病源候论·小儿杂病诸候五》及《诸病源候论·风瘙瘾疹生疮候》有所论述:"风入腠理,与血气相搏,结聚起相连,成隐疹""人皮肤虚,为风邪所折,则起隐疹""风瘙痒者,是体虚受风入腠理,与血气相搏而俱往来于皮肤之间,邪气微不能冲击为病,故俱瘙痒也"。本书首先提出了本病的病因病机为风邪与人体气血的失和共同作用所导致,当邪气侵入人体的肌肤腠理,营卫失和,经脉郁滞。气滞血瘀津停,阻于肌肤,则皮肤上出现颜色、形态、感觉的改变而形成荨麻疹,明确提出风邪与荨麻疹的发病有着十分密切的联系。

二、辨证分型

传统中医治疗多依据风邪辨证,依据《中医皮肤科病证诊断疗效标准》将荨麻疹分为风热犯表型、风寒束表型、血虚风燥型三类。

三、治疗原则

本病关键在于三点:禀赋不足,卫外不固;风入腠理,与血气相搏;营卫失和,经脉郁滞。因此本病主要以调和营卫、益气固表、祛风止痒为主。李飞泽教授是浙江省舟山市名中医馆馆长,主任中医师,从医近三十年,有着丰富的临床经验,擅长治疗各类疑难杂症,针对慢性荨麻疹,可以桂枝汤合玉屏风散加减治疗,临床上疗效甚好,现将李飞泽经验浅述如下。李飞泽认为,多数医家都十分重视"风邪"及"营卫不和"在荨麻疹发病中的重要作用。清代医家何梦瑶在《医碥·杂症·肿胀》提出:"风气相搏,风强(风多于热也)则为隐疹,身体为痒,痒为泄风。"特别强调了风邪的致病作用。现代医家赵炳南先生认为风邪是本病发病的关键因素。皮肤为身体之藩篱,统摄营卫,荨麻疹的病位在皮肤,和营卫的关系密切,因此,调和营卫是治疗各种类型荨麻疹的根本法则。瘙痒作为患者主诉亦不可忽视,方中当有祛风止痒之品,若因瘙痒导致夜不能寐者当加入安神之品。综合上述,本病的治疗当为调和营卫与益气固表并重,同时兼顾祛风止痒。

四、治法方药

在临床上,玉屏风散合桂枝汤基础的基础上加入祛风止痒之品治疗慢性荨麻疹疗效颇佳。同时现代药理证明,玉屏风颗粒双向调节人体免疫功能,抑制超敏反应,达到抗炎、抗过敏作用,桂枝汤对皮肤病的有关免疫功能有抑制调节作用、抗炎以及对神经系统的镇静作用。基本方组成:黄芪 30 g,炒白术 10 g,炒白芍 10 g,防风 10 g,桂枝 10 g,生姜 10 g,大枣 10 g,炙甘草 5 g,陈皮 6 g,蛇床子 10 g,白蒺藜 10 g。用法:每日 1 剂,加水 800 mL,煎取 400 mL,分上下午两次温服,若午后及夜间症状明显者可改为午后及睡前服用。随证加减:瘙痒剧烈者加白鲜皮 10 g,乌梢蛇 10 g;午后及夜间明显者加首乌藤 30 g,合欢皮 10 g;恶寒明显者加制附子(先煎)10 g,柏子仁 10 g;风团红且灼热明显者加生地黄 10 g,紫草 10 g;风团白者加桃仁 10 g,当归 10 g。7 天为 1 个疗程。方中黄芪甘温,大补肺脾之气从而固表,白术健脾益气助黄芪加强益气固表,防风走表而散风御邪,"能防御外风,故名防风",三者合用益气固表,且本方因有防风,补中寓散;桂枝发表解肌祛在表之风邪,白芍养阴敛营,两者合用,调和营卫,邪正兼顾。生姜、大枣相配,为补脾和胃、调和营卫的常用组合。炙甘草调和药性,合桂枝化阳实卫,合白芍化阴和营;陈皮一味,最善调理气机,使诸药不至碍胃。蛇床子辛温,入肺、脾、肾经,有祛风、燥湿止痒之功效;白蒺藜又名刺蒺藜,苦辛温,入肺、肝经,有散风、行血、止痒之功效。诸药配伍组方,内外兼顾,共达调和营卫、益气固表、祛风止痒之功。

五、病案举例

【案例一】 高某,女,65 岁,2014 年 11 月 9 日初诊。患者自述,有荨麻疹病史 5 年,5 年来每遇寒冷即见面部、双耳、四肢等暴露部位起红斑、风团,剧烈瘙痒,经保暖、服用抗过敏药物后病情缓解,皮损逐渐消失。1 天前突然全身瘙痒,继之出现风团,取暖及服用抗过敏药物后无明显好转。诊见:全身见散在风团,色淡红,大小形状不一,扪之碍手,患者诉平素易感冒,纳寐不佳,无明显口渴,二便尚调,舌淡苔白,脉浮紧。西医诊断:慢性荨麻疹。中医诊断:隐疹(风寒束表)。处方:黄芪 30 g,炒白术 10 g,炒白芍 10 g,防风 10 g,桂枝 10 g,生姜 30 g,大枣 10 g,炙甘草 5 g,陈皮 6 g,蛇床子 10 g,白蒺藜 10 g,乌梢蛇 10 g。患者服药 7 剂,瘙痒减轻,风团数目减少,纳稍差,寐可,继服 7 剂后症状消失。随诊至今未复发。按:该患者寒象明显,当为风寒束表型。患者素体卫气不固,"卫气者,所以温分肉,充皮肤,肥腠理,司开阖者也"(《灵枢·本藏》)。风寒趁机外袭,蕴积于肌肤导致营卫不和为病。玉屏风散益气固表,表固则邪不可干,风邪不容易入侵;桂枝汤调和营卫,蛇床子、白蒺藜、乌梢蛇为祛风止痒之品,加重生姜用量用意驱寒及引药达表。

【案例二】 江某,男,34 岁,2015 年 1 月 14 日初诊。患者诉全身瘙痒,反复起风团 4 年余,近半年来,发作时间频,数日一发,曾服抗过敏药物及内服中药后瘙痒稍减,而后又发。患者证见全身暴露部位多处风团,伴有抓痕,风团呈鲜红色,肿胀,奇痒难忍,大便干结,小便短赤,口干口苦,纳一般,难以入睡,脉数大,舌红,苔厚黄燥。西医诊断:慢性荨麻疹。中医诊断:隐疹(风热犯表)。处方:黄芪 30 g,炒白术 10 g,炒白芍 10 g,防风 10 g,桂枝 10 g,生姜 10 g,大枣 10 g,炙甘草 5 g,陈皮 6 g,蛇床子 10 g,白蒺藜 10 g,乌梢蛇 10 g,生地黄 10 g,火麻仁 10 g,紫草 10 g,柏子仁 10 g,合欢皮 10 g。患者服药 7 剂,瘙痒减轻,风团减少,晚上能安稳入睡,但未稳定。服药 21 剂后诸症消失。随诊至今未发。按:该患者大便干结,小便短赤,口干口苦,脉数大,舌红,苔厚黄燥,一派热象。患者荨麻疹迁延不愈,反反复复,卫气亦不固,营卫不和主方不变,病证属于热,故加以生地黄、紫草,清热凉血,同时二药入血,亦有"治风先治血,血行风自灭"之意,火麻仁通便,合欢皮、柏子仁安神为之用。

第四节　李飞泽临证验案四则

李飞泽从事中医临床、教学及科研工作近三十载,在治疗内科杂病方面见解独到,组方严谨,疗效颇佳。现简要总结数例临证医案,以飨同道。

一、心律失常

顾某,男,61岁。2014年5月6日初诊。心悸、胸闷不适半月余。患者半月前自觉心慌胸闷不适,自服复方丹参片后症状改善不甚明显,1周前查心电图示Ⅰ度房室传导阻滞,室性早搏。动态心电图示室性早搏2954次,57次阵二联律,64次阵三联律。就诊时诉时有心悸胸闷不适,口干,夜寐欠安,睡眠只有4小时左右,胃纳一般,二便尚调,舌稍红、舌下脉络紫暗、苔薄,脉细结代。方选自拟益气通络汤加味。药用:炒党参、南沙参、北沙参、麦冬、当归、川芎、丹参、石菖蒲、薤白、甘松、茯神、柏子仁各10 g,五味子5 g,茶树根30 g,炙甘草6 g。水煎服,日1剂。服药14剂后,心悸胸闷不适基本消除,夜寐已安,睡眠时间有6小时余,复查动态心电图示室早29次。按:从"悸分两端,心虚失养,心被邪干"出发,李飞泽认为心悸虚以气阴两虚为主,邪干以邪热上扰为主,病久则可导致瘀热内阻。自拟益气通络汤由生脉散加南沙参、北沙参、当归、川芎,具有益气养阴补心兼活血通络之功,为治疗心悸之效验方。加石菖蒲入心开窍豁痰,薤白宽胸,茯神、柏子仁以安神助眠,对药甘松、茶树根为治疗心悸特效药,炙甘草益虚补血气而复脉兼调和诸药。诸药并用,气血生,瘀结消而脉复。

二、盗汗

冯某,女,49岁。患者自诉盗汗半年余,晨起被子枕头潮湿,精神欠佳,时有烦躁,乏力,舌红、苔薄黄,脉细数。辨证为盗汗之阴虚内热。方拟当归六黄汤加减。处方:当归、熟地黄、黄芩、黄柏、瘪桃干、石斛、地骨皮、白参各10 g,黄连5 g,生地黄20 g,生黄芪40 g,浮小麦30 g。水煎服,日1剂。服药7剂后症状较前改善明显,继服10剂后上症基本消失。按:在当归六黄汤基础上妙用白参,一则功能生津、养阴而清虚热;二则益气助黄芪增强固表之功;石斛、地骨皮养阴清热;浮小麦、瘪桃干清心敛汗。阴血生,虚热除,卫气固,汗自止。

三、IgA 肾病

夏某,女,51岁。患有IgA肾病2年余,西医治疗效果不佳,蛋白尿反复出现,腰酸乏

作者:康法宝、李飞泽,原文发表于《浙江中医杂志》2015年3月第50卷第3期。

力,尿中有大量泡沫,尿常规提示蛋白,舌淡、苔薄,脉细。辨证为肝肾不足兼风湿内扰,方选自拟参芪二六汤加减。处方:炒党参、女贞子、墨旱莲、生地黄、丹参、牡丹皮、山茱萸各10 g,山药、茯苓各15 g,络石藤、生黄芪、海风藤、积雪草、玉米须各30 g。水煎服,日1剂。服药7剂后腰酸乏力减轻,复查尿常规提示蛋白(+),继服前方加减调理1月余,尿蛋白已除。按:李飞泽对该病提出了"虚、瘀、湿、毒"的病机理论,治疗上多重视补虚化瘀,祛湿解毒。自拟参芪二六汤,方含炒党参、生黄芪、女贞子、墨旱莲、生地黄、山药、山茱萸、茯苓、丹参、牡丹皮,益气补肝肾祛风湿,攻补兼施。另外,李飞泽遣方用药时常易泽泻为牡丹皮,因泽泻长期服用易造成肾损伤。

四、荨麻疹

蔡某,女,25岁。荨麻疹时发时止1年余,平素易感冒,发时风团色红,自觉瘙痒,舌淡边有齿痕,脉细。为卫气不固,营卫不和之证型。生黄芪30 g,炒白术、炒白芍、赤芍、乌梢蛇、防风、桂枝、生姜、大枣各10 g,陈皮6 g,炙甘草5 g。水煎服,日1剂。服药7剂后风疹已消大半,继服14剂后,诸症显瘥,随访未复发。按:荨麻疹多由营卫不和、气血阴阳失调等引起。方中玉屏风散益气固表;陈皮理气使补而不滞;桂枝、炒白芍、生姜、大枣、炙甘草为桂枝汤以调和营卫;赤芍、乌梢蛇以凉血祛风。诸药合用,卫气固,营卫和,病自愈矣。

第五节 李飞泽治疗颈动脉斑块的经验总结

动脉粥样硬化是人类血管的自然生理过程,但它却是多种心脑血管疾病的罪魁祸首。动脉斑块是动脉粥样硬化的严重阶段,尤其能反映动脉粥样硬化的程度。其中颈部动脉斑块由于位置浅表易于检测,靠近颅脑,血运重要,故而尤其引起临床医生和患者的重视。因动脉可归属于奇恒之腑中"脉"之范畴,故颈动脉斑块可属于"脉痹"或"脉浊"。《素问·痹论》曰:"痹在于脉则血凝而不流。"颈动脉斑块可有肢麻乏力、头昏眩晕等症。疾病的病机多属本虚标实、虚实夹杂之证。

一、益气调脂汤方解

从《黄帝内经》开始,就有人迎寸口脉诊法,人迎脉即为现在颈动脉的位置,虽人迎脉的临床应用不如寸口脉,但人迎的盛虚如同寸口脉亦代表了疾病的虚实。就现代医学而言,颈动脉斑块的严重程度代表了疾病预后。"脉者,血之府也";脾胃者,气血生化之源;肝者,主疏泄而藏血;肾者,藏精生髓也。故肝、脾、肾三脏功能失调,造成血的生成运化失常,血病及脉,则发病。病性以肝、脾、肾三脏虚为本,人迎脉实为标。治以健脾疏肝益肾,益气活血降浊。在长期的临床实践中,李飞泽总结出针对颈动脉斑块的益气调脂汤。方由黄芪、

作者:李洁、李飞泽、郝宗霞,原文发表于《浙江中医杂志》2020年9月第55卷第9期。

丹参、决明子、何首乌、山楂、泽泻、土鳖虫组成。方中黄芪健脾益元气,丹参活血通经,合用以补气活血;决明子疏肝益肾,利水通便;何首乌补益精血;山楂健脾益胃,行气散瘀,既能助丹参活血化瘀,又能助决明子、泽泻理气渗湿,通畅气机,可绝生痰之源,又防痰盛致瘀;土鳖虫"善化瘀血,最补损伤"。方中诸药归于三经,丹参、决明子、何首乌、山楂、土鳖虫均归肝经以柔肝活血降浊,黄芪、山楂归脾经行气健脾益气,何首乌、泽泻归肾经以补益精血,利水渗湿。全方共奏益气活血,祛瘀降浊之效。

二、病案举例

患者,男,72岁。2019年3月5日因"头痛头昏沉2个月,乏力恶心2周"就诊。患者自觉头部胀痛发沉2个月,1个月前在本院住院治疗,完善各项检查后,诊断:腔隙性脑梗死;颈动脉斑块;高脂血症。经治疗后头痛头昏沉有好转,出院后口服阿司匹林肠溶片,阿托伐他汀钙片。2周前出现乏力头昏加重,伴有胃口变差,口苦口黏,近3天自觉恶心,未呕吐,无明显肢体偏瘫,无口眼㖞斜。夜寐一般,小便调,大便较干。查体:心肺听诊无殊,四肢肌力肌张力正常。舌黯红、舌下脉络瘀曲、苔白,脉弦细。辅助检查:2019年3月5日血脂常规检查示甘油三酯(TG)1.69 mmol/L,总胆固醇(TC)6.98 mmol/L,低密度脂蛋白(L-LDL)3.89 mmol/L,天门冬氨酸氨基转移酶(AST)68 U/L,丙氨酸氨基转移酶(ALT)82 U/L,γ-谷氨酰转肽酶(γ-GT)98 U/L。头颅MRI示两侧基底节区腔隙性脑梗死。颈动脉彩超示双侧颈动脉粥样硬化伴斑块形成,左侧一块约6.3 mm×3.0 mm强回声,位于颈总动脉分叉处颈内动脉起始处,右侧一块5.7 mm×2.5 mm混合回声,位于颈动脉窦。中医诊断:头痛(肝脾不和,气滞血瘀)。西医诊断:腔隙性脑梗死,肝功能异常,颈动脉斑块,高脂血症,高血压病3级(极高危)。患者要求停用他汀类药物。西药:阿司匹林肠溶片0.1 g,每晚口服;氨氯地平片5 mg,每日口服。中药:黄芪、丹参、决明子、何首乌、山楂各30 g,泽泻12 g,土鳖虫10 g。14剂,每日1剂,水煎分服。2019年3月19日复诊:上症好转。舌黯红、苔薄白,脉弦细。复查肝功能:AST 47 U/L,ALT 58 U/L,γ-GT 77 U/L。继予前方。3月来间断口服,2019年6月8日复诊时诸症改善。辅助检查:2019年6月8日血脂常规示TG 1.23 mmol/L,TC 5.88 mmol/L,L-LDL 3.35 mmol/L,AST 44 U/L,ALT 55 U/L,γ-GT 78 U/L。颈动脉彩超示双侧颈动脉粥样硬化伴斑块形成,左侧一块约4.3 mm×2.6 mm强回声,位于颈总动脉分叉处颈内动脉起始处,右侧一块5.5 mm×2.1 mm混合回声,位于颈动脉窦。较前有所缩小。嘱继服前方。

第六节 李飞泽应用枳实薤白桂枝汤治疗心衰的经验小结

李飞泽主任中医师为第六批全国老中医药专家学术经验继承工作指导老师,从事心脑

作者:郑萍红、李飞泽、李浩洋、李洁,原文发表于《浙江中医杂志》2019年4月第54卷第4期。

血管疾病临床工作 30 余年。笔者有幸跟师侍诊,现将其应用枳实薤白桂枝汤治疗心力衰竭的临床经验介绍如下。

一、病机治法

心力衰竭可归属为中医学"心悸""痰饮""喘证"等范畴。现代医家大多认为心力衰竭以阳气虚衰为本,以血脉瘀滞、痰饮不化为标,为虚实夹杂之证,治疗上多从温阳化饮治疗。李飞泽根据多年临床经验,认为心力衰竭虽然以心阳亏虚为本,但阳气痰饮郁积于胸中的矛盾点不容忽视,如果一味温阳,容易犯虚虚实实之戒,往往会出现虚不受补的情况,即温阳不成功,反而助长邪气。故治疗上主张在宣畅胸中气机、消痰化饮的同时,佐以温助心阳之品,从而达到虚实同治的目的。而枳实薤白桂枝汤的方义正切合心力衰竭的病机,故可用来治疗。

二、用方化裁

李飞泽应用此方常随患者合并症加减变化。心率缓慢或伴有病态窦房结综合征,常辨证为兼有心肾阳虚,加麻黄、附子、淫羊藿、鹿角胶各 10 g,细辛 3 g;心率快,窦性或室上性心动过速者,辨证为阳虚兼有邪热扰心,去桂枝,加黄连 6 g,莲子心 3 g,苦参 10 g;若胸闷明显,咳逆倚息不得卧,端坐呼吸,胸腔或心包有轻、中量积液,加葶苈大枣泻肺汤(葶苈子 10 g,大枣 15 g),车前子 30 g,茯苓、防己各 10 g;若舌质紫黯,舌下络脉曲张明显,胸前区隐痛,刺痛感,心电图示心肌缺血,辨证为兼夹瘀血,加丹参饮(丹参 20 g,砂仁 4 g,檀香 3 g),延胡索 20 g,当归、川芎、赤芍各 10 g,如效果不佳者,加水蛭 3 g,土鳖虫 10 g,三七粉 6 g;若仅表现为心气亏虚,加生黄芪、茶树根各 30 g,红景天 20 g,甘松 10 g;若舌质偏瘦、舌苔少,阴虚症状明显者,加生脉饮(生晒参 9 g,麦冬 10 g,五味子 5 g),鲜石斛 12 g;若病久胸胁满闷,情绪焦虑,加玫瑰花、香附、陈皮、合欢皮各 10 g;若舌苔厚腻,心下痞,按之闷痛者,加小陷胸汤(黄连 6 g,半夏 10 g,全瓜蒌 30 g),苍术、佩兰各 10 g;若兼有失眠,加首乌藤 30 g,茯神、秫米各 10 g;若兼有大便稀溏,辨证为心脾阳虚,加理中丸(党参、炒白术各 10 g,干姜、炙甘草各 9 g),赤石脂、石榴皮各 10 g。

三、医案举隅

何某,男,76 岁,2017 年 2 月 1 日就诊,主诉"反复胸闷气短 1 年余,再发加重 2 周"。患者于 1 月 22 日就诊于当地三甲级医院,诊断为:缺血性心肌病(心功能Ⅲ级冠脉支架植入术后);高血压病 3 级(极高危);2 型糖尿病;胸腔积液。治疗上给予阿司匹林肠溶片 100 mg,呋塞米片 20 mg,贝那普利片 5 mg,美托洛尔缓释片 23.75 mg,曲美他嗪片 20 mg,每日 1 次;螺内酯片 20 mg,每日 2 次。现症见患者胸中憋闷,气急,乏力,活动后加重,口干,无口苦,头晕沉,夜间盗汗,胃脘饱闷,胃纳欠佳,夜寐欠安,易惊醒,双下肢轻度浮肿,大便无殊,小便量偏少,量约 700 mL/24 h。舌淡嫩、舌下络脉曲张、苔白,脉弦细。辨证为气阴两虚,阳郁不振,瘀水互结。方以枳实薤白桂枝汤加减:枳壳 20 g,茯苓、生黄芪、车前子(包煎)各 30 g,薤白、桂枝、瓜蒌皮、厚朴、麦冬、防己、附子、石菖蒲、当归、川芎、赤芍各 10 g,生晒参 9 g,五味子 5 g,共 7 剂。二诊时,患者胸闷、气急缓解,可适当做一些家务,小便量较前增加,双下肢无明显浮肿,盗汗无缓解,要求患者螺内酯片减为每日 1 次,另前方加浮小麦 30 g,瘪桃干 10 g,共 7 剂。三诊时,盗汗止,自行停服呋塞米片及螺内酯片,尿量维持在 1 200 mL/24 h 以上,舌质偏黯,舌下络脉曲张,前方减浮小麦及瘪桃干,加丹参 20 g,檀香 3 g,砂仁 5 g,共 14 剂。四诊时,患者做日常家务活动无明显不适感。随访 2 个月,病情稳定。

第七节　李飞泽治疗慢性胃炎经验

李飞泽是浙江省名中医,第六批全国老中医药专家学术继承指导老师,从事中医临床及科研 30 余年,学验俱丰。擅长运用中医、中西医结合的方法治疗内科疑难杂症,临床诊治慢性胃炎尤具特色,辨证准确,用药精当,疗效颇佳。笔者有幸侍诊,现将其经验总结如下。

一、病因病机

慢性胃炎临床分为慢性萎缩性胃炎和慢性非萎缩性胃炎,幽门螺杆菌感染是其最主要病因,此外,尚有胆汁反流、长期服用非甾体抗炎药(NSAID)等药物、乙醇摄入及自身免疫功能异常(自身免疫性胃炎)等。慢性胃炎属中医"胃脘痛""痞满""嘈杂"等范畴。李飞泽结合现代人生活节奏快、压力大、喜食生冷、肥甘厚味等特点,认为慢性胃炎主要由饮食失宜、七情过极、劳倦过度、素体亏虚、久病不愈等导致脾胃虚弱,故常见胃脘痛、乏力、痞满、纳差等症候;脾胃虚弱导致运化失常,受纳无权,升降失司,肝气横逆,气机失调,故又常见呕吐,呃逆,嗳气,泛酸,胁痛,腹胀等兼症。故慢性胃炎多为本虚标实,其核心病机为脾胃虚弱,气机失调,此为本;在核心病机的基础上,兼夹寒、湿、热、郁、痰、瘀等不同病理因素,此为标。

二、治疗经验

针对慢性胃炎的病因病机,李飞泽认为,治疗慢性胃炎重在补益脾胃、调畅中焦,治当甘平助运,如甘腻峻补,反碍脾胃气机。临床上常用香砂六君子汤益胃畅中为主方,执简驭繁,并兼顾寒、湿、热、郁、痰、瘀等不同致病因素,灵活化裁。香砂六君子汤出自《古今名医方论》,由四君子汤加陈皮、半夏、木香、砂仁化裁而来。方用四君子汤益气健脾,陈皮、半夏降逆化痰,砂仁、木香温中行气止痛。诸药配伍共奏益气健脾、温中行气之功,运用得当则脾胃气虚、痰阻气滞之证除。药理研究发现,其具有保护胃黏膜,调节胃平滑肌活动,促进

作者:江明辉、陈琳、江梦玲、李飞泽,原文发表于《浙江中西医结合杂志》2020 年第 30 卷第 1 期。

胃液分泌等作用,广泛应用于各型胃炎的治疗。李飞泽运用香砂六君子汤治疗各型慢性胃炎有以下几个特色。

（一）常易砂仁为豆蔻粉

豆蔻与砂仁同具芳香化湿、行气温中之功效,《开宝本草》谓其:"主积冷气,止吐逆反胃,消谷下气。"白豆蔻化湿行气之力偏中上焦,长于化肺胃之湿而止呕逆,而砂仁功偏中下焦,长于温脾肾之阳而止泻利。胃处中焦偏上,其性喜燥恶湿,以通降为和,故从病位及病理上来看,治胃以白豆蔻易砂仁为妙用。

（二）常加少量黄连

清代医家叶天士指出"太阴湿土,得阳始运;阳明燥土,得阴自安;脾喜刚燥,胃喜柔润",治胃病少加黄连一是可制方中党参、半夏等之温燥,防其伤及胃阴,亦暗合仲圣辛开苦降之义;二是可清泻胃中郁热,因脾胃气机不畅,郁久多有化热;三是药理研究证实,黄连具有抗幽门螺杆菌、抗炎、抗溃疡、抗肿瘤等多重作用。

（三）常加轻灵柔肝之品

胃为水谷之海,肝为血海,脾胃虚则气血生化无源,肝血亦虚,肝血虚则肝失所养,肝气横逆,中焦气机逆乱,气机不调又可加重脾胃之虚。故李飞泽认为,脾胃之病,多致肝郁,应当肝脾同治,常在香砂六君子汤的基础上加入疏肝柔肝之品,但因其本为脾虚,故多用轻灵之品,理气而不伤正,药用柴胡、佛手、香橼、梅花、代代花之类。

（四）兼顾治标,灵活化裁

治疗各型慢性胃炎可在香砂六君子汤调补脾胃的基础上,兼顾阴阳寒热之偏胜及各种不同的病理因素,标本兼治,灵活化裁。偏阳虚者,轻者加黄芪、桂枝温中补虚,重者加附子补命门之火以助脾阳;偏阴虚者,常加石斛、沙参、麦冬等以滋养胃阴;湿重者,常加苍术、藿香、佩兰、薏苡仁等化湿和胃;热重者,常加黄芩、蒲公英等清热宁胃;肝郁重者,常加柴胡、枳壳、青皮等疏肝理气;食滞者,常加焦三仙(焦山楂、焦麦芽、焦六神曲)等消食化滞;夹瘀者,常加丹参、白芍、延胡索、三七粉等化瘀定痛;胃气上逆者,轻则合左金丸降逆止呕,重则加旋覆花、代赭石重镇降逆。李飞泽在治疗慢性胃炎时,很重视胃镜及病理检查结果,常根据患者不同的胃黏膜病变和病生理改变,病证合参进行个体化治疗。胃黏膜糜烂、有散在出血点者考虑肝胃郁热,常予黄连、黄芩、滑石等清肝泄热、消炎止血;胃黏膜显著充血水肿糜烂和幽门螺杆菌感染者考虑脾胃湿热,常予藿香、佩兰、蒲公英等清热化湿、和中醒脾;胃黏膜色淡白、胃肠功能低下者考虑脾胃虚寒,常予黄芪、桂枝、白芍等温中健脾、和胃止痛;胃黏膜充血水肿、少许糜烂及萎缩者考虑胃阴不足,常予沙参、麦冬、石斛等养阴健脾、益胃止痛;胃黏膜萎缩、肠化或伴癌前病变者考虑胃络瘀阻,常予三七粉、丹参、莪术、薏苡仁等理气通络、活血化瘀。

三、验案举隅

林某,女,50岁,因"胃脘隐痛不适治疗1个月余"来诊。1个月前劳累后出现胃脘作胀隐痛不适,曾在当地医院治疗,具体用药不详,服药治疗1个月后,胃脘隐痛不适无明显好转,自诉口干,易生气,嗳气、反酸不明显,纳寐欠佳,大便难解,舌淡苔白略腻,边有齿痕,脉细弦。胃镜示慢性胃炎伴糜烂。病理示胃窦慢性重度浅表性胃炎,小片萎缩,小片肠化,个别轻度异形增生,幽门螺杆菌阳性。西医诊断:慢性浅表性胃炎。中医诊断:胃痞(脾虚气滞)。方用香砂六君子汤加味:党参、白术各10 g,茯苓20 g,半夏10 g,陈皮6 g,砂仁粉、木香各10 g,黄连5 g,炒枳壳20 g,厚朴、柴胡、梅花、制大黄、火麻仁各10 g,焦六神曲30 g,酸枣仁15 g,柏子仁10 g,甘草3 g。每天1剂,水煎分2次温服,连服7剂。同时,联用兰索拉唑片和丽珠维三联(枸橼酸铋钾片/替硝唑/克拉霉素片)根除幽门螺杆菌感染,连用2周。二诊:患者诉胃脘隐痛明显减轻,大便通,纳寐改善。原方去制大黄、火麻仁,加佛手、青皮各10 g,以疏肝理气,再服7剂。二诊后2周余,患者再复诊,诉服药后胃脘痛未再发作,精神明显好转,纳寐明显改善,今再诊以求巩固。给予成药香砂六君丸以图缓效,并嘱节饮食,调情志,适量运动。按:脾胃虚弱,胃失和降,故胃脘隐痛不适,土郁木旺,肝气横逆,故情志不畅易生气,中焦脾胃气机失调,腑气不通,故大便难,脾虚运化失司,胃不和卧不安,故纳寐欠佳,苔白腻、边有齿痕、脉细弦皆是脾虚气滞之象。故方用香砂六君子汤益气健脾,行气化痰,加炒枳壳、厚朴理气通滞,火麻仁、制大黄润肠通便,柴胡、梅花疏肝解郁,黄连清肝胃郁热,焦六神曲消食化积,酸枣仁、柏子仁养心安神,全方心肝脾同调,胃肠共治,共奏健脾、和胃、养心、疏肝、通肠之功。二诊患者大便通,腑气通,故去制大黄、火麻仁,另加佛手、青皮加强疏肝理气,三诊以丸药予之,一则为患者服药方便,二则为患者脾虚日久,以丸药缓缓图之,仿《黄帝内经》少火生气之义,如春日温曛万物竞生,脾气日旺而五脏皆足。

第八节　李飞泽临证验案举隅

李飞泽是舟山市名中医,从事中医药临床、科研、教学工作30余载,临床经验丰富,对疑难杂症常有独到见解。笔者跟师侍诊,受益匪浅,兹撷取验案3则,以飨同道。

一、慢性结肠炎

王某,男,63岁。2015年12月23日来诊。患者自诉慢性腹泻10余年,诊断为慢性结肠炎,后经过中西医治疗,疗效不理想。现每于饭后即感腹痛,腹泻每日4～5次,稍进冷食即加重,心情急躁易怒,略有口苦,乏力,舌润胖大,边有明显齿痕,苔薄微黄偏腻,寸关脉略数,重按无力,尺脉沉。辨证属脾肾阳虚兼郁热之证。治以温补脾肾,佐以固涩,兼清郁热。处方:炒党参、附子、干姜、炒山药、葛根、赤石脂、石榴皮、黄芩、炒白术各10 g,茯苓、生山楂各15 g,黄芪30 g,黄连6 g,甘草5 g。7剂,每日1剂,水煎服。复诊:药后大便每日1～2次,口渴、口苦仍有,时有腹胀感,饮食欠佳。前方加白头翁、马齿苋、佛手、枳壳各10 g。继

作者:李浩洋、李飞泽,原文发表于《浙江中医杂志》2017年4月第52卷第4期。

服 10 剂后症状基本消失。后以香砂六君子汤善后。按:本例患者长期慢性腹泻导致机体脾肾阳虚,脾失健运之能,情志不畅,郁而化热。首诊治以附子理中汤合葛根芩连汤温肾健脾,助阳止泻,兼清气分郁热为基础,配伍赤石脂、石榴皮固肠止泻,炒山药、生山楂健脾助运。二诊时病久血分热象已现,故加白头翁、马齿苋清热解毒兼凉血,配佛手、枳壳理气消胀。诸药并用,阳复热消,痼疾而瘳。

二、过敏性鼻炎

江某,男,35 岁。2015 年 12 月 5 日就诊。患者有过敏性鼻炎 8 年余,西医检查证实对多种物质过敏,经治疗效不佳。患者经常感冒,体质较差。现症见喷嚏,流眼泪,鼻塞,鼻痒,流清水样鼻涕,嗅觉丧失,舌淡红,苔薄白,脉沉细。辨证属肺肾阳虚,卫外不固型。处方:麻黄、附子、干姜、乌梅、防风、蝉蜕、僵蚕、炒党参、白术、茯苓、桔梗各 10 g,乌梢蛇 30 g,细辛、甘草各 3 g。7 剂,每日 1 剂,水煎服。药后患者诉服用上药 2 剂后,鼻腔流出大量清水样分泌物,持续 3 天后慢慢减少,鼻塞大为减轻,嗅觉渐渐恢复。因其有高血脂病史,要求同时用中药调理血脂,在此方基础上加生山楂、薏苡仁各 30 g,绞股蓝 10 g。7 剂。药后嗅觉基本正常,过敏性鼻炎症状缓解,随访至今未复发。按:本病多为阳虚兼外感,故常以麻黄附子细辛汤加乌梢蛇方为基础,温阳兼散风寒,往往收到佳效。本例患者在此方基础上加乌梅、防风、蝉蜕、僵蚕固表兼祛风,另患者肺气亏虚,故用党参、白术、茯苓、桔梗、甘草以培土生金。服药后出现鼻腔分泌物增多的现象,为机体内部寒气外出之征象。

三、慢性心力衰竭

张某,女,65 岁。2016 年 4 月 2 日就诊。患慢性心力衰竭 5 年余,反复出现双下肢水肿,西药维持治疗,控制尚可。1 天前因受凉后出现心慌、胸闷加重入院治疗。现症见胸闷心悸,伴有双下肢中度水肿,口唇发绀,畏寒怕冷,小便短少,舌淡白,边有瘀斑,苔白,脉沉数,重按无力。实验室检查示 N 端前脑钠肽(NT-proBNP)286 pg/mL,左室射血分数49%。辨证为胸阳不振,气阴两虚,水瘀互结,治疗当以通阳利水,益气散瘀。处方:黄芪、益母草、车前子各 30 g,炒党参、丹参、猪苓、茯苓各 15 g,麦冬、附子、淫羊藿、葶苈子各10 g,五味子 5 g。7 剂,每日 1 剂,水煎服。药后尿量增加,复查 NT-proBNP 150 pg/mL,左室射血分数 59%。症状缓解后出院。继续服前方 15 剂,可做一些家务劳动。按:心衰以心阳气虚,血瘀水停,且久病多有伤阴为病机及特点,治疗上应以通阳利水,益气散瘀为主。自拟方益气振心汤方中以附子振奋心阳,黄芪善补胸中大气,淫羊藿温阳而不燥共为君药,臣以葶苈子泻肺平喘,猪苓、茯苓、车前子通阳利水,佐以丹参、益母草活血利水消瘀,麦冬、五味子养阴生津,以防利水过甚伤阴之弊,诸药并用,契合本病病机,使阳复水消瘀化,疗效良好。